JN021473

PROFESSIONAL

医療DXの導入・活用法

デジタル"医業"プロフェッショナル

(株)ニューハンプシャーMC
柴田雄一
Yuichi Shibata

目　次

第四章　デジタル時代の攻略術　197

▼プロローグ▲

「何かが変わる本」

本を読む目的は、いくつかある。

・知識を得たい
・擬似的な体験をしたい
・楽しみたい

『知識を得たい』は学び、そして『擬似的な体験をしたい』『楽しみたい』は娯楽的な目的が強い。本書のような経営本（ビジネス書）は、それこそ学ぶことが主目的となる。それゆえに読者は、何らかの実利的な付加価値が生み出されるコンテンツであることを期待する。新たな知識や著者の経験や見識を本から得ることで、少しでも価値ある変化が起きたならば経営本としての一定の役割を果たすことになる。少なくとも私はそう思って、何かを変えるきっかけやヒントを探している読者を強く意識しながら執筆活動を行っている。

今これを読まれているということは、数多ある経営本のなかから本書を手に取っているということになる。その動機は主に3パターンあると考えている。まずは既刊である私の著書『〝集患〟プロフェッショナル』および／または『〝開業〟プロフェッショナル』の読者であるパターンだ。前2作はニッチな市場にもかかわらず、発売から何年も経ちながら今なお販売が続いているロングセラー作品となっている。2つ目が、友人や知人からの紹介されたパターンで、３つ目は、書店の棚やネット通販などで偶然見つけて本のタイトルに興味をもったというパターンである。

過去2作品の読者や、誰かからの紹介であれば、この本の趣旨はなんとなくでも理解されているであろう。一方で、タイトルだけ見て購入された場合、読者が連想する内容とズレていて残念な思いをしてしまうことも少なくない。そうだとすると、この本からは価値を生み出さないかもしれない。そうならないために本書のタイトルである「デジタル〝医業〟プロフェッショナル」という3つの単語の組み合わせのこの本の趣旨について触れておこうと思う。

▶医業＋プロフェッショナルの意味

これまでの『プロフェッショナル』シリーズは、「**集患**」つまり医療におけるマーケティングと、「**開業**」がメインテーマであった。それぞれの課題やテーマを抱えた医師が医業専門の経営コンサルタントである影虎と出会うところから始まり、経営における専門知識や**Know-How**（知識に基づいた方法論）と**Do-How**（行動に基づく方法論）を駆使しながら、各テーマに関する**選好解**（せんこうかい）を二人のやりとりを通じて描いてきた。

ちなみに、医療法人は非営利法人と定義されている。現行法の出資持分なしの医療法人（社団）は、建付けとして医業では営利目的で儲けてはならないとなっている。だから余剰利益の配当は原則不可で、解散時の残余財産は自分のものにはならない。また医療広告も最近までは、患者保護の観点から（限定的な事項を除き）原則禁止とされてきた。

一方で、非営利法人であるにもかかわらず、法人税は一部の医療法人格を除けば営利法人と同じように徴収される。また、配当は不可となっていても退職金でほぼ残らないスキーム（枠組み）を作っておけば、実質的な配当は合法的に可能となる。また広告についても現在では、医療に関する適切な選択が阻害されるおそれが少ない場合について幅広い事項の広告を認めることとなっている。「医は仁術」という算術（お金儲け的な意味）とあえて対比させている倫理観が根付いている日本においては、このように建前と本音（？）が見え隠れしている。その特殊な倫理観の下における医業マーケティングの**セオリー**と**Know-How**を描いたのが、1作目の『〝集患〟プロフェッショナル』である。

2作目は、クリニックにおける起業をテーマにしている。これもまた一般のビジネスのそれと比べて特殊な世界である。例えば多くの開業には1億円もしくはそれ以上のコストがかかる。ビジネス経験も担保資産もない人が起業時に億単位の融資を受けられることは〝一般〟ではありえない。しかもクリニックについては、見通しの甘い事業計画でも審査が通ってしまう。今の医業におけるきびしい競争環境を知る身としては、この状況は恐怖でしかない。そこで、起業に潜むリスクをできるだけ回避し低減させながら大きな失敗をさせない開業**メソッド**と**Do-How**を描いた、『〝開業〟プロフェッショナル』を上梓した。

そして3作目となる今回のテーマは、**医業**である。医業は他業に比べて参入障壁が高く一般的な市場経済の原理がそのまま持ち込まれているわけではない。だからといって、競争原理が働いていないわけでもない。

何の武器も持たず（もしくは頼りない武器で）、経営の素人（未経験者）である医師が、経営者として自院を健全に、維持・拡大させていくのは簡単なことではない。そこで経営に悩む医師の知識・思考武装となるべく、**医業**をテーマに取り上げた。

とはいえ、一口に**医業**といっても医療機能は様々あり機能分化も進んでいて扱う範囲は広い。そのため、セオリーやメソッドのすべてを網羅的にかつ丁寧に解説していくことはできない。そこで、ケーススタディー形式かつ小説仕立てのスタイルという過去2作品のコンセプトを踏襲しつつ、過去の2作品では主たる読者（医師）の視点であったところを変更し、本作の主人公となる影虎というプロフェッショナルの目線を通して、開業医に迫るリスクとその打開策を軸に物心両面から描くことにした。そこから新たな知見（見聞した知識）を読者に提供できるよう構成したつもりだ。

▶デジタルで医業はもっと幸せになれるのか？

デジタル技術の進化が様々な分野で変革をもたらしている。特に２０２２年11月に無料公開された対話型ＡＩの「ChatGPT」の登場により変革スピードは一般ユーザーを巻き込みながら加速された。特定の業種に限らず、文章や画像、音楽など自動で作成される「生成ＡＩ（Generative AI）」を含むデジタルという要素を、今の時代に適応していくために、経営戦略への落とし込みしようと必死になって取り組んでいる。それが世の中で機能し始めることが、いわゆるデジタル・トランスフォーメーション（情報変革※以後ＤＸとする）なのである。２０１９年末からの新型コロナウイルスの感染拡大によって、ＤＸが他の先進国よりもかなり遅れていることを日本国民は痛感した。

医業においては、これまで医事会計システムやオーダリングシステムから、電子カルテシステムの普及といった流れでデジタル化が推進されてきた。またこのパンデミックで、政府が遠隔診療における特例措置を行ったことが、オンライン診療普及の足掛かりとなった。非接触・非対面の意識が強まったことでオンライン決済や自動精算システムも普及し始めた。ほかにも、様々な課題を抱えながらマイナンバーカードによるオンラインでの保険資格確認や電子処方箋も段階的に導入が進んでいる。

ただし、電子カルテやオンライン診療の普及のように特定業務やビジネスプロセスをデジタルに置き換え

図表1　デジタルトランスフォーメーションへのステップ

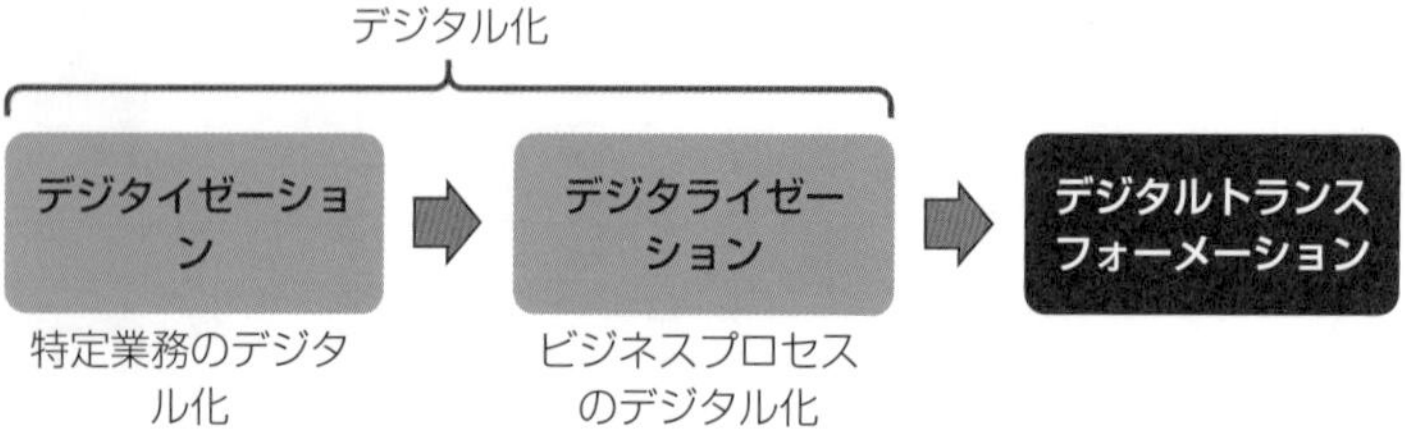

たり、それがオンライン化されたりすることは「デジタル化」であって「**DX**」ではない（図表1）。

　ではDXとは何だろう。経済産業省ではDXを次のように定義している。

「企業がビジネス環境の激しい変化に対応し、データとデジタル技術を活用して、顧客や社会のニーズを基に、製品やサービス、ビジネスモデルを変革するとともに、業務そのものや、組織、プロセス、企業文化・風土を変革し、競争上の優位性を確立すること」

　ただし規制業種である医業に、この定義はなじまないと考えている。そもそも形式主義を重んじると言われている厚生労働省はあまり〝変革〟を好まないだろう。また、変革が規制範囲の内にあったとしても、デジタル化には大きなコストがかかるので、財力のあるごく一部の医療機関を除いてはその推進はむずかしい。さらに医業のほとんどは公定価格（診療報酬）なので、料金設定の自由がない。現行の診療報酬のほとんどがアウトカム（治療の成果）に応じて支払われる制度になっていないことも〝変革〟の阻害要因となる。

　私のところには、医業に参入を画策している医師以外の個人や企業からの相談も時々持ち込まれる。しかし、事業プラン（構想含めて）のほとんどがその時点で明らかに実行困難だと判断できてしまう。なぜならば、業界特有の法律や明文化していないルール、慣習、そして人脈という〝特殊な事情〟を理解していないからだ。それでは、この〝特殊な事情〟が明らかに存在する医業という世界におけるDXとはどのようなものになるか考察する。

「DXとは、技術に関するものではない。それは、戦略と新しい思考の仕方そのものである」

これはコロンビア大学ビジネススクールの教授であるD．L．ロジャース氏の著書に記されていたものだが、私のなかで医業版DXの定義としてもっともしっくりきた考え方だ（著書では、DXの部分はデジタル経営変革と訳されていたが変更している）。

この定義に従えば、DXとは戦略であり、そのための思考プロセスであるという2つの段階が存在することになる。デジタル技術の急速な発展という外部環境変化に適応すべく、経営戦略策定における思考プロセスのアップデートこそがDXという解釈もできる。この考えのもと、『医業』における『デジタル』を活用した戦略の策定&実行プロセスをプロフェッショナルの視点で追いかけたプレイブック（戦略本）を書きたいと思った。それが本書『デジタル〝医業〟プロフェッショナル』である。

DXだからといって、ありがちな医療デジタル革命の未来予想図を描くようなものではない。もっと生々しい医業経営の現場の物語であり、開業医でもすぐ活用できて、すぐにその恩恵を受けることができるものとして、「**デジタルマーケティング**」をテーマとした。つまりこの本は、『〝集患〟プロフェッショナル』のアップデート版としての役割も果たしている。

また、物語において『〝開業〟プロフェッショナル』とのつながりもまた同様にもたせている。まだ読まれていない方にもわかるような構成ではあるが、合わせて読んでいただくと過去の2作品とのちょっとした結びつきも楽しめるのではないかと思う。

　もちろんＤＸだけでなく、本作の骨格となる開業医が味わうような経営課題や取組みをふんだんに扱っている。当然、「プロフェッショナル」シリーズの最大の特徴である、問題解決のための技術やそこへのアプローチも盛り込んでおり、それこそ本作の見所でもある。また今回は、**臨場感**をいつも以上に味わっていただけるよう心掛けた。そのためテクニカルな内容であっても解説なしで話が進むこともある。今はネットで何でも検索して調べることができる時代だ。乱暴かもしれないが、解説が必要なところであってもそこで補ってもらうことにした。

　クライアントの先生方は、本当に勉強熱心で真面目だ。相談に訪れる先生方が時々持参される私の本は付箋だらけで熟読してくださっていることがわかる。故に、一つ一つ理解しながら本を読み進める読者が多いことは容易に想像できる。でも、十分に理解が及ばずとも、まずはどんどんページをめくってほしい。過去２作品にも同様のことを書き記しているが、それこそがこのシリーズの作者がお薦めする読み方である。

　医業経営理論と方法論、そしてデジタルによって本作品の舞台となる２つの医療機関は幸せに、つまり良い方向に進んでいくのか。清宮影虎劇場の開演である。それはコロナ禍となる７カ月前から話が始まる。是非ご覧あれ。

第一章

開業医の憂鬱

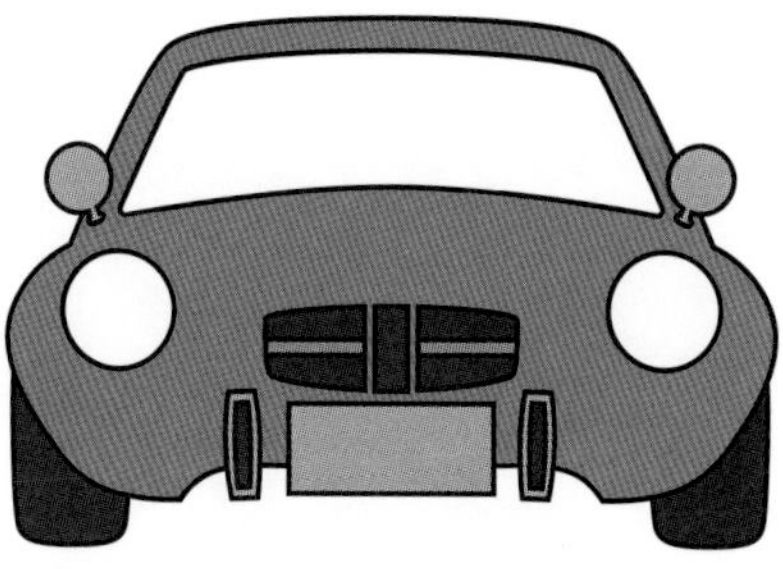

あなたの人生をかわりに生きてくれる人はいないわ
ドリー・パートン（シンガーソングライター）

―2019年（令和元）年6月某日―

「今日も、ちゃんと動いてくれよ」

キュルキュルキュル、ブローン、ブォーーン、ブォーーーン、バタッバタッバタッバタバタバタ――メカノイズを伴いながらオイルの匂いが染みついたガレージ内に車のエンジン音が鳴り響いた。

「よし、いい感じだ」

すでに真夏を思わせるような日差しの中、半世紀以上前に造られた小さな赤いタルガトップの小さなスポーツカーが、屋根を外した状態でガレージからゆっくりと走り出した。

ドライバーの名は、清宮影虎。医療経営コンサルタントとして全国を飛び回る日々を過ごしていた。今日もクライアント先へ向かう道すがら馴染のガソリンスタンドへハンドルを切った。

「毎度どうも」

ガソリンスタンドの店長が近づいてきた。「このあいだ来られたときより、車の調子よさそうじゃないですか」

「ええ、キャブレター（※）調整したら調子が戻ってきまして」
※　空気とガソリンを混ぜてエンジン内部に送り込む作動を機械的にアナログで制御する燃料供給装置
「この年代の車って、手をかけてあげないとすぐにご機嫌損ねますからね。そうそう、お客さん。もう一台お車所有されていますよね？」――給油ノズルを給油口に差し込みながら店長が言った。

「あっ、はい。えっ、ここには来てないはずですよ。だってあれって」

「電気自動車ですよね。先日店の前を通った時に見かけましてね」

「よくご存じで」

「電気自動車が普及すると、ガソリンスタンドは商売あがったりです」――店長が笑いながら言って、カードを受け取った。「それにしても、面白い組合せですね」

「何がです？」

「何がって、クラッシックカーと対極にある最新の電気自動車の2台を所有されているんですから」

「あぁ、そこですか。このアナログ車と最新のコンピューターが走っているようなデジタル車に乗ることによって、技術の進化を自動車というものを通して感じられるんですよ」

「進化ね」

「環境問題のこともあるんですけどね」

「ハハハ、クラッシックカーと電気自動車で差し引きゼロとはならないですよ」

「まぁね」

「そうそう。お客さんってバイクも新旧2台お持ちでしたよね。最近乗ってこられないけど」

「ええ。ただ今は乗る時間がなくて。さすがにバイクで仕事先に行くわけにもいきませんから」

「たまには動かしてあげないと。古いバイクは当然キャブレター積んでいるんでしょ。しばらく乗らないと始動が大変じゃないんですか」

「そうなんです。エンジンを掛けるたびに一苦労です。かたや、もう一台の最新のバイクは気温とか関係なく一発で始動してくれるんですから、まさに文明の利器ですよ」

「今時の人なんて、最初からインジェクション（※）だから、何も意識することないでしょ」

※　キャブレターと同じ燃料供給装置だが、センサーからの情報をデジタル制御し、調整不要でエンジンの始動が可能

「でしょうね。車と同じ2台持つことで、古いバイクでメカニズムを学び、最新のデジタル技術によってどう昇華したか比較することで初めて理解できるようになるんです。進化の恩恵を肌で感じられるって、とても贅沢なことなんじゃないかなって思っています」

「趣味としても最高ですね」

「店長だって車好きでしょ？」

「ハハッ…」――店長は、車の窓を拭きながら少し苦笑いした。

「あっ、失礼しました。趣味ではなくそれがお仕事でしたね」

「確かにそうですけど、子どもの頃からずっと好きですよ」

「それで整備士に？」

「はい。それと、子どもの頃から勉強が大嫌いで、手に職をつけようと整備士の専門学校に通い出したんですよ」

「でも、整備士のお仕事って、すごく頭を使う仕事だと思うんですけど」

「入学前は単純に、経験と勘だけでやれる仕事だと」

「実際どうでした？」

「完全に思い違いをしていました。整備士には主に2つの業務があります。定期点検等の定型業務と故障などの突発的な業務です。定期点検には正確さとスピードが求められます。故障のような突発業務は、それに加えて論理的な思考力が求められます。**故障原因探求**（※）の授業で、先生から論理的な思考で物事を捉えろって何度も言われましたっけね」

※　機械類の不具合に対して関連箇所を点検し、不具合箇所を見つけ出すこと

「論理的思考ですか」

「ええ、当時徹底的にたたき込まれました。今でも仕事をするうえでは役に立っていますよ。整備士として最も重要な考え方の一つじゃないでしょうか」

「そうでしたか。私の仕事も同じです」

「お客さんは、どんなご職業で？」

「経営コンサルタントです」

「へぇー、じゃあうちのガソリンスタンドもコンサルティングしていただこうかな」

「私でよろしければ。ただ私の専門は、医療機関の経営なんですよ」

「病院ですか。お金もっていそうですけど」

「医療機関は医療機関でいろいろあるんですよ」

そう言って支払いを済ませてエンジンを再び始動させた。

「じゃあお客さん、これからどこかの病院へ？」

「ええ、開業するところから携わってきたクリニックへ」

影虎は、バダバダとエンジン音を響かせて再び走り出した。

〝戦わない経営戦略〟の成果

赤い小さなスポーツカーは、４年間毎月通っている見慣れた道を走っていた。ただ車の屋根を開けて風を切りながら走っていると、景色はいくぶん違って見える。

そのせいなのかはわからないが、ふと3年前の記憶がよみがえってきた。

開業支援の際に、影虎はいつも開業後の大成功を狙うのではなく、まずは**大失敗させないこと**に主眼を置きながら進めていた。そのためには運転資金が底をつく前にできるだけ早く軌道に乗せることが必須であり、その鍵は競合医療機関が少ない場所を選ぶことだと知っていた。そこで「**新線戦略**」と称して、都心部にアクセスする新規路線や、都内の地下鉄と相互直通運転を始めた路線沿線の駅前再開発物件に狙いを絞って立地選定を行った。開通して日が浅い沿線周辺の街自体が発展途上であり、街のインフラとなる医療機関もまだ少ない。さらに駅周辺も開発中で、優良立地の物件も見つけやすい。そういった影虎独自の仮説を立てた。

最終的に、首都圏から1時間弱の郊外へ伸びた新線の駅で、競合もなく、駅から徒歩1、2分の視認性のよい交差点の角地を見つけた。役所の移転計画が前倒しで進められたことで、この3年で市の中心駅ともなるような人気エリアとなっていた。

急速に発展する街並みを走っていると、『さくら交差点　内科・消化器内科クリニック』と書かれた看板が見えてきた。今日は午前のみの診療で、すでに診療は終わっていた。空の駐車場へ車を停めると、トランクにしまってある脱着式ルーフを取り付け始めた。

「今日は、昔の車ですか」

このクリニックの院長の佐藤誠が影虎に声をかけてきた。

「僕も乗ってみたいな」

「佐藤先生も最近、新車を購入されたばかりじゃないですか」

「清宮さんのおかげです。経営が順調ですからね」佐藤が笑って言った。

『さくら交差点　内科・消化器内科クリニック』は、胃・大腸の内視鏡検査を行う消化器内科と、生活習慣病を中心とした内科を標榜する院外処方の無床診療所で、院長の佐藤が一人で診療している。開業当初は小児科も標榜していたが、近隣に小児科クリニックが開業し、またメインの内科や消化器内科、内視鏡検査が増えてきたこともあり、小児科の標榜を外した。

影虎が唱えた、敵（競合医療機関）をできるだけ作らない**〝戦わない経営戦略〟**（※）構想に基づいた立地選定と、佐藤の経営努力の甲斐あってスタートダッシュに成功し、すでに経営を軌道に乗せることができていた。ただ、この経営戦略転換を求められる外部環境の変化が迫っていた。

※　立地選定の経緯やそのノウハウは『〝開業〟プロフェッショナル』第2章　失敗しないための基本を参照。

「例の駅前の競合進出の件、のちほどお話ししましょう」院内へ向かう途中で影虎が言った。

いつものように診察室に入ると、佐藤から開業時からの患者数の推移グラフを手渡された（図表2）。グラフは右肩上がりを示し、経営の順調さを表していた。

このグラフを見て、影虎は過去の失敗したある出来事を思い返していた。

コンサルタントとして駆け出しの頃、経営者である以上は誰もが皆、規模も売上も大きくしたいものだと勝手に考えていた。当時のクライアント先であった眼科クリニックは、開業後も順調に数字を伸ばしていった。そして、分院を作りたいというクライアントの希望を聞き、その希望を叶えるべく徹底的なプロモーション強化を図った結果、ほどなくして医療法人となり、分院を作ることにも成功した。しかし招聘した分院長は患者への態度が横柄で、誤診を疑われるようなことが散発され、クレームが続出して患者がまったく定着しなかった。また、スタッフにも怒鳴り散らすなどでスタッフもどんどん辞めていってしま

図表2　開業からの推移

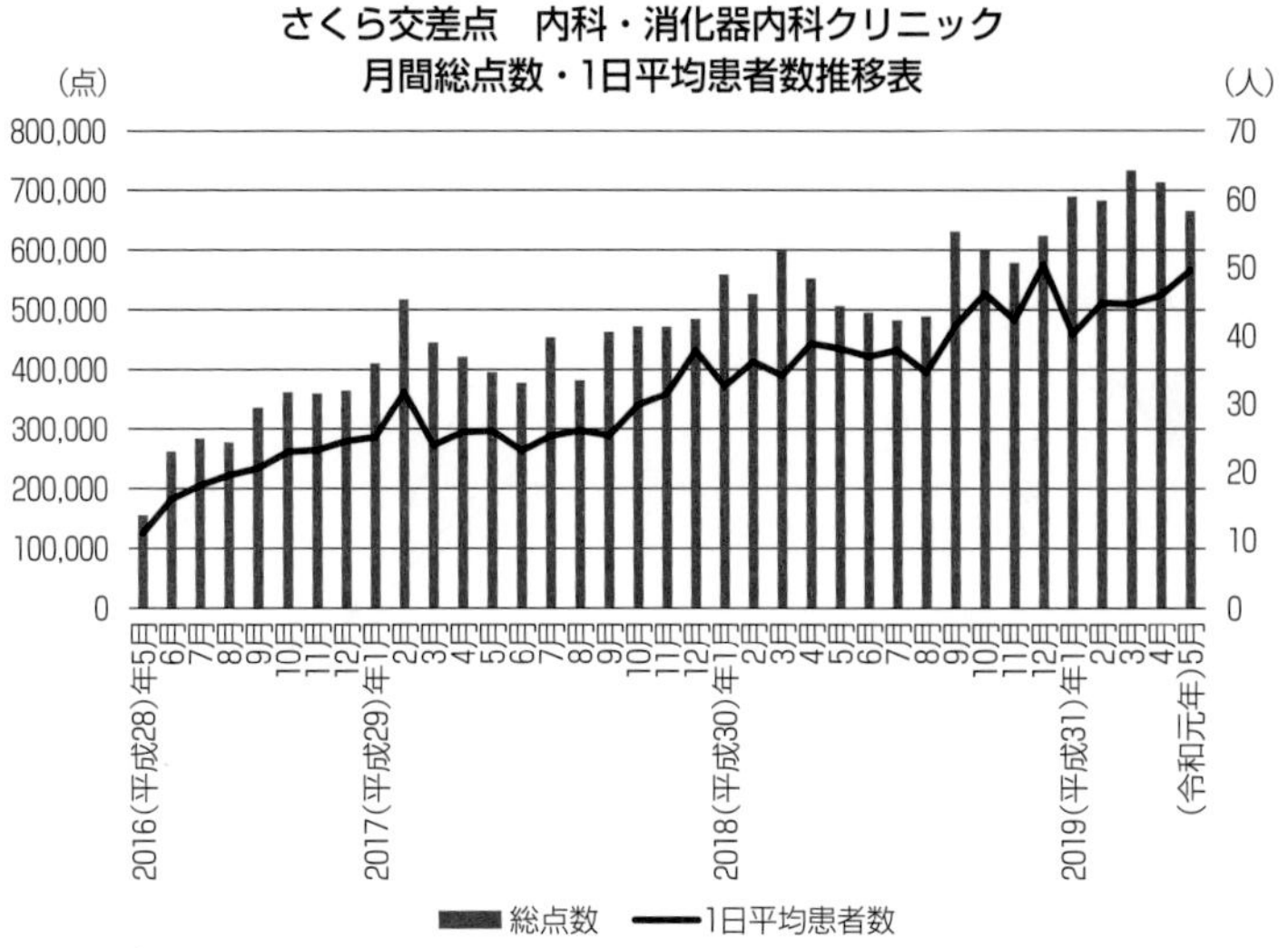

い、崩壊寸前にまでなっていた。しかも、そういった状況にもかかわらず自分の報酬を上げろと要求する始末で、影虎は理事長とともに経営改善を図ったが、分院長が突然離職し、休診を余儀なくされた。そのとき、理事長がぼそっと影虎に言った。

「分院が軌道に乗れば自分がいなくなっても家族を守れると思ったんですけどね…」

影虎は、その言葉にハッとした。理事長は経済的により豊かな生活をしたいため分院を作りたいのだと思っていたが、それは勝手な思い込みだったと気付いたのだ。

理事長は、専業主婦の配偶者、そして障害をもつ一人息子と暮らしていた。理事長は身につける物も質素で、生活も特に派手ではなかった。自分の身に何かが起きたときのことを案じた。それが分院を作りたいと考えた動機だったのだ。

そもそもの論点設定が違っていたのである。組織を大きくして稼ぐことが論点ではなく、自分に

図表3　論点設定のための思考回路

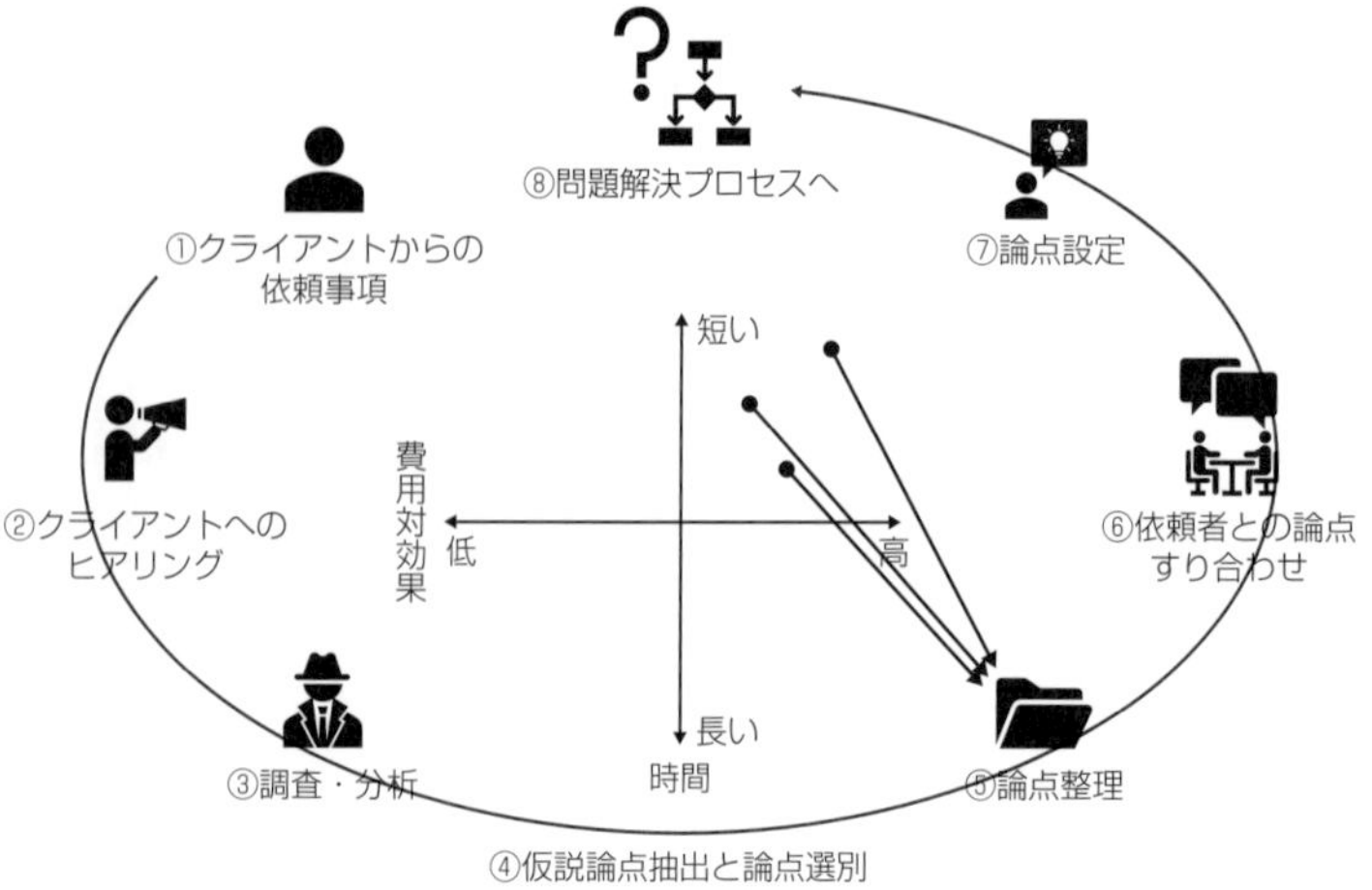

何かあっても家族の将来を守ることが論点だったのだ。理事長はそもそも分院展開を目指す積極的なタイプでなく、また組織を束ねるリーダーシップをみずから発揮するような性格でもなかった。影虎も分院を出したいと聞いたときは、違和感を覚えたくらいであった。もしクライアントの依頼内容の論点設定が正しく行えていれば、このような事態を招かずに済んだはずだと悔やんだ。

間違った答えを出さないよう影虎は、これまで必死に正しい解の導き方について熟慮し遂行してきた。だが、この反省をもってクライアントにとって真の問いを見つけ出すプロセスを徹底的に見直した（図表3）。クライアントの依頼内容であってもそのまま鵜呑みにせず、徹底的にクライアントとコミュニケーションを取りながら、論点を設定するようにした。また、時間経過によって環境が変化し論点が変わることもあるため、常に論点を見つめ直すようにもした。

影虎はこの事態収拾のため、改めて論点を「家族を守ること」へと訂正したうえで、その問いに対する答えとして生命保険の活用や次の世代につなぐ相続対策、不労所得づくりのための不動産投資、そして分院の整理を理事長へ提案した。

理事長は提案に同意し、生命保険信託（※）の利用を含む生命保険を組み直し、生前贈与や自身の二次相続までを考慮した相続対策プランを税理士とともに策定した。また不動産投資についてもリスクを十分説明したうえで、知り合いの専門家につなぎ、ローリスク物件からまず始めることとなった。また、休診中の分院については、希望価格でなかったが売却することができた。以降、理事長は本院の収益性を高めることに集中し、不動産投資も堅実に拡大させていった。

※　信託銀行や保険会社等が保険金受取人となり、そこから保険契約者が生前に定めた方法で代行して管理や支払を行う制度。

その理事長と影虎との関わりは10年以上も続いたが、実は先月でコンサルティング契約は終了していた。十分な資産を手に入れることができ、家族との時間に残りの人生を費やしたいとの強い想いで早期リタイアを決断したからだ。

そして今、佐藤が示した右肩上がりのグラフを見て、そのときの記憶がよみがえってきていた。

開業直後は、患者数を増やして利益を上げていくことがコンサルティングにおける最重要の論点となる。佐藤のクリニックでも同様で、その希望を果たすために佐藤とともに課題に取り組み、解決策を提示して、それを解決してきた。その結果、クリニックの経営はグラフに示されているとおり軌道に乗った。少なくとも佐藤本人はそう思っていると考えた。無論、それが悪いことではないが、グラフで読み取れるこの成長過程において、その論点を疑うことにして影虎は話を始めた。

「先生、ご存じですか？　人間同様、クリニックにも成長痛があったりするんですよ」

「成長痛か。なるほどね」

「内科の場合、月の総点数が40万点前後、1日平均患者数30人から40人くらいになる頃に一度目の成長痛が起きるケースが多いんです」

「確かに開業当初は患者も少なく、じっくり患者さんに向き合えましたけど、だんだん時間的にむずかしくなりますからね」

「クラーク運用（※）に切り替えていったのが1年前でしたよね」
※　医師事務作業補助者による電子カルテ入力等の代行
「おかげで夜中までクリニックに残って入力していたのが改善されました。スタッフを募集したときにたまたまクラーク経験者の応募があって、清宮さんに予定外の採用を相談したことを覚えています」

「あのときの先生の判断は正しかったということです。そして今、貴院も最近は70万点を超えてきていますから、第二の成長痛が起きる時期ではありますよ」

「感じています。内視鏡の検査枠も一杯になってきていますし、外来と検査のバランスを取るのがむずかしくなっています。自分一人では診る人数にも限りがありますからね」

「この売上であれば法人化による税メリットも出てくる頃です。ここから先、維持か拡大かという選択の時期でもあるかなと思います。競合進出の件もあるので、改めて見つめ直してみましょうか」

患者、競合、自院

「そこで先生、開業前、診療圏調査のときにやった**3C分析**（※）をまたやりませんか？」

佐藤が「はい」と頷いた。

※　Customer（マーケット・患者）、Competitor（競合）、Company（自院）の3つの戦略要素を分析し、事業の成功要因を導き出すためのフレームワーク（論理的に行う思考の枠組み）

「では手始めにCustomerですが、まず**レセプト分析表**（図表4）（※）で最近の患者動向をチェックしていきましょう」

※　月ごとに診療報酬点数を平均患者数や診療単価などで因数分解すること収入（診療報酬）を構造化させることで患者動向を時系列的に分析するツールの一つ（『〝集患〟プロフェッショナル』第3章　数字合わせの開業計画書参照）

影虎は自身のパソコンから開業時から先月までの**レセプト分析表**を開き、経営のリスク要因となりうる経時的な変化を捉えながら、変化の要因をチェックしていった。そして、次に、**特定疾患療養管理料**（※）の算定患者数の推移についてチェックした。

※　生活習慣病等の厚生労働大臣が別に定める疾患を主病とする患者について、プライマリケア機能を担う地域のかかりつけ医師が計画的に療養上の管理を行うことを評価したもの

一般的な内科クリニックは、蓄積型の収入源をもっている〝**ストックビジネス**〟というタイプの収益モデルになる。他の業種では、不動産賃貸業や会員制のスポーツクラブなどがそうであり、顧客との関係性構築とその維持が重要となる。

つまり内科クリニックの場合は、かかりつけの患者をどれだけ抱え込めるかが経営安定化の鍵となる。かかりつけ患者の多くは糖尿病や高血圧症、脂質異常症といった生活習慣病の患者となるため、特定疾患療養管理料の算定数が増えるほどに売上の変動が少なくなり、一般の内科クリニックではこの算定数を経

			検査							特定疾患患者数			
1日平均新規患者数	1日平均患者数	診療単価	血液検査	超音波検査	心電図	胃カメラ	大腸カメラ	X線撮影	合計	社保	国保	後期	合計
11.6	12.2	6,674	80	17	10	5	0	15	127	0	0	0	0
9.1	16.2	7,701	69	21	12	8	1	8	119	23	4	5	33
9.3	18.1	7,654	48	16	16	19	1	10	109	38	7	9	55
7.9	19.5	7,267	52	10	8	16	4	16	106	43	9	11	63
7.5	20.5	7,809	45	8	10	26	8	18	115	56	11	12	79
5.9	23.1	7,860	46	7	15	29	8	12	116	64	16	12	92
6.6	23.1	7,981	40	9	15	20	4	9	96	82	16	12	110
6.9	24.6	7,421	35	11	11	17	4	16	94	85	19	15	119
7.2	25.0	8,397	61	11	8	29	6	18	133	100	25	15	140
12.6	32.1	9,240	96	16	11	27	12	18	180	95	27	19	141
6.5	23.8	8,902	75	9	12	30	13	12	151	111	29	21	161
6.4	25.9	8,120	98	10	12	25	14	15	175	124	33	21	178
8.0	26.0	8,219	107	14	8	28	17	14	189	118	40	25	183
5.3	22.9	7,464	90	16	9	21	11	12	159	146	40	25	212
6.9	25.3	8,546	92	10	9	21	12	16	160	141	38	29	208
4.3	26.0	7,729	96	9	7	24	13	14	163	165	41	26	232
8.9	25.3	8,530	112	10	12	26	15	18	194	154	49	30	233
6.3	30.0	7,141	104	13	8	27	17	18	187	148	45	30	223
7.4	31.5	7,324	84	14	11	19	10	16	154	160	42	28	229
8.1	37.9	6,378	82	7	11	22	12	12	146	182	47	28	256
12.7	32.5	9,056	81	10	10	21	10	17	149	167	50	30	247
8.8	36.3	7,854	84	9	6	19	10	21	149	169	48	27	245
7.6	34.1	8,374	94	8	10	25	15	19	171	187	50	28	265
7.9	39.0	7,474	82	12	15	21	10	16	156	177	64	31	272
9.7	38.1	7,390	103	9	12	27	13	19	182	203	58	29	290
7.0	37.0	6,882	116	11	8	27	12	19	193	206	65	33	304
6.2	37.9	6,367	112	11	11	26	12	17	190	205	65	35	305
5.8	34.6	8,297	105	9	11	24	10	12	171	223	67	33	322
9.4	41.3	8,480	133	6	10	31	15	12	208	204	69	36	309
9.0	46.2	6,843	141	12	5	35	18	16	227	230	64	37	331
8.8	42.1	6,562	117	15	5	29	13	23	202	236	67	44	347
10.0	50.6	6,169	101	11	10	25	10	17	173	255	69	38	362
14.0	40.3	8,147	99	8	15	38	10	17	188	233	76	43	352
10.0	44.7	7,650	96	10	9	42	19	17	193	239	68	40	347
8.9	44.5	7,484	116	12	11	51	11	17	217	255	68	41	364
8.6	45.9	7,242	98	9	11	36	12	23	189	251	71	40	362
11.2	49.5	7,080	97	5	10	33	13	34	192	240	67	38	345

営の安定性を測る重要な指標の一つとして影虎は扱っていた。

さらに佐藤の専門領域に合わせて、もう一つの柱となる消化器疾患および内視鏡検査対象患者、そして感冒（かぜ）などの急性疾患の患者の推移を細かくチェックしていきながら、それぞれの診療単価や来院頻度、受診行動特性をチェックし、**患者分布調査**（※）と**新規患者経路分析**（※）、そして他院のデータなど多角的に経営状況を分析していった。

※　**患者分布調査**　新規患者の居住地を地図上にプロットして、どのエリアから来院しているかを調べる方法。以前は地図に手作業でプロットしていたが、現在は電子カルテから引き抜いた住所情報をグーグルマップのデジタル地図に取り込むことが可能となった（『〝集患〟プロフェッショナル』第3章　新規患者獲得のための経路分析）

図表４　レセプト分析表

年月日	総点数	レセプト										
		社保点数	国保点数	後期高齢者点数	生保点数	レセプト枚数	新規患者数	延べ患者数	レセプト単価	1日平均点数	診療日数（半日は0.5）	平均来院回数
2016(平成28)年5月	154,158	116,520	18,473	15,950	3,216	221	221	231	6,975	8,114	19.0	1.05
6月	261,848	193,858	31,255	31,168	5,566	255	191	340	10,269	12,469	21.0	1.33
7月	284,253	176,936	48,290	49,365	9,662	310	190	371	9,169	13,866	20.5	1.20
8月	276,884	133,857	80,220	59,200	3,607	307	154	381	9,019	14,199	19.5	1.24
9月	335,772	189,008	77,107	66,079	3,577	291	158	430	11,547	15,989	21.0	1.48
10月	362,603	197,235	84,625	74,915	5,829	351	118	461	10,323	18,130	20.0	1.31
11月	360,231	207,266	73,122	68,790	11,052	416	129	451	8,649	18,473	19.5	1.08
12月	364,363	169,223	101,830	87,419	5,891	472	138	491	7,716	18,218	20.0	1.04
2017(平成29)年1月	409,787	223,423	104,481	78,571	3,311	339	141	488	12,099	21,015	19.5	1.44
2月	518,358	285,178	131,174	96,236	5,771	401	220	561	12,927	29,620	17.5	1.40
3月	445,789	215,806	115,789	104,862	9,332	335	136	501	13,294	21,228	21.0	1.49
4月	420,683	205,470	103,826	100,834	10,553	326	128	518	12,914	21,034	20.0	1.59
5月	394,910	178,922	110,163	89,523	16,302	327	148	480	12,061	21,346	18.5	1.47
6月	376,720	156,641	105,121	101,254	13,705	347	116	505	10,869	17,124	22.0	1.46
7月	453,403	235,915	100,452	104,959	12,077	398	145	531	11,402	21,591	21.0	1.33
8月	382,242	178,476	109,890	89,367	4,509	360	81	495	10,609	20,118	19.0	1.37
9月	463,229	236,260	105,626	116,871	4,472	434	191	543	10,673	21,546	21.5	1.25
10月	470,617	249,664	115,924	97,743	7,286	524	138	659	8,977	21,392	22.0	1.26
11月	472,231	276,355	100,168	81,893	13,815	622	151	645	7,597	23,036	20.5	1.04
12月	483,959	231,812	139,493	105,291	7,364	705	162	759	6,867	24,198	20.0	1.08
2018(平成30)年1月	559,544	328,899	143,125	83,381	4,139	506	241	618	11,069	29,450	19.0	1.22
2月	527,079	270,286	150,672	98,909	7,213	454	163	671	11,608	28,491	18.5	1.48
3月	599,068	303,952	158,616	124,836	11,665	501	160	715	11,969	28,527	21.0	1.43
4月	553,121	277,662	142,227	120,041	13,191	486	151	740	11,376	29,112	19.0	1.52
5月	507,248	229,387	150,909	106,575	20,378	489	174	686	10,380	28,180	18.0	1.40
6月	496,249	214,577	144,001	120,540	17,132	517	136	721	9,593	25,449	19.5	1.39
7月	482,536	204,883	137,606	124,951	15,096	594	123	758	8,130	24,127	20.0	1.28
8月	488,453	228,815	154,775	99,296	5,566	515	98	589	9,490	28,733	17.0	1.14
9月	630,883	361,647	135,418	128,430	5,388	538	169	744	11,729	35,049	18.0	1.38
10月	601,298	337,384	146,740	108,604	8,571	632	171	879	9,520	31,647	19.0	1.39
11月	579,594	345,444	125,210	93,060	15,880	740	185	883	7,832	27,600	21.0	1.19
12月	624,187	321,961	176,573	116,990	8,664	849	200	1,012	7,351	31,209	20.0	1.19
2019(平成31)年1月	689,539	411,123	178,906	94,751	4,758	602	294	846	11,458	32,835	21.0	1.41
2月	684,505	375,397	190,724	109,899	8,486	547	201	895	12,512	34,225	20.0	1.64
3月	733,476	379,940	198,269	141,859	13,408	596	195	980	12,310	33,340	22.0	1.64
4月	714,574	385,642	180,034	133,379	15,519	586	186	987	12,198	33,236	21.5	1.68
(令和元年)5月	665,699	327,696	193,473	121,108	23,423	582	212	940	11,443	35,037	19.0	1.62

※　新規患者経路分析　何をきっかけに自院を知ったのかを知ることで、広告宣伝媒体の選定や費用対効果の評価を行う判断材料となる分析（『〝集患〟プロフェッショナル』第３章地図を読み解く患者分布調査）

「特定疾患療養管理料の算定数は減少していますが、５月の連休前の４月中に処方を取りに来られる患者が増えた結果ですので、問題なさそうです」影虎が言った。

「でも、ここ最近増えていないので気にはなっていたんですよね」

「それも問題ないかと考えています。直近３月、４月が３６０件を超えています（**図表５**）。開業から３年間で３６０件を超えていれば、〝悪くない〟ペースです」

「この増え方には、何かあるんですか？」

「あくまで経験則なんですが、開業当初の特定疾患の増え方で、ある程度その後

図表5　特定疾患患者数の推移

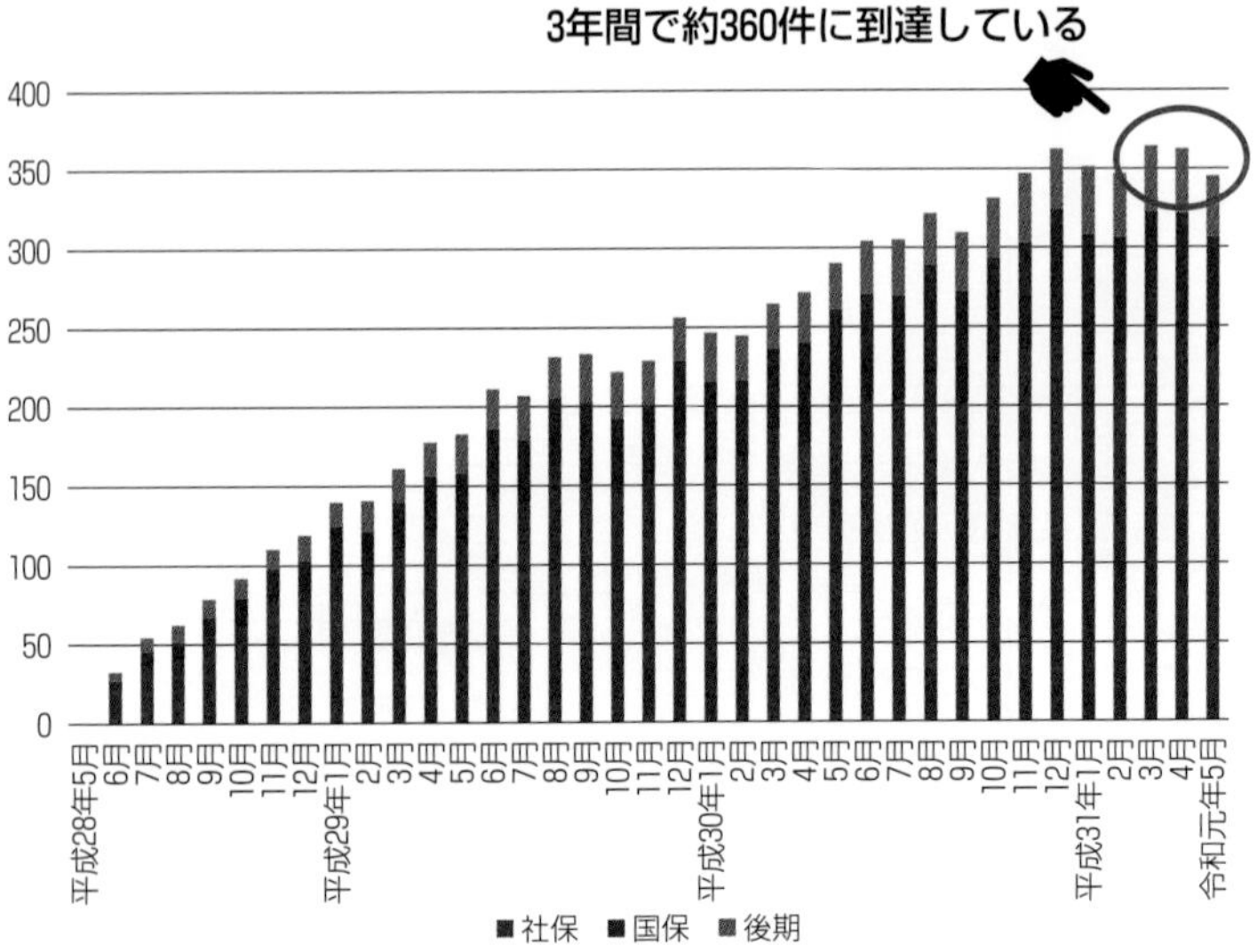

の動向が読めます」

「さっき、うちは〝悪くない〟ということでしたが、決して良いというわけではないんですね?」

「貴院は年に120件ペースで増加していますね。開業直後の数年間は、80件が標準のラインと見ています。内科で患者数が伸びずに困って相談に来られるクリニックは、開業1年目は80件を大きく下回っていることが非常に多いんです。逆に明らかに1年目で200とか300に達するところはその後の伸びも早いです。受療率もあるので天井はあるでしょうけど、その天井も確実に高くなってきます」

「200件とかに比べると確かに良くはない感じですね」

「消化器内科ですからね」

「関係あるんですか?」

「一般的には、消化器内科をメインとしていると、特定疾患の伸びは他の内科に比べて遅くなりがちです」

「なぜなんです？」

「患者のイメージもあるのですが、特定疾患の多くを占めるのは生活習慣病です。高血圧の患者は循環器内科を選びがちですし、脂質異常ならば循環器、腎臓内科、糖尿病内科、もちろん糖尿病ならば糖尿病内科となんだかんだ言っても専門性を求めてしまうからなんです。もちろん、他にも特定疾患療養管理料が算定できる病名でも、喘息ならば呼吸器内科ですし、慢性胃炎はもちろん消化器内科にかかりたいと患者は考えるものです」

「他の消化器内科と比べてはどうなんです？」

「良いほうです」

「でもさっき〝悪くない〟と」

「あぁ、それは開業前に私が想定していたより若干少ないかなと思っただけのことです」

「何が想定と違っていたんですか？」

「この地域へ引っ越してくる流入人口が想定より若い世代が多かったということでしょうか。この自治体の人口ピラミッドをご覧いただければわかります」

影虎はあるＷｅｂサイト（※）を開き、クリニックのある自治体のピラミッドグラフ（図表6）を佐藤に示した。

※　GD Freak!　このサイトでは自治体別に２０００年から２０４５年までの人口推移と予測値、高齢化率などがまとめられおり、使い勝手が良い　https://jp.gdfreak.com/meta/jp/ppl.html　参照

「この形は、鉄道が乗り入れたり大規模開発が行われたりするような自治体の典型的な形です。グラフからわかるように35歳から44歳の人口が多くなっていますが、もうひとつ上の年代が増えるかなと予測し

図表6　○○市の人口ピラミッド

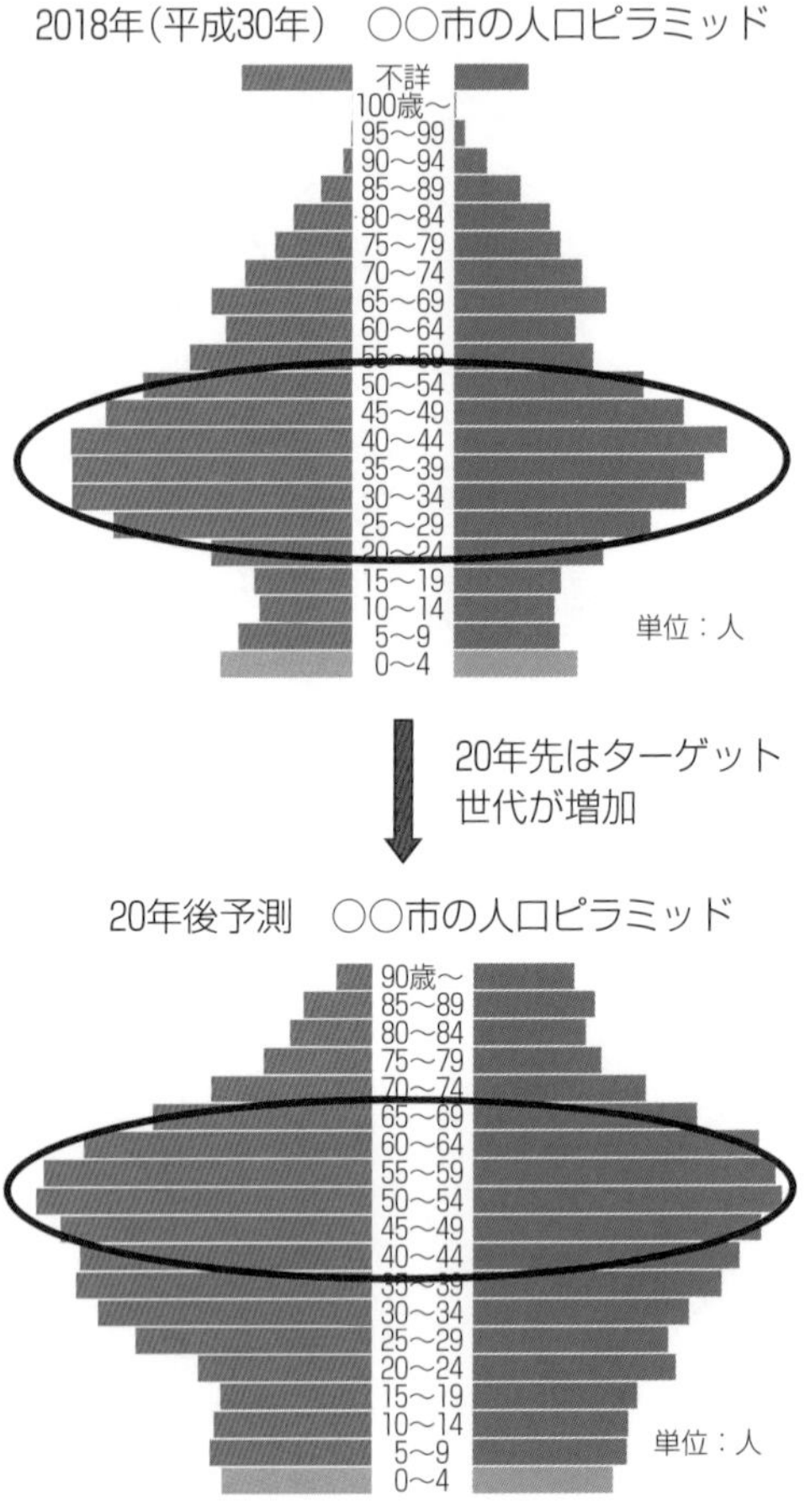

ていたんです。生活習慣病に罹患する患者が増えるのは40歳代中盤あたりでしょうから、じきに生活習慣病の受療率は自然と増えてくるでしょう。かかりつけ医として選ばれるクリニックであれば、これから特定疾患も伸びてくるとは容易に想像できます。ちょっとこちらをご覧ください」

影虎はパソコン画面に、5月の新患の居住地を疾患別にプロットしたデジタル地図を映した（**図表7**）。

「一般的に、生活習慣病で言えば、高血圧や脂質異常は近隣からしか来院しません。糖尿病も、専門資格を有するとか糖尿病内科を標榜して専門性を訴求していない限り、同様の傾向があります。逆に専門性が高ければ診療圏が広がっていきます」

図表7　患者プロット

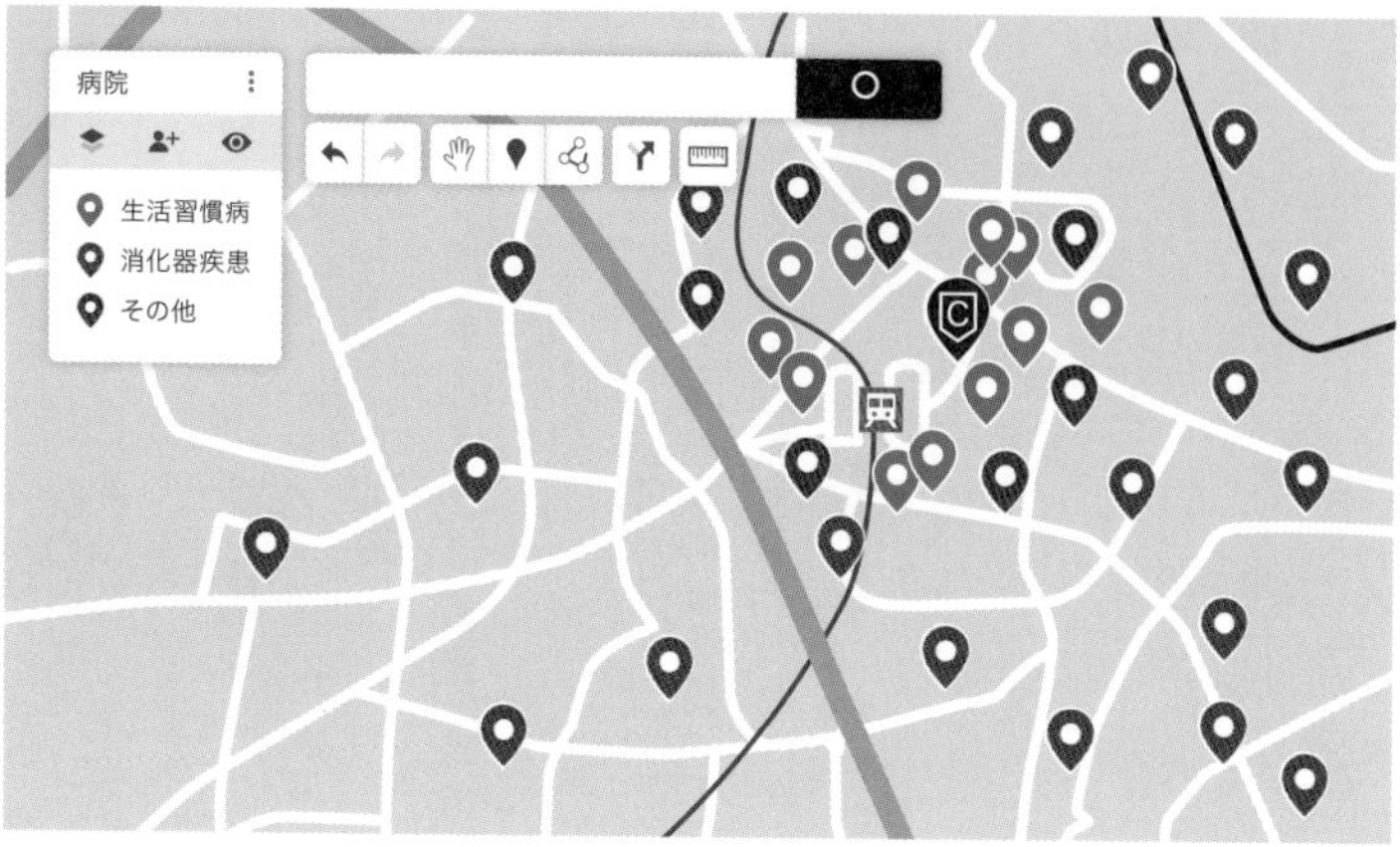

影虎の指摘のとおりに、『さくら交差点　内科・消化器内科クリニック』の周辺に生活習慣病のアイコンが集まり、消化器疾患のアイコンは広範囲に渡ってプロットされていた。

影虎が画面を切り替えて開業前に行った当時の**診療圏調査報告書**（※）を映すと、佐藤は懐かしそうにその画面に目を移した。

※『〝開業〟プロフェッショナル』第2章　診療圏調査のすゝめ

「こちらの予測は当たっていましたよ」影虎が言った。

「清宮さんが地図上に設定された、診療圏とこの地図のプロットはほぼ一致しますね」

「でしょ。といっても、特定疾患は近隣からに絞り、専門は診療圏を広げただけですけどね」

「それでも実際、教わったとおりに2つのターゲットを意識して集患対策をしてきた結果でもあるんじゃないでしょうか」

「もちろんです。ただ、そろそろこれまでの集患対策をアップデートしなければならないかなと考えています。疾患別から経路別でデジタル地図を更新したのでご覧ください」

『インターネット』『当院の前を通って知った』『ロードサイン』『電柱』『紹介』などという見出しに地図が切り替わった。

「患者が何の媒体を通じて貴院を知ったのかを媒体別に分類してプロットしています。貴院は駅近で人通りも多い好立地ですので、『当院の前を通って知った』といういわゆる**直媒体**（※）が多いのが特徴です。先生、開業当初、手作業でプロットしていた地図はありますか？」

※　伝統的なマーケティングの広告宣伝媒体分類法。アナログメディアとして紙媒体（新聞等）や鉄媒体（ロードサイン等）、直媒体（建物自体や敷地内の看板）、人媒体（連携医療機関や町内会等）があり、デジタルメディアとして電子媒体（ホームページ等）や電波媒体（テレビやラジオ等）がある（第一章プロコラム参照）。

佐藤は、院長室から筒状の紙を持ってきてベッドへ広げた。**直媒体**が多いことは開業当時から変わっていない。好立地であることがその地図からも読み取れた。

「今との違いはわかりますか？」影虎が尋ねた。

「インターネットが増えました」

「そうです。立地の強さは未だ健在ですが、媒体は確実にデジタルに切り替わりつつあります」

「友人や家族からの『紹介』も減ってますね」

「ネットからクチコミ情報が入手できるようになったこともあって、人伝てのクチコミが減りました」

「確かに人に聞かなくても用は足りちゃうんでしょうかね」

「まあ、そうですね。さてここからはご提案です。内視鏡検査や消化器疾患は診療圏をさらに広げていきたいし、40代の世代にも早めに訴求しておきたいところです。特に例の競合進出については、貴院の脅威になる可能性もあります。そういう点からも、デジタルへシフトされたほうがよいでしょう」

「うーん、ご提案はありがたいし、競合進出の不安もなくはないですが、当分はこのままでいこうと思っています」と、佐藤は影虎の提案をやんわりと断った。

影虎もそれ以上は何も言わずに、上部消化管内視鏡検査（胃カメラ）と下部消化管内視鏡検査（大腸カメラ）、血液検査と超音波検査、それぞれの検査件数の推移を追っていった。

「検査件数のほうも順調ですね」影虎が言った。

「今月は、胃カメラが29件、大腸カメラが13件と直近と比べて少なく見えますが、診療日数が少ないからだと思います。検査予約枠は埋まっていましたから、ドタキャンを除けば稼働率１００％です」

「今日、検査予約を入れようとするとどれくらい先になりますか」

「2カ月くらい先になっちゃいます。だいたいこのくらい先になると、別のところへ流れてしまうケースも増えてきます」

「機会損失ですね」

「そこで、バイト（非常勤医師）でも雇えたらなと考えています」

「どなたか知り合いの先生はいらっしゃるんですか？」

「残念ながらいません。紹介会社に依頼しようかなって思っていますがどうでしょう」

「良さそうな先生が見つかれば、それもいいかと思います。さて、次はCompetitor（競合）の分析にいきましょうか」

これまでは、競合となるようなクリニックは近隣にはほとんどなかった。しかし昨年末に最寄り駅の反対改札側すぐ駅前に商業施設がオープンし、その一角に医療モールと呼ばれるエリアができることと、消化器内科が入居することが判明した。来月の7月にオープンを控え、影虎や佐藤は情報を収集しようとしたが、標榜科以外の情報は入ってこなかった。

「業者もきつく口止めされているようです。競合も貴院を意識しているんでしょう」影虎が言った。

「住みたい街ランキングにも入ってくるような人気が出てきたエリアですから、覚悟はしていました。ただこんなに早く、こんなに近く、しかも消化器内科が来るとは思っていませんでした。清宮さんはいろいろ心配してくださるけど、自分は案外楽観的に捉えていますから、とりあえず大丈夫ですよ」

「わかりました。外部環境はコントロールできませんが、内部環境ならコントロールがきく部分です。そこで最後のCにいきましょう」

「Companyでしたっけ」

「はい。経営資源である**ヒト・モノ・カネ**の順で現状を整理していきましょうか」

「8月で常勤の事務さんが退職することになりました。実質有休消化で7月末までになります」

「そうでしたか。退職理由は何ですか？」

「自己都合だとしか聞いていません。ただ他のスタッフからは、以前から休みが取れないって不満を口にしていたと聞いています。清宮さんから有給消化率の低さを指摘されていました。それに対して何も手を打ってこなかったツケですね」佐藤は、バツの悪そうな顔をしながら頭を掻いた。

影虎は、売上が急増した昨年9月以降、売上に対する人件費率が下がっていることを伝え、人員体制の強化を提案してきた。個人事業の内科開業医（院外処方）の売上に対する人件費率の全国平均約26％に対して、昨年の佐藤のクリニックでの人件費率は24％だった。許容範囲内ではあったが、9月以降は売上の上昇によって18～19％台に下がっていた。

「募集はハローワークだけですか？」

「いえ、ハローワークからの反応がなかったので、有料の求人サイトで募集をかけ始めました」

「さすがに人の心までは完全にコントロールできません。だからこそ経営者としての選択の時です。このまま最低限の人数のまま人件費を抑えていくか、人件費は上昇しても体制を整えて働きやすい労働環境を整備するかです」

「人を増やすことに躊躇していました。どこかで人件費をケチろうとしていたのだと思います。でも結局、募集コストや手間が取られ、採用しても一から教育しなければなりません。また最低限でやって急に辞められることで、他のスタッフもストレスを抱えることになり、ケチっても何も良いことがないことに気付きました」

「ケチる気持ちがあるのはたぶん、これまで人件費を単なるコストだと捉えていたのだと思います。その発想を改め、投資の対象として考えてみてはいかがでしょう。そう簡単に良い人材になんて巡り会えません。だからこそ投資なんです」

「なるほどね。優秀な人がいてくれれば、自分も周りのスタッフも仕事が楽になるし、患者さんにとってもメリットになることは明らかですからね」

「今のところ、売上の25％程度を人件費予算の上限にして、どう投資していくか、後ほど一緒に考えていきましょう」

「ぜひお願いします」

「それでは、次に経営資源の**モノ**について分析していきましょうか」

「そう言えば――」と、佐藤は机の下にあった袋を取り出した。「先月、医療機関向けの展示会に行ってきました。清宮さんもそこで講演されていましたよね」

「よくご存じで。講演会の会場にいらっしゃったんですか？」

「いえ、講演のほうは都合が悪くて。ちなみに、そこではどんなテーマで講演されたんですか？」

「主催者からの依頼で、医療機関と**デジタル・トランスフォーメーション（DX）**というテーマで話をしました」

「DXって最近よく耳にするようになりましたよね。ちなみにこれもDXなんでしょうか？」佐藤は自動精算機を含む様々な種類のパンフレットを袋から取り出した。「清宮さんが以前、自動精算機の話をされていたことを思い出して、とりあえず資料だけ持ち帰ってきました」

佐藤のクリニックでは、待ち時間に関するクレームが患者数の増加とともに増えていた。調べていくと、診察までの待ち時間ではなく、診察終了後から会計を終えるまでの待ち時間のクレームがほとんどであった。主な原因は電話が2回線あり、2名の受付スタッフの手がそこに取られていたことであった。そこで、回線を減らすことで、待ち時間のクレームはいったんは減少を見せたのだが——。

「それでも患者増で待ち時間は増えていく一方だったので、自動精算機の導入を提案してみたんです」

影虎が言った。

「現金のやり取りがなくなる分、業務量は短縮できますし、つり銭が合わないなどの会計ミスもなくなります。レジ締め作業もほぼなくなり、他院でも効率化できています」

「でもそのときは、何百万という見積書に正直ビビッて躊躇してしまいました」

「安くはないですからね。それでも長い目で見れば、その労力を人で補おうとすればその金額では収まらないはずです。費用対効果は出てくるのではないでしょうか」

「電子決済はまだ早いですかね？」

「近い将来には保険診療の内科クリニックでも、自動精算機と合わせて**キャッシュレス決済**を視野に入れてもよいかと思います。３％前後の決済手数料がかかるので、費用対効果を見て決めていけばよいでしょう」

「ただ今回の退職騒動で、業務そのものの効率化も必要かなって思ったんです。導入を前向きに検討しようと思うんですが」

「私は賛成です。デジタルへの投資は今後の経営にも多大な影響を及ぼしてくると思っています。デジタルにしていくことによって、それらはオンラインでつなぐことが可能になります」

「それが何かメリットになるんですか？」

「例えば、電子カルテとレセコン（※）を連携させると、医事業務がよりスピーディになります」

※　レセプトコンピュータの略称で、診療報酬請求書を作成し、患者登録や受付、会計や処方箋等の各種書類の発行などの機能を有するコンピューターシステム

「開業当初からうちは電子カルテとレセコン一体型のシステムを入れているので、意識したことがなかったですね」

「医療情報をデジタル化して管理するシステムが電子カルテで、会計情報を管理するのがレセコンですが、もしそれらがオンラインでつながっていなければどうなります？」

「入力や変更の手間が倍になりますし、ミスも発生しますね」

「その不便さが、そのままオンラインのメリットを表わしているわけです」

「実は今、ネット予約と電カルの連携が取れないので、不便さを感じていたところなんです」

「貴院のシステムは**オンプレミス型**というものを使用していて、他のシステムとの連携がしにくい部分があります。最近では、**クラウド型**の電子カルテもかなり普及してきています」

オンプレミス型は院内でシステムを構築する方法で、外部ネットワークとはつながっていないため情報流出リスクは少ない。一方で、サーバーの導入や設置、ネットワーク構築は自前で行うため、保守管理含めてその分コストがかさむ。

クラウド型とは、オンライン上のサーバーで提供されているシステムを利用する方法で、イニシャルコストや保守などランニングコストを抑えられる。またクラウドであれば、インターネットがつながるところであれば、どこでもアクセスができ、ネットを介すことで他のシステムとの連携もとりやすくなる。バックアップもオンライン上のサーバーで行われるため、万一の際の消失リスクも少ない。ただセキュリティ面ではインターネットにつながっていることで情報流出や漏洩の懸念がまだ残されてはいるが、近年のセキュリティ技術の向上で安全性は高まっている——と影虎は説明した。

「オンラインと言えば、**オンライン診療**も展示会で話題になっていましたけど、実際どうなんでしょう?」佐藤が尋ねた。

オンライン診療は、2015年に遠隔診療が解禁され、「電話等再診」での請求が可能となった。ただ、18年の診療報酬改定で「オンライン診療料」が新設され、「電話等再診」での請求ができなくなり、算定できる疾患もかなり限定された結果、オンライン診療の流れが止まった——と影虎が説明した。

「今のところ(2019年5月時点)、貴院では対象疾患の患者も少ないですし、何かオンライン診療でなければいけない特別の理由がない限り、診療と経営の効率という点では導入見送りでよいかと思います。ただ、今後の診療報酬改定の動向によっては検討する必要も出てくるかもしれませんが」影虎は言った。

※　その後、新型コロナウイルス感染症蔓延に伴う臨時特例措置としてオンライン診療が一般的な診療においても認められたことを受け、２０２２年診療報酬改定によりオンライン診療が再診だけでなく初診においても認められることになった。これに伴い月1回の算定に限定されていた「オンライン診療料」は廃止され、算定回数の制限もなくなり、オンライン診療推進の方向性が示された。

「わかりました。今後の動向を見極めて、また検討することにします。──それにしても、この机の上にあるパンフレットのほとんどがデジタル技術を活用しているものばかりです。スマートフォンが当たり前になるように、我々の医療もそのようになってくるんでしょうかね？」

「〝**デジタルデバイド**〟という言葉があります。インターネットやパソコン、スマートフォンなどの情報通信技術を利用できる人と利用できない（しない）人との間に生じる情報格差を示す言葉です。各国の経済的政治的理由等での格差を指す場合もありますが、ここでの意味は、個人や集団での世代や所得、業種等による情報格差のことです。〝**デジタルネイティブ**〟と言われる、物心がついたときにすでにネットやスマホがあった世代は、当たり前のようにＳＮＳや動画共有サイトなどを利用していて、それ以前の世代とは明らかに異なっています。──ちなみに先生はＳＮＳ（※）やっていますか？」

※　ソーシャルネットワーキングサービス（Social Networking Service）の略で、登録されたユーザー同士が交流できるオンライン上のコミュニティサービスのこと

「いえ、まったくです」

「それがまさに〝デジタルデバイド〟です。デジタルの恩恵を受けていないとも言えます」

「まぁ、特にやりたいとは思いませんが──」

「おそらくそうかもしれませんし、困ることもないでしょう。ただ一方で、その良さも悪さもわからずじまいです。先生は、今スマホがなくなったら困りませんか？」

「困ります」

「高齢者など、スマホをもっていない人、まだまだたくさんいらっしゃいますよね」

「母親がそうです」

「お母様に薦められたことありませんか？」

「操作も簡単で便利だからと薦めても頑なに使いません。せっかく便利なのにもったいないですよ」

「まさにそれです。若者からみれば、SNSを使おうとしない先生ご自身の姿がそうなのではないでしょうか？」

「――確かにおっしゃるとおりですね」

「これがプライベートでのお話ならば、好きにすればいいだけなんです。ただビジネスでは違います。競争のあるビジネスにおいて、デジタルという武器は必要ないなんて言えるかという話なんです」

「これまたおっしゃるとおりです」

「競争優位な状態を構築するためのツールとして、デジタルをどう経営に組み入れていくのかが、今後ますます重要なテーマとなってくるのは間違いありません」

「では、当院でもDX始めますか？」

「ひとっ飛びとはいかないですけどね」

影虎は、デジタル化の先にDXがあるということやDXのそもそもの定義、そして影虎の考える医業でのDXの定義（※）について佐藤へ説明した。

※　プロローグ&図表1参照

“お金”の授業

「経営資源のヒト、モノ、カネはなぜこの順序なのかわかります?」影虎が尋ねた。

「経営で重要な順ですか?」

「ハズレです。医業の業というのは暮らしの手立てという意味です。つまり生活の収入源であり、それは医業収入からコストと税金を差し引いた残りのお金です。その医業収入を誰が生み出しているかといえば、それは先生やスタッフの皆さんです。皆さんが医療と付帯するサービスを提供し、その対価として患者と医療財源から医療費を得ています。それこそが貴院の経済的な社会における価値だと言えます。ヒトがモノを使って、カネという価値を生みだしていく。その順序です」

「そういうことね」

「さらに言えばその価値からコストを引いた額が付加価値です。経営とは、付加価値を生み出すこと、付加価値の対価となる利益を残すこと、そしてその利益を次の付加価値につなげていく、その繰り返しだと言えます。貴院ではその付加価値をより多く生み出し始めています。そこで次の利益を残すことを意識する段階です」

「利益を残すことですか」

「そうです。今までは、カネといえば資金繰り管理が最優先でしたが、そろそろ優先順位を切り替える時期に差しかかっています。その一つの策としては、節税があります。そこで、医療法人の検討です。分院展開を目論んで法人化することはありますが、大半は節税が目的です。個人と法人の税率の差を利用して、支払う税金を圧縮することができるようになります」

影虎は事前に税理士に依頼していた医療法人設立時の節税効果をシミュレーションした資料を佐藤の目の前で開いた。

「約7000万円の税メリットが出そうです」

「それは結構な額ですね」

「医療法人制度はいくつもあるので細かい話は省略しますが、貴院のような一般的なクリニックの場合、基金拠出型医療法人といった形態を選びます。そもそも非営利を謳った医療法人は、株式会社のような営利目的の法人とは違い、残った利益を経営者などに配分できないことになっています。また法人に貯まった利益を医業以外の不動産や株、他事業への投資で使うことも原則認められていません」

「それはそれで使い勝手が悪そうですね」

「ヒトやモノほどではありませんが、カネ自体でも付加価値を生みだすことができます。つまり投資です。でもそれが医療法人のお金となると一般的には投資商品を買ったりすることはできません」

「まぁ、7000万円も節税できるなら、法人化一択でよいかと思うのですが」

「それも選択の一つですが、ただそのメリットが退職する20年後になるまで受けられないとなるとどうですか?」

「だいぶ先ですね。その歳でお金をたくさんもらっても使うかな」

「基金拠出型医療法人というのは持分の定め、つまり財産権がないため、なんと、法人解散時には残っている財産をすべて国などに納めなければならないんです」

「えっ、そうなんですか？」

「なぜって話ですよね。そこで解散前から計画的にその資産を個人に戻して、最後に退職金でほぼ資産を残さないようにしていく必要があります。ちなみに退職所得は税率が一律で約20％です。一方、個人の所得税は累進課税で課税所得１８００万円を超えた部分が40％、４０００万円を超えると45％となり、住民税率約10％を足すと１８００万円よりも上の部分は半分かそれ以上が税金となります」

「大きな差ですね」

「シンプルに言えば、その税率の差を最大利用して節税の効果を生み出しています。そこで20年後という話をしました」

「医療法人にすれば毎年の税金が単純に安くなるって話ではないんですね」

「そうなんです。このスキームを理解していただいたうえで、個人のキャッシュフローと個人の資産形成やライフイベントなどを織り込み、法人設立の可否を決めていく必要があるんです」

「どうやるのか教えていただけますか」

「もちろんです。佐藤先生にとって、法人であろうが個人事業であろうがそれらを切り離すことはできません。開業以降においても適切な時期に事業と家計の両方をケアしていく必要があるんです」

影虎はそう言って、パソコンの画面を示した（**図表8**）。

「自分の思い描いた人生になるかどうかはもちろんわかりません。でも先を見越して、計画を立て、それに備えて適切な時期にそれを実行することで、無計画な人生よりは幸せな人生を送れる確率は上がるんじゃないでしょうか。その鍵となるのが、〝お金〟です。それは経営資源の〝カネ〟ではなく、家計つまりプライベートの〝お金〟です。ちなみに佐藤先生はこれまで、〝お金〟について学んだことがあります

図表8　事業＆家計における取組み課題

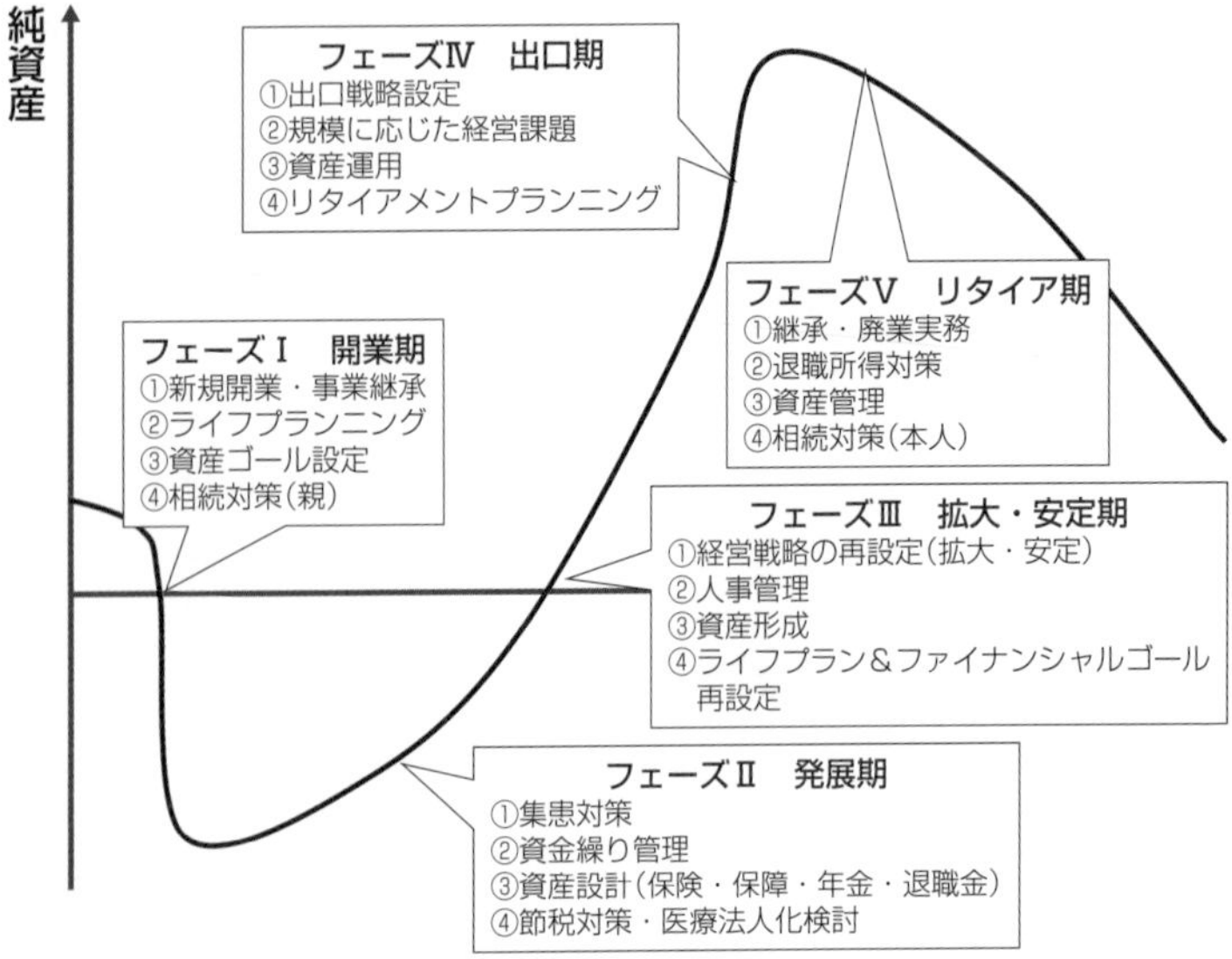

か？」

「いいえ。学校でも教えてもらってませんしね（※）」

※　２０２２年度から適用される学習指導要領によって、日本の高校でもより踏み込んだ〝お金〟の授業が家庭科のカリキュラムに組み込まれる。

「だったら〝お金の授業〟をやってみましょうか？」

「面白そうですね」

「では早速、質問です。そもそも〝お金〟って何でしょう？」

「えーと、自分の欲しいものを手に入れるための手段ですか？」

「当たりです。手元に1万円の現金があれば、それと同等の対価を交換できますよね。でも、その現金である1万円札って紙切れに印刷しているものに過ぎませんよね」

「言われてみれば、そうなんですけど」

「なぜそれで取引できるかと言えば、互いにお金にはその価値があると〝信用〟しているからです。最近は電子決済が増えていますが、電子決済では、紙という物質すらも存在していません。それでも〝信用〟で取引を可能にしています」

「なるほど」

「つまり［お金＝信用］と考えることができます。信用を得ることで衣食住を満たし、さらに信用を得られれば、もっと多くの様々な欲を満たすことができ自由度が増していきます」

「だからこそ、できるだけ多くのお金を欲しいと思うんですよね」

「では、いくらあれば幸せですか？」

「あればあるだけ幸せなんじゃないでしょうか」

「実はそうでもなさそうなのです。ノーベル経済学賞を受賞したD．カーネマンという経済学者が［経済力と幸福度は比例するのか］という研究を行っています。その結果、年収7・5万ドルつまり日本円で約800万円までは収入が増えるほどに幸福度も増えるが、そこからは年収が増えても幸福度はほぼ横ばいだということでした」

「800万円以上の稼ぎがあれば、それ以上の幸せはお金では買えないということですか？」

「800万円というのはあくまで平均です。先生のところだと、その額では全然足りないですけどね」

「教育費がけっこうかかってますからね」

「お子さんのためですか？」

「もちろんです。それこそ子どもたちの幸せのためです」

「それだけですか？　子どもの幸せは、親にとっての幸せでもありませんか？」

「言われてみればそうですね」

「つまり子どものためでもあり自分のためでもあります。〝お金〟によって自分の思い描く教育環境を整えられるのであれば、それもまた親としての自分の幸せなんじゃないでしょうか」

「ですね」

「自分の思いどおりに人生を歩められたら誰だって幸せなんです。そして、〝お金〟という経済力でその思いを満たせることって少なくありません」

「幸せはお金で買えるということですか」

「当然すべてとはならずあくまで部分的な幸せではありますが、自由度は増します。それに、幸せだけじゃありません。〝お金〟で、避けられる不幸せというのもあるんです」

「ほう。不幸せ?」

「例えば、病気で1年間働くことができなくなったら、病気になってしまったという不幸は避けられませんが、一方で貯金があれば経済的困窮という不幸せは避けられます。先生も貯金はありますよね」

「安心できるほど貯まってはいませんけどね」

「だからこそいざというときの不幸に備えて、必要な〝お金〟を作っておかなければならないということなんです。〝お金〟とは幸せを得る、不幸せを避ける手段の一つとして捉えます。そこで自分の幸福度と経済度の分岐点を把握します。そしてそれだけの稼ぎを得られる環境を作ります」

「もっと仕事を頑張らないといけませんかね?」

「どうでしょうか。ただ、〝お金〟は目的じゃありません。あくまで手段に過ぎません。〝お金〟と上手な付き合い方を学び、実践していくことで、幸せな人生を送れる確率が上がるというわけです。もちろん、お金がすべてだとは言っていませんよ。健康などお金では得られない幸せの要素はほかにいくらでもありますから」

「幸福度と経済力の分岐点って、どうやって把握すればよいのでしょうか？」

「それが**ライフプラン**です。ライフプランとは、自分の描いた人生設計を遂行するための、家計設計です。自分の収入とともに支出となる生活資金、住宅資金、教育資金、遊興資金、老後資金、それらを補う保障資金（保険）、そして税金といった支出を年齢ごとに算出したキャッシュフロー表です」

影虎は、以前作成した佐藤家のキャッシュフロー表を自身のパソコン画面に映して見せた。

「これは開業前に作成した4年前のものです。この時点では開業後の収入は読めないので、先生のプランを遂行するために必要最低限の収入で設定しています」

「今のところ収入は設定より上振れしてそうですが」

「開業することでクライアントやその家族が幸せになれなければ、開業する意味ってあるとは思えません。だからこそ開業判断の際には、ライフプランとなるキャッシュフロー表を実現できるだけの売上を達成し続けられるかどうか、その判定が最も重要だと考えています」

「開業前にもそうおっしゃってましたね」

「開業計画書の医業収入の予測値はかなりきびしめに設定していますが、ライフプランも同じことです。悲観的な予測で成り立つような計画でないと、実現性もそれだけ低くなってしまいます」

この後も〝お金〟の授業は続いた。ライフプランにおいては、まず『稼ぐ』と『使う』があり、その次は何かに備えるための『貯める』があり、それを原資に『増やす』があり、そして形成されたお金を減らさないよう『守る』がある、といったように話は進んでいった。

「〝お金〟の授業、なかなか面白かったです」佐藤が言った。

「取り急ぎ、法人化の検討のためにも、この4年前のキャッシュフロー表をアップデートしていきましょうか。まずは、先生の収入は手取り額で、今年の売上を基準にして私のほうで入力しておきました。支出で変更点はありますか？」

「教育費ですかね。うちの長男は中高一貫校の高校一年生で、医学部志望です。今年13歳になる長女は中学受験の第一志望に落ちてしまい、結局、地元の公立中学に今年入学したところです」

「教育資金の私立分の学費を削っておきます」

「それと4歳になる次男が私立幼稚園に入学しましたが、これは予定どおりです。ただ、長女の塾代と次男も習い事をさせ始めたので、思ってたよりも費用がかかりそうです」

「変更しておきます」

「あと長男ですが、今の成績だと医学部の現役合格はむずかしいかな」

「トップクラスの進学校に入られましたよね」

「そうなんですが、中学時代に部活ばかりで勉強をサボってしまったので、成績は下位に低迷しています。本人はまだ医者になりたいと言っていますが、はたしてどうなるか」

「娘さんも医者になりたいと言われてますか？」

「はい。小学校の卒業文集ではそう書いていました。自分からは何も言っていませんし、別に医者にしたいというこだわりもありません。ただ、本人がそう望むなら親としてはその夢を叶えさせてあげたいと思っています」

「以前の計画でも、3人とも私立医学部進学を想定していたので、ここはこのままでいきましょう」

「こうやって数字でみると、すごい学費になりますね」

「かなりギリギリですが、経営がこのまま順調にいけば、計算上なんとか可能です」

「よかった」

「ただ法人化については少し待ったほうが良さそうです。競合の影響もどう出るか不透明ですし、手元に自由になるお金を残しておくことが賢明です」

「わかりました。しばらく様子見ということで保留にします。——それと清宮さんにもう一つ相談したいことがありましてね」

「何でしょう？」

「この3年間はクリニックを軌道にのせるため、経営に多くの時間を割いてきました。おかげさまでクリニックも順調に伸びてきましたが、ただその分、妻や子どもたちとの時間を削ってきました」

影虎は、軽く頷きながら聞いていた。

「長男や長女の勉強をもっと見てあげたかったし、末っ子とももっと遊んでやりたかったです。——そこで、午前診のみの水曜日を休診にしたり、19時までの受付時間を少し早めたりするなどして、もうちょっと**ワークライフバランス**を重視したいなと思うんです」

「よろしいんじゃないでしょうか。先生にとっても幸せな方向を目指すのは良いと思います」

「やってもよいということですか？」

「もちろん賛成です。もし採算が合わなければ元に戻せばいいのですから。ただ、競合の件が気になります。来月開業なので様子を見てからでいかがでしょうか？」

「わかりました」

こうして、その日の面談は終わり、影虎はクリニックを後にした。

その翌日、佐藤から一通のメールが届いた。

予期せぬ競合進出

佐藤からのメールには、［競合情報］という件名とともに画像データが添付されていた。それは例の新規開業の内覧会案内チラシだった。［立花内視鏡クリニック］というクリニック名の横には内視鏡をモチーフにしたロゴが描かれていて、内視鏡を前面に打ち出した説明文になっていた。内科全般を診ながら胃・大腸内視鏡検査を行うというよりも、内視鏡検査をメインにしたクリニックであることは一目瞭然だった。

また、「無痛の内視鏡検査」「半日で終了する下剤を飲まない胃・大腸内視鏡」「通常の内視鏡ではできない組織内部や部位まで観察可能な超音波内視鏡検査」といった、広告規制に引っかかりかねないギリギリの、キャッチーな言葉が並んでいた。

影虎はそのホームページも閲覧してみた。開業前ではあったが、ほぼ完成されていた。トップ画面にはチラシ同様の言葉とともに、さらに充実した内視鏡に関するコンテンツページがそろっている。人間ドックなどの自費メニューも整備され、Web予約ボタンも整然と見やすい位置に配置されていて、Webユーザビリティ（使いやすさ）の高い設計になっている。診療は完全予約制の朝9時から昼休憩をはさみ18時までで、手術・検査時間にその多くを割いていた。

影虎はすぐさま佐藤に電話し、佐藤のクリニックには未だ導入されていない医療機器をいくつも揃えた内視鏡専門クリニックである点から、内視鏡検査の数に一定の影響は及ぶことは間違いないと伝えた。それに対して佐藤は、当分の間は静観の構えを取るという方針を示し、電話を切った。

―2019年7月某日―


「ふっー、エアコンは最高ですね！」

影虎は佐藤の診察室に入って来るなり声を上げた。

「この暑さのなか、今日も古いほうの車で来られたんですか？」佐藤があきれ顔で尋ねた。

「そうなんですよ。さすがにエアコンなしでパワステもないアナログの車は体力的にきついですよ」

「だったら、新しいほうに乗ればいいのに」

「新しいほうは点検に出していて使えないんです。とはいえ、古い車に快適さや便利さを求めているわけではないので、覚悟のうえでのことなんですがね」

「よっぽど好きなんですね」

「そうですかね。もともと機械が好きだったんです。古い車は仕組みがシンプルなので、機械仕掛けの様を直接見られるんです。その仕組みを知ることで見えないところも見えてくる。面白いものですよ」

「僕なんか、車の中身なんて意識したことないですよ」

「一般の人が使用する消費財ですから、それが普通ですよ。そういえばこの間、この古い車も突然動かなくなってしまったんですが、自分で原因を調べてもまったくわからなくて…」

「そうでしたか」

「車に関しては所詮素人ですからね。そこでいつもメンテをお願いしている整備士に連絡したんですけど、いくつかの質問に答えただけですぐに原因がわかったんです」

「さすがプロですね」

「どんな物や事象にも構造や成り立ち、因果関係などの仕組みが存在します。素人とプロの違いは、それら仕組みへの理解とその深度がまったく違います。佐藤先生もプロフェッショナルですから、私たち患者が見えないものがたくさん見えていますでしょ？」

「まあ、そうですね」

「健診の血液検査の数値やＣＴやＭＲＩの画像をみても私たちにはわからないですし、そのほかにも様々なものが見えているわけですよ」

「普通の人には見えない何かまで見える、それがプロフェッショナルって奴ですか」

面談前や面談中に、影虎はよく雑談をしていた。それは彼流のコミュニケーションであり、その場の雰囲気づくり、関係性の構築、面談者の身の回りの変化をつかむための情報収集などを兼ねていた。

「では先生、いつものように収入の仕組みから拝見していきましょうか」影虎が言った。

「収入の仕組み、ですか？」

「シンプルに言えば、診療収入＝延べ患者数×診療単価です」

「わかった。**レセプト分析表**ですね？」

「正解です。患者数と診療単価を見ることで、表には見えていない患者の受診行動と診察内容が見えてくるんですよ。私もプロですからね（笑）。――もちろん、数字を分解しないと見えてこない部分もあります。そこでクリニックの実態や戦略に合わせてレセプト分析表のフォーマットを変えています。例えば消化器疾患、生活習慣病、その他内科でマーケティングを行った場合、診療収入を３つに分けることでより仕組みの中身を数字で確認が取れるようになるんです」

「うちのフォーマットは分けていませんがいいんですか?」

「貴院では、内視鏡検査の件数で消化器内科の動向は把握できるので大丈夫です。飛行機のコックピットのようにすべての経営情報が一目でわかるほうがいいに決まっていますが、それを集計するだけでも大変な作業では?」

「基本手作業ですから手間にはなります」

「必要な数字ならば、手間でも重要なので集計していただきますが、今のところは絞っていきましょう」

「わかりました」

「ところで佐藤先生、絞るといえば多くの内科のレセプトを見ていて、外科系の先生と内科系の先生の血液検査項目の絞り込みの仕方が違うなって思ったんです」

「そうですか?」

「先生はもともと消化器外科の出身ですよね」

「はい」

「外科の出の先生方の血液検査の項目って内科の先生より多いんです」

「全体を診れるほうがいいじゃないですか。たぶん他の外科の先生もそうやって教わってきているはずですよ。1項目でも10項目でも針刺しは1回ですし、患者さんにとってそっちのほうがよいのではないでしょうか?」

「患者さんにとって、医療としてはいいでしょうが、診療報酬点数が高くなり経済的負担は増えるかと思います。しかも、貴院にとっての経営効率はどうでしょうか?」

「まぁ、よくはないですよ。検査が5項目から7項目だと93点、8項目から9項目で99点、それ以上で

109点。つまり、項目が多くなるほど利益は小さくなります」

「貴院の経営効率を考えれば7項目以下に抑えるほうが利益率は上がりますよね」

「わかっているんですが、昔からやってきているんで…」

「もちろん内科でも専門によっても項目の取り方の違いはありますけどね。そこでこの血液検査についてある内科出身の先生に伺ってみたことがあるんです」

「何っておっしゃってました?」

「その先生いわく、まず初期診断や鑑別診断で可能性のある診断群を仮説として想定し、そこからその範囲を狭くして検査方法を選択する。その狭く狙った検査結果によってズバリそれが的中すると、狙った獲物を捕らえた感覚なんだそうですよ。自己満足の世界であるとも」

「医者としてわかります。外科は診断してからが腕の見せ所で、内科は診断そのものが腕の見せ所ですから。今は内科医として仕事をしていても最初に身に付いたものですから、外科医としてのアプローチは変わらないんでしょうね」

「そうだと思います。ちなみに、そうした内科的アプローチと外科的アプローチというのは経営コンサルでもあるんですよ。私も医師の皆さんがやられているように、その事象に対する原因をs/oとr/o(※)を設定しながら確定していき、その結果、内科的アプローチがよいか外科的なアプローチがよいかを選択しています。広告宣伝という投薬中心の内科的アプローチか、あるいは物理的にその組織を切ったり貼ったり繋げたりするような外科的アプローチが必要な時もありますからね」

※　○○という病気が疑わしい場合［～s/o］、可能性は低いが見逃すと問題となる病気の場合［～r/o］とカルテに表記する略語

「清宮さんも、そんなことをされているんですね」

「先ほどの検査項目については、私がとやかくいう部分ではもちろんありません。そこは経営効率ではなく、医療における先生のご判断で当然行ってください。――では、本題のレセプト分析表を拝見していきましょうか」

6月の実績は新規患者数とともに患者数全体が減少したが、検査件数の増加による診療単価上昇に加え診療日数が多かったことで総点数は前月を上回っていた。

続いて、特定疾患患者数についてもチェックした。この算定の主な対象である生活習慣病は、健康診断結果から2次検診目的で内科を受診するため、健診需要と連動してくる。この健診需要が増える時期は、企業健診が始まる4月からの春需要、市区町村の特定健診（自治体により開始時期は変わるが6月くらいから始まることが多い）による需要、夏の暑い時期を過ぎた秋需要、そして3月の駆け込み需要（協会けんぽや各種健保組合などの年度末の健診締切月）となっている。この特定疾患療養管理料は初診日または当該医療機関の退院日から1カ月以内は算定できないことなどから、健診需要の時期から1、2カ月ほど遅れて実績に表れてくる。それらを鑑みながら影虎は精査を進めた。結果、特定疾患の算定数は345件から375件に増加していた。

総評として特に悪い点もなく、健診需要も取り込めており、良好であることを佐藤へ伝えた。

次に、**患者分布調査**と**新規患者経路分析**と合わせて**アクセス解析**のチェックを行った。

アクセス解析とは、Webサイト（ホームページ）に訪れるユーザーの特性や行動を分析することで、Webサイトの目的達成のための課題を見つけ出していく作業の一つである。その目的は、例えばEC（通販サイト）であれば商品購入を増やすこと、Webサイト上で取引しないような自動車やマンション

図表9　Google アナリティクスの画面

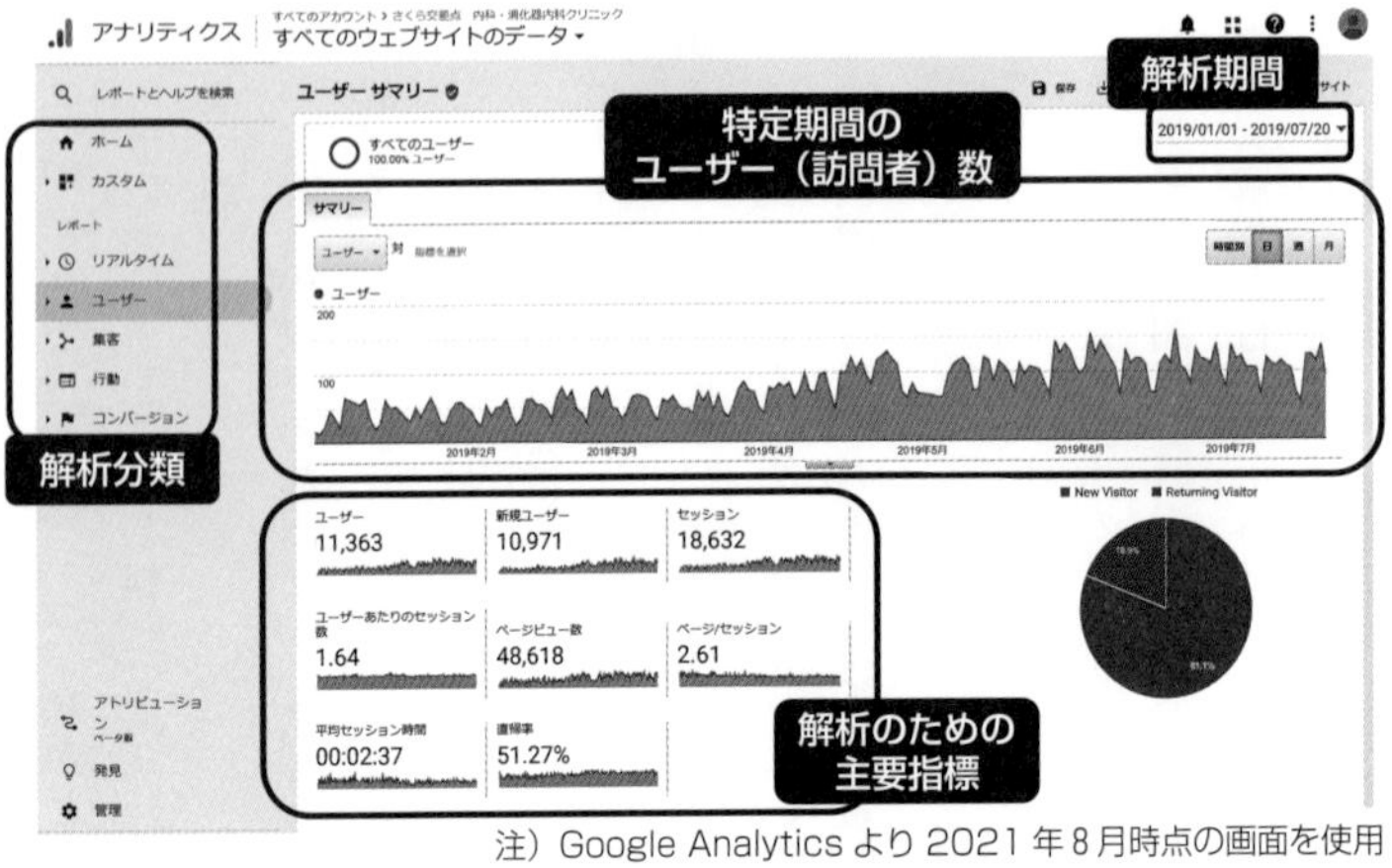

注）Google Analytics より 2021 年 8 月時点の画面を使用

などの不動産取引きなどのサイトでは資料請求や相談依頼等を増やすといったことになる。

医療機関の場合、Ｗｅｂサイトの目的は、主に診療時間や休診日などを伝えるための広報と、集患のための広告の２つがある。それぞれの目的達成のためには、**ユーザビリティ**（※）の向上を図る必要があると佐藤へ説明した。

※　指定された目標を達成するために用いられる際の、有効さ、効率、ユーザーの満足度の度合い

影虎は、Ｗｅｂサイトのアクセス解析を行うために必要なツールの一つであるグーグルアナリティクスの画面（図表９）を示した。

「これまでは〝戦わない経営〟戦略なので、広報に力点をおいたホームページでしたが、競合が現れたので、今後は集患に力点をおくことが必要になってくるでしょう」影虎は言った。

「そのとおりなのかも知れませんが、データではユーザー数も増えているし、**新規患者経路分析**の結果でもインターネット経由の患者さんが半分以上です。正直この

ままでもよい気もするんですけど」

「競争が始まろうとしていることは忘れないでください。つまり、貴院と競合どちらかを患者は選びます。選ばれなければなりません。ユーザー数が増えること自体は喜ばしいことですが、重要なのはその中身です」

ユーザー数（Ｗｅｂサイトの訪問者数）は集患に関する評価指標の一つだ。一般的に、何も手をつけていないクリニックのＷｅｂサイトは、１日のユーザー数は50件前後になることが多い。以前は佐藤のクリニックもこれに当てはまっていた。ただ今年に入ってからは、影虎の提案を受けてコンテンツを徐々に増やしていった結果、ユーザー数は２・５倍程度増えていた。しかしながら、新規患者数はそれほど増加していなかった。その理由は、増えたユーザーのほとんどが佐藤のクリニックの診療圏外からのアクセスであったからだ。

「この際、**コンバージョン重視のサイト**構成に切り替えましょうか」影虎が言った。

「コンバージョン？」

「そうです。ホームページからＷｅｂ予約したり、そこからスマホでクリニックへ電話をかけたりできます。予約や電話をするといった行動を起こす状態をコンバージョンと言います。それこそコンバージョン数を上げることが、**デジタルマーケティング**における目的の一つとなってきます」

「**デジタルマーケティング**って言うんですね」

「ＷｅｂサイトやＳＮＳ、動画サイト、Ｗｅｂ広告や、その他新たに開発されたデジタルサービスや技術を活用するマーケティング手法のことです」

それから引き続きサイトチェックを行った後、影虎が尋ねた。

「先生、今月開業した例の［立花内視鏡クリニック］ですが、何らかの影響は感じていますか？」

「それなんですが、新規の内視鏡患者の予約があまり入っていません」

「どの程度ですか？」

「データ集計はしていませんが、先月は予約で1カ月以上待ちでした。最近は2、3週間後には取れるようになってきています」

「そうですか。明らかに、影響は出ているようですね」

「まあ、そうかもしれませんが…」

佐藤がワークライフバランスを重視した働き方への切替えを願っていることは、影虎も理解はしていた。とはいえ、不安要素を指摘して対処するのも影虎自身は自分の役目だと考えていた。そこで、競合進出の影響について敢えて尋ねてみた。しかし佐藤は明らかにその話題を避けるように話を切り替えてきた。

「そういえば、募集のことですが、ハローワークと求人サイトそれぞれから応募がきて、常勤2名非常勤3名と面談をしました。今まで事務2名でギリギリだったけど、前回の清宮さんとの面談で決めたとおり、事務は2・5名体制に増やすつもりです」

影虎は、コメントせずに聞いていた。

「それと、応募した非常勤医師に関して、医師の紹介会社から問合せがあったんです。ラッキーです。どうしましょうか？」

「先生、備えておくべきかと」影虎は佐藤からの問いとは違う応答をした。

「備え？」

「ええ。戦う準備ってことです」

「医者の採用を前向きにするってことですか？」

「事務の増員は賛成ですし、医師招聘も良い先生ならば前向きに検討してもよいと思いますが、お話しているところはそこではありません」

「競合への対策ですか。まぁカメラの新患が減ったのも新しいもの見たさで一過性のものじゃないんですか。利益も減っていないし、妻にも家族との時間をもっと作っていくって話しちゃったんです。忙しいのももうなんか嫌になってきていて、様子見ってことでどうでしょう？」

「それが経営者のご判断ならば現時点ではこれ以上申し上げません。先生が思っているワークライフバランスの実現に向けて何ができるかこれから考えてまいりましょうか」

「ありがとうございます」

「いずれにしても、今後の推移は見守っていきます。さて、先ほどのスタッフと非常勤医師の件、詳しくお聞かせください」

その日の面談は、人事に関する相談のあと終了した。

第一章　プロコラム

経営コンサルティング概論

▶経営コンサルタントの仕事の本質

私は20年以上、経営コンサルタントという仕事をしている。大学生就職先の人気ランキングには経営コンサルティングファームが多数ラインクインし、また論理的思考法や問題解決法などコンサルタントが著者の出版物も多く棚に並ぶようになった。それにともなうように経営コンサルタントという職業についての社会的な認知は進んでいる。一方で、経営コンサルタントという仕事が「虚業」という言葉で片付けられることも少なくない。高額のフィーを取るくせに現場も知らない頭でっかちが、きれいな言葉を並べるだけで机上の空論ばかり言っている人。そういったネガティブな印象を持つ経営者も少なくない。

経営コンサルタントは医師と違って資格をもたなくても名乗ることができる。だから、なんちゃってコンサルタントや100％の成功を保証する怪しげなコンサルタント、ついには悪徳コンサルタントと呼ばれてしまうような人が存在することも事実だ。

こう書いている私だって、クライアント全員を満足させてこられたとは言えるはずもない。だけど、そこに近づくためにフィーに見合う付加価値を生み出すべく、煩悶しながら研鑽を積み続けて今に至っている。しかも「虚業」というレッテルへの反骨からなのであろう、コンサルタントではなく経営側の立場として医業を起こして運営にも携わっている。

一般的に経営コンサルティングの需要は、競争から生み出されることが多い。市場規模が拡大している勢いのある業種には競争原理が強く作用する。私が20年前に所属していたコンサルティングファームのトップコンサルタントは、当時急成長していたパチンコ業界やリフォーム業界を主戦場としていた。また、医療関連では歯科のコンサルティング需要が急拡大していた。歯科クリニックはコンビニよりも多く競争がすでに激化していた。またインプラントなど自費診療も扱え、歯科医師も招聘しやすいため、売上規模の拡大もコンサルティングによって達成の可能性を高めることができたこともあり、その需要を獲得できた。

なお、医科クリニックの数もコンビニを超えている。とはいえ、標榜科や専門が多岐にわたるため、競争環境は歯科と比べればかなり緩く、当時の医科医業におけるコンサルティングの需要は小さかった。また、この多岐にわたる守備範囲の広さに付随するそれぞれの特殊性からコンサルタント達の医業への参入は歯科に比べ容易ではなかった。そのうえ、保険診療中心の医科では売上の急な拡大はむずかしくコンサルティングフィーを低く設定する必要がある点も参入が進まない要因となった。

競争のなかった時代においては税法、税制、税務の専門家である税理士が経営全般の相談役を担っていても問題なかった。それもまた、コンサルタントの需要が伸びない理由となった。

しかし、今世紀に入り医科医業も風向きが変わり競争原理が強く作用するようになってきたことで、ついに経営を専門とするコンサルタントに期待や価値を感じる経営者が増えてきた。そう私は少なくとも実感している。また、民間ではあるものの複数の医療経営における経営コンサルタント資格の認定制度化が推進されてこの仕事に対する認知度も向上していることなども追い風になっている。

本書はこれまでのシリーズと大きな違いがある。それは、視点である。過去2部作は、医師側の頭の後ろ側からカメラが設置されているような第三人称の一元視点という表現法を使っており、読み手側である医師から見た視点で物語を進めた。一方本作では、コンサルタントである影虎の後ろにそのカメラを移している。そうすることで経営コンサルタントの視点が描けるようになった。また、コンサルタントの心中や仕事へのマインド、思考回路を描くこともできる。

本シリーズの主たる読者は開業を考えている医師であり医業経営者である。その彼らが抱える問題や課題に対峙したときに、一つの方策として私たちのような経営コンサルタントにアドバイスを求めるという選択をするかもしれない。そんなとき、私たち経営コンサルタントは何を考え、クライアントとどう向き合い、どうクライアントのニーズに応えていくのか、思考回路やマインドまで影虎の言葉を通じて私自身が考える「仕事の本質」を表現してみたつもりだ。コンサルタントという仕事の付加価値や意義、そして本質は何であるかをこの小説を通じて少しでも感じていただき、経営コンサルタント選びの参考になれば幸いである。

医業における経営コンサルタントの仕事

ビジネススクール（経営大学院）は、経営について網羅的に学ぶ場だ。私が通った学校では、必修科目が戦略、マーケティング、組織・人的資源、財務・会計、そしてオペレーションとなっていた。これに加え、私の場合、選択科目としてＩＴ戦略やアントレプレナーシップ（起業・創業）論を履修した。このようなバックグラウンドから、現在は、戦略、マーケティング、アントレプレナーシップの３本柱を専門領域として仕事をさせていただいている。

経営コンサルタントには、ビジネススクールを卒業したＭＢＡ（経営学修士）ホルダーも多い。ただＭＢＡホルダーだからといって、経営コンサルタントとして生計を立てられるわけではない。それは、医師国家試験にパスして医師免許を得たとしても、医療のプロフェッショナルになるためには臨床経験を積み上げて研鑽していくしかない。それと同じだ。

しかも私たちは医師と違って免許がなく、また、卒後の研修システムが存在するわけでもない。有名なコンサルティングファームにでも属していなければ、何もない無のところからのスタートになる。もちろん、競争のきびしいコンサルティング業界では、本質的な情報を皆でシェアしようとする文化もないので孤独なものである。

よって私たちは、先人の経営理論を学び、各人が各様に問題発見のための鑑別診断スキームを構築し、その解決方法や対処方法などを独自に編み出していく必要がある。信頼を得るには高い水準で多くの仕事量をこなしていくことも必須である。とは言え、その辺に仕事がわんさか転がっているはずもない。「鶏が先か、卵が先か」というジレンマが、私たち経営コンサルタントが独り立ちするまでには少なからず存在し、それを乗り越えなければならない。

特に医業コンサルにおいては、乗り越えなければならない壁が高く、しかも多いように思う。ニッチな分野であるうえ、医療法等によって定められた独自のルールや医療政策等によって決まる診療報酬という公定価格システム、その他国民皆保険制度など、複雑な医療制度が立ちはだかっているためだ。

規制業種であるが故にそのルール変更で医業における経営は大きく影響を受けることになる。そのため、ＰＥＳＴ分析的な視野で常に俯瞰しておかねばならない。まずは政治的要因（Ｐ）となるその時の政権の医療政策へのスタンス、法改正や法律の解釈変更、それらに影響を受ける診療報酬改定などの動向を把握しておくことになる。また経済的要因（Ｅ）である景気動向や経済成長などの価値連鎖による受診行動も鑑みておかねばならない。さらには人口動態の変化など、医療の需要構造に変化を与える社会的要因（Ｓ）への強い洞察力も必要だ。そして最新の医療技術やデジタル技術革新によって競争状態に影響を及ぼす技術的要因（Ｔ）への感度も高め、その利用機会を逸しないセンスを磨いておく必要がある。

また、この仕事に欠かせない重要なことがまだ他にもある。高学歴で社会的な信用を得て平均所得も高く、それにより独自の経済感覚や教育観を持ち、生い立ちや育ちにも特有なものがあるクライアントとなる医師たちの思考の傾向や行動の特徴を理解しておくことである。無論、すべての医師がそうであるとは言わないが、とはいえこれらは、どの文献にも載っていないしデータにもなりにくい。仕事を通じて体得していくしかない。特に開業医の場合は、経営とプライベートが近いだけに、よりこの理解は重要なものとなる。

＊　＊　＊

第一章では、〝失敗しない開業〟からの〝戦わない経営〟という戦略を実現したことで経営を軌道に乗り始めたクリニックが舞台となっている。そこで佐藤が直面する経営の成長過程に起きうる〝成長痛〟や、競合進出という外部環境変化という課題に、影虎とともに向き合った。経営資源のマネジメントからプライベートにおけるお金の話まで、テーマは多岐に渡っている。

実際のコンサルティングにおいても、弁護士や税理士、社労士など業務独占資格の職域を侵さない内容であれば、私がまず対応し、自分なりの意見を伝える。また職域を越えるような場合や、対応できない時には適切なプロフェッショナルにつなげて、問題や課題解決に向けての道筋を作っていく（そのシーンもこれから登場する）。

佐藤のような個人のクリニックでは、組織が形になっていないことが多い。業務は個人に依存するため問題や課題も個別案件的な要素が強い。病院のような大きな組織で取り入れるマネジメント手法は機能しないことも多いため、その時々に応じたアドリブ力がより求められる。

プロフェッショナルと呼べる医業経営コンサルタントは、専門知識や問題への対応力・解決能力を有していることだけでなく、クライアントを納得させ実行してもらうだけのコミュニケーション能力、外部環境動向をつかみ獲っていくセンス、そして何よりも仕事観だけでなく人生観においてもクライアントへ良い影響を与えられるだけの観念をもつような人物でなくてはならない。

そんな経営コンサルタントに私はなりたい。よって、そのあるべき姿に少しでも近づこうと強く意識しながら目の前の仕事に取り組んでいる。

＊　　＊　　＊

さて、そろそろ第二章に進もう。この先も耳慣れない専門的な用語が多いかもしれないが、最後にはそれらが一つにまとまるような構成にしている。だから、途中で分からない点が出てきても、どんどんページをめくって前に進めていただきたい。そして私たちの仕事現場の臨場感を味わってもらいたい。また第三章では、佐藤とは別の人物が登場し、そこではさらに大きな難題が待ち構えている。

なお、この物語はフィクションであるものの、現実に起こったパンデミックなどの事件やトピックも随所に織り込んでいる。歴史上に残る時代の変革期となった当時の混乱や世相、人々の思考や行動様式の変化などを思い起こしてもらえれば幸いである。

第二章

デジタル適応

誰もが世界を変えたいと思うが、誰も自分自身を変えようとは思わない

レフ・トルストイ（小説家）

人事の論点

―２０１９年８月某日―


「今日は新しいほうですか」

影虎が診察室に入るなり、佐藤が言った。

「駐車場に入るところを見られました？」と影虎。

「いえ、音です。古いほうの車は、エンジン音でわかりますから」

「今日乗ってきた電気自動車は本当に静かですから。乗り換え前の車はかなり重低音を響かせて気分も盛り上がっていたので、そこはさみしいところです」

「以前乗られていたスポーツカー、かっこよかったですよ」

「大好きな車でした。加速もすごくて、きれいに曲って、そしてしっかり止ってくれました。本当に運転していて楽しかったな」

「今のはそうではないんですか」

「まあ、別の楽しみ方をしています。例えばモーター動力特有の加速が異次元です。数千万円もするエンジン搭載のスーパーカーと同等の加速性能ですって。止まっているところから時速１００ｋｍに達する時間が３秒くらいなんです」

「想像がつかないな」

「普通の小型車だと10秒くらいかかります」

「それは次元が違うわ」

「走り出す瞬間で1Gだそうです。バンジージャンプを飛んだ時の重力加速です」

「怖くないんですか」

「気持ちいいですよ。ただ電気自動車にだって当然弱点がありましてね」

「何ですか?」

「航続距離です」

「どれぐらい走るんです?」

「500km前後です」

「それくらいなら問題なさそうですけど。自分の車もそれくらいですし」

「充電インフラが少なくて燃料のように簡単に補給できないんです」

「充電も時間がかかりそうですしね」

「ええ。それと充電設備を自宅のガレージに設置する必要もあるんで、イニシャルコストは高くなります。ただ、ランニングコストは電気自動車のほうが安くなります」

「何にでも、メリット・デメリットはありますものね」

「ええ、両方を理解して、デメリットを上回るメリットを享受できると評価できれば、それを選択すればいいんでしょうね」

——などと、いつものように雑談したのち本題へと入っていった。

「先日お話されていた事務職員の採用はどうなりましたか?」影虎が尋ねた。

「余裕をもって非常勤3名を採用しました」

「今月始めからですか?」

「はい。それと看護師さんの非常勤も追加で募集しようかとも思っています」

影虎は話を聞きながら、人件費増加分のキャッシュフローに負荷がかからないか頭の中でチェックした。働き手不足は深刻さを増し、就労環境改善も国策で推進されている。人材確保は今後ますます重要な経営課題となってくると考えていた。

「そういえば、働き方改革関連法って今年からでしたっけ?」佐藤が尋ねた。

「はい。2019年4月から順次施行されています。それこそ今先生が目指している**ワークライフバランス**の実現と、雇用形態で不合理な待遇差をなくす同一労働同一賃金を目指すといったものです。時間外労働を原則月45時間、年360時間の上限規制が大企業を対象に導入され、2020年4月からは中小企業についても導入されます。また、10日以上の年次有給休暇が付与される全労働者に対して、最低で年間5日以上の有給休暇を与えることも義務づけられました」

「我々医師にも時間外労働の上限規制が適用されるんですよね?」

「そうです。一般企業とは違う基準で適用されます。適用は2024年4月からのようですが、医療需要が増えるなか、医師不足とどうバランスを取るのか、議論が必要になってくるでしょうね」

「勤務医時代は、長時間労働やサービス残業なんて当たり前だと思ってやってましたけどね。それと、以前は研修医は無給でしたが、今は研修医も給与をもらえます。時代は変わりましたよ」

「医師も人の子です。使命感だけに依存して成り立っている医療のあり方には限界があるんじゃないでしょうか。我々世代も昔やっていた働き方の感覚のままでは今時通用しませんん」

「自分もその感覚アップデート中です。ところで、人を管理するうえで、何かいい方法ってありますか？」

「特効薬的なものはありませんが基本というものはあります」

「教えていただけますか？」

「人的資源マネジメントの構成要素を覚えてください。構成要素は、**［採用］［人事評価］［報酬］［人材開発］**です。ただ、大きな組織のように仕組みを構築するのは重装備になりがちです。そこで貴院であれば、論点を一つに決めていくことがよいと考えています」

「論点ですか？」

「はい。労働条件が良くて魅力の職種や職場環境であれば、選べる立場になるのでしょう。ところがそんな環境を作ることは簡単ではありませんよね」

「そうですね」

「そこで〝定着率〟に絞って論点を設定してみます」

「というと？」

「差はあれど、定着すれば個々の経験値は上がってきます。辞めれば、また一から採用活動をして教育しなければならず、生産性が下がり、何もいいことはありません」

「辞められる度にそう思います。やっていて虚しくなりますよ」

「そこで、まずは**［採用］**を考えていきます。自分は見る目がないっておっしゃられる経営者は大勢いらっしゃいます」

「自分もその一人です」

「でも、これはうちには合わないな、ダメだなと思う人ってすぐにわかりませんか？」

「見た目や受け答えですぐに判断がつきますね」

「一方で、優秀な人も、誰が面接したって何となくそうだと感じますよね？」

「確かにわかります。なかなか会えないですけどね…」

「よってそこにあてはまらない人たちをどう判断していくかが鍵になります。もちろん優秀な人やそうでなさそうな人も含めて面接だけで人の本質を見抜くなんて、まずは不可能です。見抜けないものを必死に見抜こうとするのは合理的じゃありません。そこで、今回は定着率という論点に立って採用基準を設けてみます」

「どんな基準ですか？」

「辞めない人です」

「実際にそんな人ならばいいですけど、それって可能なんでしょうか？」

「そういった方のバックグラウンドを捉えていくことで、確率を上げることは可能です。つまり、収入を安定して得る必要性の高い人、辞めたら転職の機会が少ない人、自分以外の理由で職場を離れる可能性の少ない人です」

「そうなると、扶養に入っていない独身の人、しかも扶養する子どもがいる人、今の雇用情勢を考えれば、男性より女性の方、しかも年齢が上がるほど、再就職はきびしいって聞きますね。」

「**雇用対策法**と**男女雇用機会均等法**という法律がありますから、前提としては、バックグラウンドではなく、人物や能力本位で採用の可否判断は行われる必要があります。でも、最後に迷ったら、〝辞めなさそうな人〟で決めていただければと思います。——では次に【**人事評価**】です」

「それ、やりたいと思ってたところなんです。この夏の賞与で初めて、少しだけ差をつけて貢献度の高いスタッフさんに上乗せしたでしょ」

「そうでしたね」

「だけど今回は鉛筆をなめながら自分の独断と偏見で決めちゃったので、それで良いのかなと思っていたんです」

「その〝鉛筆なめなめ方式〟ではダメですか？」

「賞与ってモチベーションを上げてもらう目的があるじゃないですか。それなのに曖昧な基準で評価を下げられたら、それが不満の種にならないかなって思ったんです。定着のためにも人事評価制度の導入も必要かなって」

「必要かどうかはケースバイケースです。先生がやられた〝鉛筆なめなめ方式〟でも必要十分なケースはあるんですよ」

「どんなケースですか？」

「まず、人事評価制度の代表的な三つの手法について簡単に説明させてください。一つめは**目標管理制度**で、職員やチームみずからで目標設定を行い、目標達成度を評価する手法です。評価基準も明確で客観的に評価でき、職員の主体的な職務遂行能力を評価する際に適した手法です。二つめは**コンピテンシー評価制度**といって、コンピテンシー（業務遂行能力）の高い職員に共通する行動特性を基に設定された評価項目に従って評価をするため、個々人の業務遂行能力水準も評価可能となります。三つめは**360度評価制度**で、上司、同僚、部下と多面的に評価する手法です。勤務態度や意欲、周囲への協力度や影響度を見る情意評価を行うことができます」

「どの手法が最も効果的なんでしょうか？」

「これにもそれぞれにメリットとデメリットがあるのでケースバイケースです。そもそも人事評価制度自体にもデメリットがあって、まずは制度設計が簡単ではないということです。公平性や平等性がないと、評価される側にとって評価制度そのものが不満の原因となります。ただ、それを追求していくと制度が複雑化してしまい、そうなるほどに制度を維持していくことが大変になります。それが二つめのデメリットです」

「以前、クラウド型の人材管理システムの資料を取り寄せたことがあったのですが、取り寄せたままになってます」

「既存にあるものを利用するのも一つの手でしょうね。ちなみに、どんな仕様でした？」

「目標管理と360度評価の制度が合わさったものだったと思います。パソコンやスマホから各自入力できて、進捗管理もできて、集計も自動でできるという触れ込みでした」

「実は、人事評価って制度設計の善し悪しも重要ですが継続させることも大事なんです。これを維持管理するのは佐藤先生ですよ」

「他にいませんからね」

「こういったことをマメに、しかもやり切れるタイプでしょうか？」

「うーん、むずかしいかな。子供の頃つけた日記も3日と続かないタイプでした…」

「そう思われるのであれば、維持すること自体が先生にとって大きな負担とストレスになってくるでしょう。それとスタッフの皆さんが目標をみずから掲げて、360度評価で職場の仲間を適切に評価してくれますか？」

「無理でしょうね」

「みずから目標に向かってガンガンいくタイプや出世欲のあるギラギラしたタイプの人が貴院にいらっしゃるかどうかです」

「そうは思えませんね」

「だとすれば、人事評価制度でスタッフのモチベーションが上がって品質や生産性向上につながるのも理想ですけど、現実的にはレベルにあった緩い制度でいいんじゃないかとは思います」

「だったら〝鉛筆なめなめ〟のままでいいか」

「人事評価制度も所詮ツールで使い方次第です。貴院だったら、賞与額は下げず夏冬2回安定して出し続けることを重視されたほうが良いのではないでしょうか」

「〝鉛筆なめなめ方式〟で差をつけるようなこともやらないほうがいいでしょうか?」

「原則ベース額は下げずに少額でもいいので上乗せをするということでも十分賞与とその役割は果たすかと。気前よく周りのクリニックよりも高く出す気があれば別ですけど」

「まだうちでは無理じゃないでしょうかね」

「今の売上げを継続できれば先生がその気になれば可能ですよ。決算賞与というその年の利益に応じた出し方もできますし」

「それならみんなも喜ぶかもしれませんね」

「ただ、前年より上がったときはうれしいですが、下がったときにどう思うかです」

「もちろん、いい気はしないでしょうね」

「そうなんです。誰でも一度上げたものを下げると不満に思うものです。つまり定着率で考えてみると変動がなく安定が良いかと」

「ですかね。でもある程度は利益をスタッフさん方にも還元したいし、お給料もそのままって訳にもいかないんじゃないですか？」

「そこで次の【報酬】です。それも論点に立ち返って見ていきましょう」

「定着率を上げる報酬ですか。給与を高くしますか？」

「やりますか」

「無理です」

「ですよね。そこで、定期昇給です」

「毎年月給を上げていくってことですか？　それだと人件費が年々上がってしまいませんか？」

「もちろん上がりますが、売上規模からすれば思うほど影響はありません。ちなみに春季労使交渉（※）の平均的な賃上げ率は2000年代以降2％前後で、毎年月額数千円です。時給換算でも数十円です」

※　春に行われる労働組合と経営側が賃上げ等の労働条件を交渉して決定する場

「そんな額で定着してくれますかね」

「先生方のようにこれまで月給100万円以上もらっていた人の数千円と、20万円の方の数千円ではだいぶ感じ方は違いますよ。私も学生時代はアルバイトの時給が20円上がっただけで喜んだものです」

「確かに若いときはそうだったかもしれませんね」

「平均の昇級額を3000円に設定すれば、貴院だと社会保険料は別途かかりますが、看護師と事務職員合わせて4・5名ですから、月1万3500円です」

「そのくらいなら出せるんでしょうけど、毎年上がってきたらさすがにきつくなりませんか？」

「それも想定して昇給は金額や年齢等で上限をつけておくんです。定着してもらえば、そのくらいの金額分は生産性が上がってくるでしょう。辞められてからの採用コストや手間を考えれば、採算は合うんじゃないかと思うんですが」

「そうですね。――わかりました。それ、採り入れてみます」

「では、具体的な部分については社労士と相談しながら、来年の予算に組み込んで制度として導入していきましょう。それと、退職金制度があるということも定着する一つの動機付けになるので、併せて検討してみてください」

「わかりました。どうしても人件費ってコストという概念が強すぎて抑えようとばかりしていた気がします。でも、先ほど言われたように投資と捉えることで考え方が前向きな感じに変わってきました」

「当然ですが、生産性を上げていない職員や残業時間に発生する人件費は無駄なので、削っていく努力も忘れないでください」

「了解です」

「さて最後は［**能力開発**］ですが、それを考える前に、自己都合による転職理由について整理します。まず、1年以内など長続きせず転職する人は、『労働条件』や『仕事内容』、それに対する自分との『適合性』、『人間関係』といった理由が上位に挙がります。辞めにくい人を採用するとはいえ、やはりこういった理由での離職は防ぎにくいですし、相性の要素もあって、組織側でコントロールしにくい部分です」

「長く続けていた方の辞める理由は違うんですか？」

「『その組織に将来性を見いだせないから』、『他に条件のいいところがあったから』、そして『キャリアアップするため』、といった3つ理由が上位を占めます」

「それならこちらでも手を打てば何とかできそうな気がしますね」

「佐藤先生、それぞれの理由について考えてみましょう」

「まず、当院に将来性というものが感じられるかどうかですね」

「個人のクリニックで長く働きたいと考える人達は、まず自分が働く間にクリニックが存続していることを前提として選びます。例えば、若い世代の方は70歳近い先生のクリニックは選ばないんじゃないでしょうか」

「いくらお元気な先生でも、さすがにその後何十年続くとは思えませんものね」

「長く働く意思のある人がクリニックを職場として選択するのであれば、院長の年齢が自分より15歳上まででであれば〝将来性〟という意味ではクリアできます」

「ただ、清宮さん。二つめの転職理由の〝他に条件のいいところがあったから〟と言われてしまったら、どうしようもないんじゃないですか？」

「そのための定期昇給や退職金制度です。もちろん明らかに条件の差があれば防ぎようはありません。だけど同一エリアで同じ職種でならばそんな差が生じる可能性は高くありません。逆に何年もかけて上がってきた給与や退職金の権利を人は簡単に手放そうとはしないものです」

「言われてみればそうかもしれません。では、転職理由その3の〝キャリアアップするため〟はどうでしょう？」

「そもそもキャリアアップが理由の転職って、裏を返せばその職場にいても自分の所得も増えず、成長もできないと考えているからです。それこそ、青い鳥症候群といって、自分にはもっと能力があるはず、もっと良い職場があるはずと理想を求めて転職を繰り返して、結果的にキャリアアップになっていない人

図表10　マズローの欲求5段階説

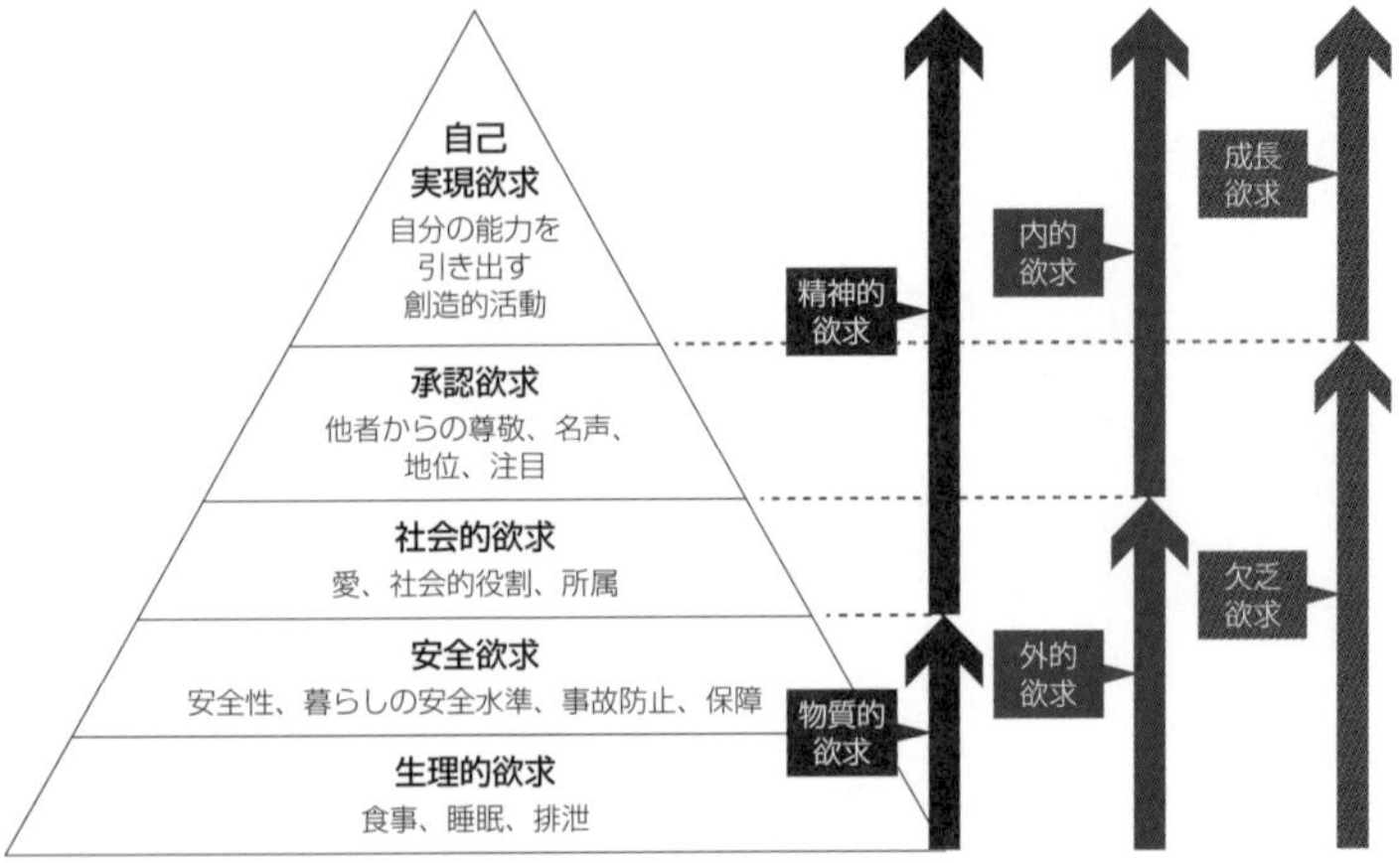

も少なくありませんからね」

「誰しも、隣の芝生は青く見えてしまいますから」

「ただ、クリニックを職場として選択するような方たちは、年収1000万円を目指してやってきません。営業職のように成功報酬で自分の給与を上げてやろうとは考えていないでしょうから、定期昇給で所得の伸びは感じてくださるはずです」

「ただこれだとキャリアアップしたいという思いは満たされないんじゃないでしょうか?」

「そうですね。だからこそ自分の成長を感じられる職場環境づくりを目指したいところです」

「可能なんでしょうか?」

「理想ですが目指さないと近づくこともできません。先生、マズローの欲求5段階説って聞いたことありますか?」

影虎がパソコン画面にその図を示して解説を始めた(**図表10**)。

「マズローによれば、人は本質的な欲求を満たしながら達成感とともに成長を感じるといいます。人が働くそもそもの理由は生活のためですが、その〝生理的欲求〟が満た

される と次に、安全で過重労働のない安心できる職場を求めるようになります。この〝安全欲求〟が満たされてくると今度は、組織に所属し自分を受け入れてもらいたいという〝社会的欲求〟が芽生えてくるといいます」

「社会的欲求って、職場の良好な人間関係がほしいということでしょうか?」

「はい。仲良しである必要はありませんが、風通しのよい相互のコミュニケーションが取れるような職場なのだと思います」

「これまで意識してこなかったけど、定期的に面談やミーティングとかやってみようかな」

「いいですね。そうしたら面談の際に、今回の論点と重なるようにスタッフそれぞれが5段階のどの欲求を満たしていきたいのかを把握していくということを意識してみてください」

「早速、やってみます」

影虎はパソコン画面の図を再び指した（図表10）。

「ちなみに、この3つの欲求までは〝外的欲求〟とも言われます」

「つまり?」

「自分の周りの環境を満たそうとする欲求です。その欲求が満たされてくると人は自分の内面を満たそうとします」

「〝内的欲求〟って図に書いてありますね」

「そうです。人から注目されたい、認められたい、出世したいという〝承認欲求〟と、さらにその上の欲求として何かを成し遂げたい、自分らしい人生を送りたいという〝自己実現欲求〟へと段階が上がってくると言われています」

図表11　能力開発チャート

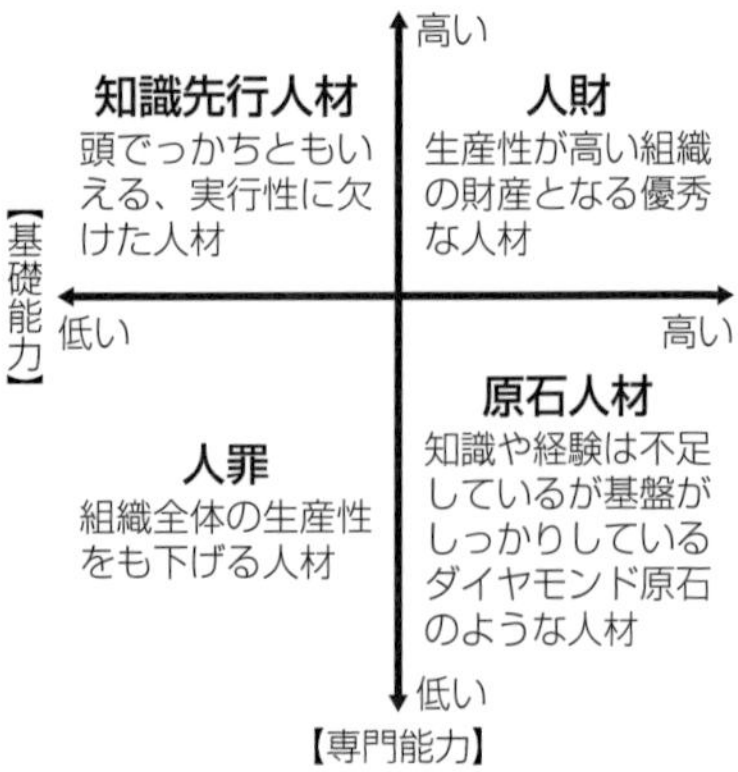

「清宮さん、もしそれが満たせる職場なら辞める理由がありませんよ」

「そうでしょう。この内的欲求を少しでも満たせる職場を目指していくための方法の一つとして［**能力開発**］があります。そこで、この［能力開発チャート（**図表11**）］でスタッフがどこにいるのかをまず知るといいでしょう」

影虎がPC画面をまた佐藤へ向けて見せた。

「チャートの見方を説明します。横軸の基礎能力とは、例えて言えば、Windowsなどコンピューターシステムを動かすために必要となる基盤のプログラムであるOSです。それに対して縦軸は特定の用途や目的のために作られているアプリケーションソフトだと考えてみてください」

「なるほど。OSの出来がよくなければいくらアプリが良くても使えませんね」

「能力開発は、スタッフがこのチャートのどこのポジションにいるか当てはめながら行います」

「具体的にはどう進めればいいんです？」

「能力開発の主なやり方はOJTとOFF-JTに大別できます。先生はこの言葉ご存じですか？」

「聞いたことくらいはあります」

「OJT（On the Job Training）は、業務を通じて行う研修スタイルです。教える側も教えることを通してスキルアップを図ることができ、職場内の関係性構築も期待できます」

「それなら、うちでもやっていますね」

「ＯＪＴは、何をどうやって教えるのか、どのレベルまで教えるのか、どういった論点で教えるのか、計画性をもってやることが大切です」

「そういうことだと、うちではスタッフ任せなので、何をやっているのかもわかりませんね。そこは話をして方向性を合わせておいたほうがよさそうですね」

「ぜひお願いします。一方、ＯＦＦ-ＪＴ（Off the Job Training）は、業務を離れて行う一般的な研修スタイルです。内部で企画する勉強会や、外部講師を招いて行う集合研修、外部機関のセミナー等を利用していきます」

「実は、もうちょっとクリニックの接遇力が上がらないかなと思っていたので、外部セミナーかｅラーニングでもいいから受けさせようかなと思っていたところです」

「それって、先生からの発想ですよね。できれば面談を通してスタッフの皆さんみずから受けてみたいと自発性を促してみたいところです。とはいえ、〝言うは易く行うは難し〟ですので、私もお手伝いさせていただきます」

「道のりは長そうですね」

「大きな組織と違ってシステマチックに能力開発プラグラムを組んでいくことはなかなかむずかしいとは思います。でも、とにかく人事に関しては、何か迷っているなと感じたら、〝定着率〟という論点に立ち戻ってください。時間はかかりますが、貴院にあったやり方を見つけていきましょう。――では、引き続き、集患の話に移りましょう」

新患が来ない！

「例の［立花内視鏡クリニック］のＷｅｂ広告が出ています」

影虎がスマートフォンの画面（図表12）を佐藤に向けた。

「その後、どうですか？」影虎が尋ねた。

「実は…」

佐藤は少し間を置き、そして小さく息をついた。

「8月に入ってからお盆休みの前まで、新規の内視鏡検査予約が1件も入らなかったんです」

「まさかのゼロですか？」

「ゼロです。お盆休みの間、予約がまったく入らないんじゃないかって、めちゃくちゃ不安に駆られました。人も増やしたばかりなのに」

「その後はどうなってますか？」

「休み明けからはぼちぼちＷｅｂサイトから予約が入ってはきました。でも、これまでよりは明らかに少ないです」

「そうでしたか。既存の患者からの検査予約は入っていますか？」

「ええ。ただいつもより少ないので向こうに流れているのかもしれません」

「外来の新患予約はどうですか？」

「内視鏡の患者が減っているだけで、一般の内科の患者さんはこれまでと変わらないかと」

図表12　スマホ検索結果の画面

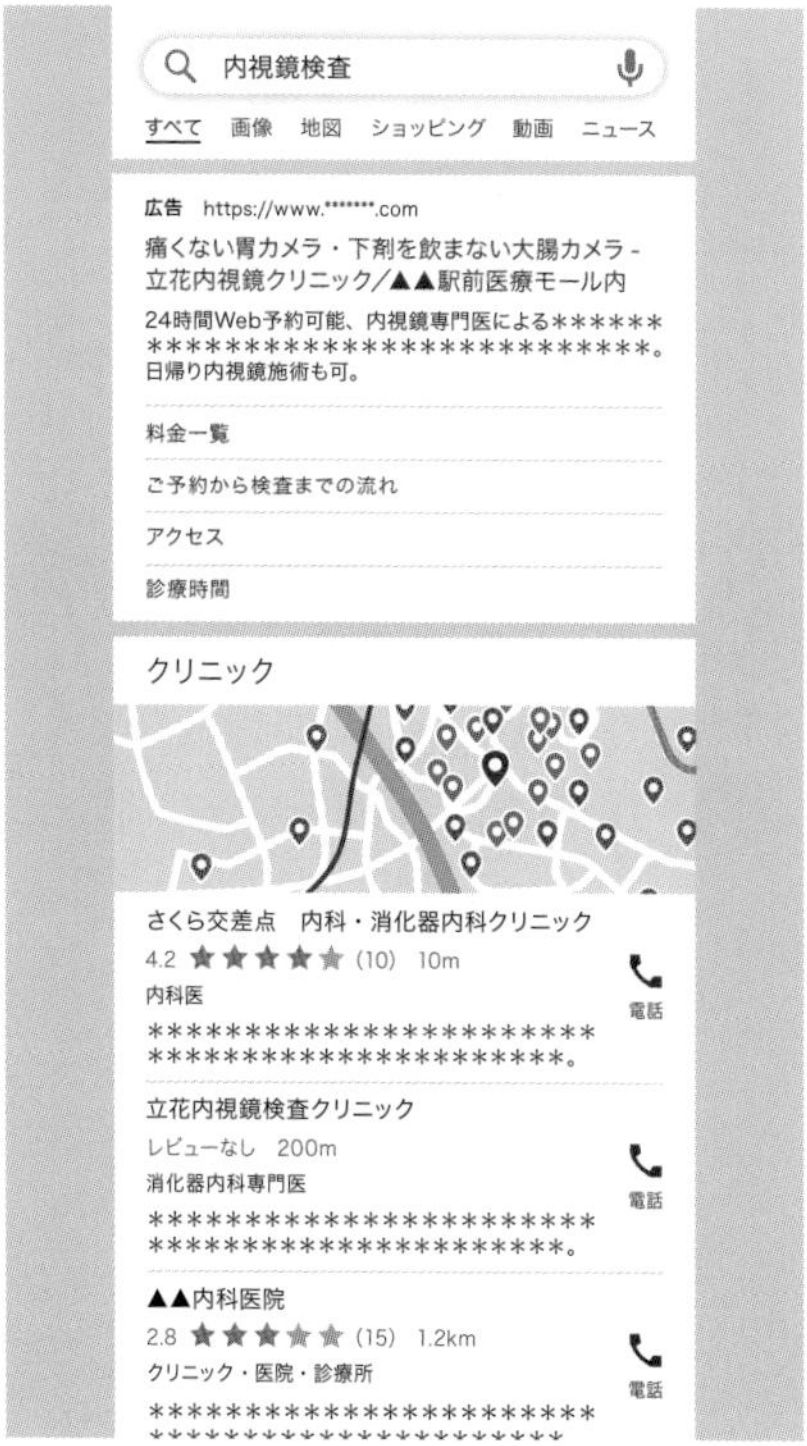

影虎がスマートフォンの画面を再度、佐藤へ向けて見せた。

「相手も当然、考えています。最初に見せた検索画面は［内視鏡］で検索したものです。今度は［内科］で検索してみましたが、広告は出てきません」

再び影虎がスマートフォンを操作した。

「でも、［胃カメラ］と検索すると競合先の広告が出てきます。先生もご自身のスマホで［大腸カメラ］で検索してみてください」

佐藤がスマートフォンを取り出して操作した。

「出ました」

「内視鏡検査にターゲットを絞っているんでしょう。だから内科で検索した患者は、これまでのように貴院を選択しているので減少幅は少ないのかと思われます」

影虎は、佐藤の反応を伺うために間をとった。少し沈黙が続いた。

「このままだと、やっぱりまずいですよね…」佐藤が言った。

「先生、私としてはここで、外部環境に合わせて戦略もアップデートしないといけないのではないかと思うんです」

「戦略のアップデートですか？」

「集患つまりマーケティング戦略における、〝戦わない戦略〟から〝戦う戦略〟へのアップデートです」

「開業前に、清宮さんには**タンジェントポイント戦略**（※）を教わってきました。それに基づいてホームページを設置して更新したり、電柱看板なども出したりして集患対策を行ってきました。その戦略自体を変えてしまうんでしょうか？」

※　患者と医療機関に存在する、無数の接する（Tangent）瞬間（Point）を作り出して来院を促すマーケティング戦略。「〝集患〟プロフェッショナル」第2章　経営メモランダム　タンジェント戦略と真実の瞬間　参照

「変えるとは言っていません。原理原則は同じです。先生、理想のマーケティングって何かわかりますか？」

「なんでしょうか」

「何もしなくても成立してしまうことです。プロモーションをしなくても、勝手に口コミなどが拡散してターゲットがその商品を購入しサービスを利用する状態のことです。貴院も〝戦わない〟で済むこの地を選んだ時点で、すでに一人勝ちでした」

「理想の立地です」

「それが、〝です〟ではなく〝でした〟と過去形になってしまったのではありませんか。開業当初は認知のスピードを上げたいという理由で、ホームページや看板設置をしてきて、それで必要十分でした。ホー

ムページもその後、ＳＥＯ（※）目的でアップデートを促してきた程度です」

※　ＳＥＯとは、Search Engine Optimization（検索エンジン最適化）の略称で、グーグルなどの自然検索の結果、自分のＷｅｂサイトが上位に表示されるための対策のこと。それによって、サービスや商品を知らないユーザーへの接点が増える機会が増えＷｅｂサイトの目的を果たすことにつながる。

「他院はアップデートされているんでしょうか？」

「科の特性や競争状態に応じて適宜やっていますよ」

「そうですよね。以前のようにはいかないですよね」佐藤がため息混りに言った。

「これまで何度も清宮さんからの提案をスルーしてきたので今さら言いにくいのですが、アップデートの方法を教えていただけませんか」

佐藤は頭を下げた。

「先生、そんな。頭を上げてください。別に気にするところじゃありませんから」

「ありがとうございます。こうやって尻に火がつかないと始められないところは、子どもの頃から変わってなくて」

頭をかきながら照れくさそうに佐藤が言った。

「早速具体的な方法の話をしようと思ったのですが、その前にこの画像を見ていただきましょうか」

影虎はスマートフォンの画面を佐藤へ見せた（図表13）。

「伝言板か、懐かしいなぁ」

図表13　伝言掲示板

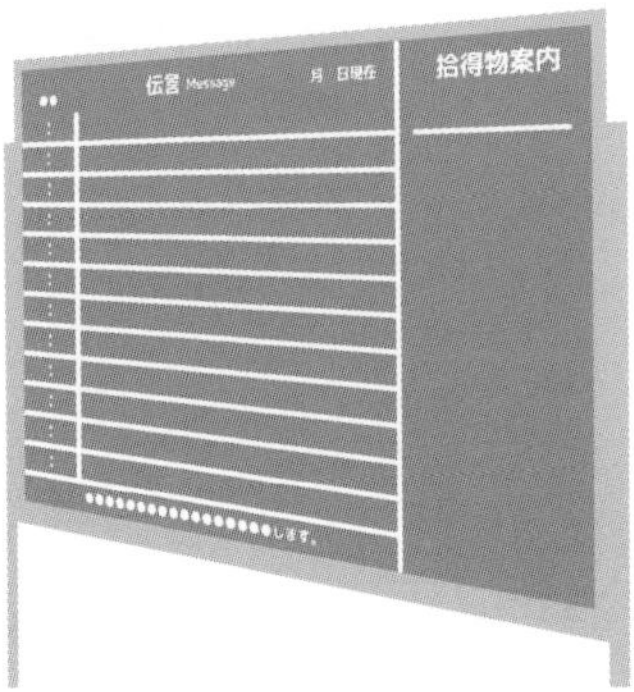

「実はこの写真、最近撮ったもので、ある私鉄駅の改札口付近で見つけました」

「もう今の若い子達には、ここに伝言板がある理由もわからないんじゃないですかね」

「ええ。携帯がない頃は、待ち合わせの時間と場所をきっちり決めておかないと会えませんでしたが、今はだいたいで済みますからね。今となっては、誰も使うこともないでしょうし、実際に伝言を残してもそこにメッセージが書かれているなんて誰も思わないでしょう。コミュニケーション機能としてはほぼ役割を終えています。それにもかかわらず、何で残しているのか不思議に思いませんか？」

「駅員さんにも忘れ去られて放置されていたんですかね」

「実はそうでもなかったんです。後日、その駅を利用した際に、この伝言板の前に杖をついた小柄なご婦人がいらっしゃったんです」

「利用者がいたんですか」

「その時は、伝言板に何かを書いていたわけではないんです。でも用事を済まして駅に戻って伝言板の前を通ったら、伝言板の下の方に文字が残されていたんです」

「何て書かれていたんですか？」

「『〇〇さんへ　先に行っています』と。どう考えても伝言主はあのご婦人っぽいのですよね。書かれた位置もちょうどそのご婦人の高さと合ってましたし」

「まだ利用者がいたんですか」

「それと先生、去年の12月初旬頃、大規模な通信障害が起きてスマホが使えなくなったこと覚えてますか？　私もちょうど待合せをしていたので、困りました。ちょっとしたパニック状態に陥った人も多いと思いますよ」

「ニュースで見たら、ある駅の公衆電話の前に行列ができている光景が映ってましたね」

「私も並びましたよ」

「それはお気の毒」

「で、その行列の映像をみると若い人が並んでいないんです。理由は公衆電話からの掛け方がわからないからですって。我々世代からするとびっくりですよね。まあ、掛け方を知っていたとしても相手の番号を覚えてないでしょうから、どの道使えないですけどね」

「確かにね。でも掛け方を知らないっていうのは不思議ですね」

「ところで先生は、Facebook や Instagram、Twitter は何か利用されています？」

「いえ、何も。携帯電話とメールがあれば十分です」

「SNSを利用していないことに、若い世代からすごく不思議がられるんじゃないですか？」

「そうでしょうね」

「まさに世代間のギャップです。SNSも伝言板も機能は同じで、発信する側と受け取る側のコミュニケーション媒体です。ただ、両者にギャップがあったら機能しませんよね。――これって実は、マーケティングの話に直結することなんです。先生、そもそもマーケティングって具体的に何をすることだったか覚えてますか？」

「何だっけな？　ちょっと待っててください」

佐藤がそう言って席を立ち、しばらくして一冊の本を持ち、ページをめくりながら戻ってきた。

「それって私の書いた本ですかね」

「はい『〝集患〟エキスパート』です。えっと、答えはこれですね。――マーケティングとは、要約すれば、我々のような医療機関や、弁護士事務所、経営コンサルティング会社等サービスプロフェッショナルとされる領域においては、Product（成果＝医療サービス）、Place（場所）、Price（価格）、Promotion（プロモーション）、Physical Evidence（物的証拠）、Process（プロセス）、People（人）という〝7P〟をそれぞれ定義してそれを実行することです」（図表14）

「そのとおりです」影虎は言った。「ただ、実はこれを提唱したマーケティングの大家といわれるコトラー自身が、この7Pと呼ばれるマーケティングミックス自体をアップデートしていているんです。著書（※）のなかで、従来の伝統的マーケティングからデジタルマーケティングへの移行に伴って、7Pから4C（co-creation＝共創、currency＝通貨、communal activation＝共同活性化、conversation＝カンバセーション）へ切り替えるべきだと述べているのです」

※ 出典 P. コトラー他「コトラーのマーケティング4・0」朝日新聞出版社 2017年8月13日

「7Pから4C、ですか。ただ、4Cのほうはいまいちピンと来ないのですが…」

「私は、医業においては、まだ7Pがフィットすると考えています。だからといって、7Pの中身を変える必要がないということではありません。常にアップデートは必要です」

「7Pのなかでアップデートするとしたら、やっぱりPromotion（プロモーション）ですか？」

「そうです。コミュニケーションの媒体の多くがデジタルに切り替わっているわけですからね。マーケティングも結局は、売る側と買う側のコミュニケーションです。両者にギャップが生じていたら絶対に成功しません。ギャップを埋めるには、ターゲットとなる世代に合わせたコミュニケーションを行わねばなりません」

「先ほどの伝言板もそうですが、自分と子ども達の世代間だけじゃなく、自分と両親の世代間でも大き

図表14　マーケティング7P

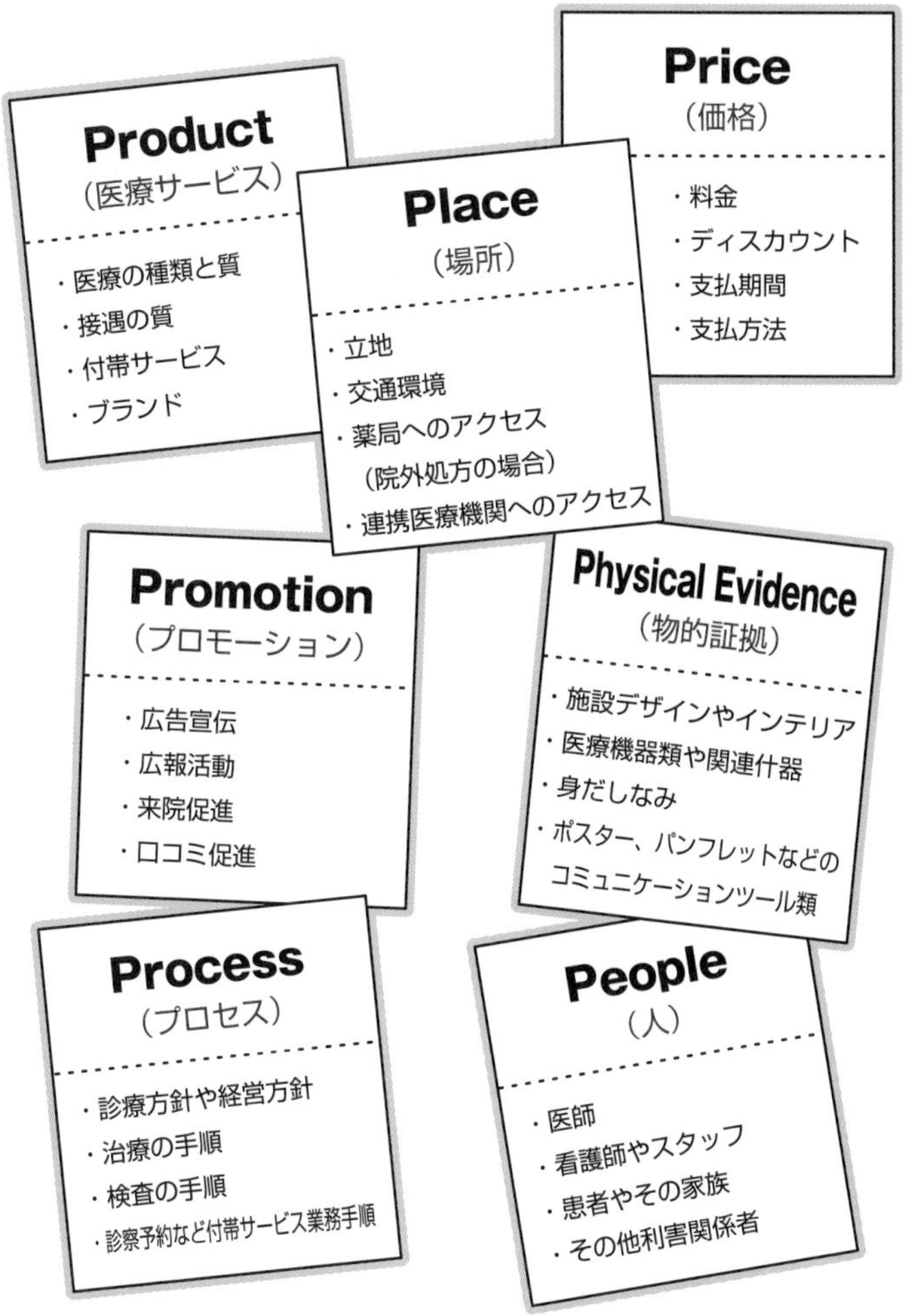
Product
（医療サービス）
・医療の種類と質
・接遇の質
・付帯サービス
・ブランド
Place
（場所）
・立地
・交通環境
・薬局へのアクセス
（院外処方の場合）
・連携医療機関へのアクセス
Price
（価格）
・料金
・ディスカウント
・支払期間
・支払方法
Promotion
（プロモーション）
・広告宣伝
・広報活動
・来院促進
・口コミ促進
Physical Evidence
（物的証拠）
・施設デザインやインテリア
・医療機器類や関連什器
・身だしなみ
・ポスター、パンフレットなどのコミュニケーションツール類
Process
（プロセス）
・診療方針や経営方針
・治療の手順
・検査の手順
・診察予約など付帯サービス業務手順
People
（人）
・医師
・看護師やスタッフ
・患者やその家族
・その他利害関係者

出典）P.コトラーほか『コトラーのプロフェッショナル・サービス・マーケティング』
（ピアソン・エデュケーション/2002）を一部改変

出典：『"集患" プロフェッショナル』

図表15　通信技術の発展における世代区分

世代	誕生年	満年齢（2022年時点）
黒電話世代	～1950年	72歳以上
プッシュホン世代	～1958年	64歳以上
携帯電話世代	～1981年	41歳以上
スマホ世代	～1991年	31歳以上
デジタルネイティブ世代	1992年～現在	30歳以下

なギャップを感じますね」

「そうなんです。コミュニケーション媒体への依存度によってコミュニケーション行動が変わってくるということです。私が立てた仮説の理論ですが…」

影虎がそう前置きをした内容がこうだった。

産業革命以来から、通信技術の進化とともに消費行動もそれに合わせて変化している。そこで新しいものを積極的に取り入れるような若く多感な時期を30歳までと区切り、育った世代のメインとなる通信端末の普及期後半（多くの人が所有する頃）の節目と、誕生年を付け合わせみると、ちょうど5つの世代に区分できる（**図表15**）。

黒電話世代の若い頃のメインの通信端末は、回転ダイヤル式電話機であった。そして、1985年の電話機の自由化に伴ってプッシュ式電話が一気に広まった頃の**プッシュホン世代**がそれに続く。なお、ポケベルもこの頃に普及したものの短期間であり、またプッシュホンを使った端末でもあったため、その世代はプッシュホン世代に含めている。

そして、1993年に2Gと言われる通信第二世代のデータ・パケット通信サービスが開始され、翌年の端末買取制度による通信コスト大幅値下げによって携帯電話が普及し、**携帯電話世代**の時代が到来した。その間にも2001年に3Gの第三世代となってテレビ電話やパソコンが普及し、インターネットへの接続環境が身近になっていった。

「ところで先生は、スマホは何を使われていますか？」影虎が尋ねた。

「自分は iPhone です」

「いつ発売されたかご存じですか？」

「自分のスマホデビューは最近なんで、わかりません」

「そうでしたね。発売は２００８年です。スマホの歴史は、たかだか10年くらいしかありませんが、この10年に多感な時期を過ごした人たちが〝**スマホ世代**〟です。今（２０１９年夏時点）はスマホのための技術とも言われた４Ｇとなっています」

「いずれは５Ｇになるんでしたっけ？」

「よくご存じで。おそらくそれが新たな技術革新のウェーブを作っていくんじゃないでしょうか」

「４Ｇと何が違うんですか」

「通信速度は４Ｇの20倍だそうです。遅延も10分の１で、端末接続も10倍だそうです。生活スタイルがさらに変化してくるんじゃないでしょうか」

「そしてその次が**デジタルネイティブ世代**ですか」

「ええ。この世代は、物心ついた時からインターネットやスマホ、タブレットなどが身近にあり、慣れ親しんでいます」

「うちの子ども達は一日中スマホばかりいじっていますからね。ネットがつながらなくなったら、彼らは生きていけないんじゃないのかなって思うくらいです」

「彼らにとって最も必要とするライフラインです。まさにそんな環境で育ってきたこの世代は、コミュニケーション媒体、消費行動、価値観、労働観など、他の世代とは違った特性があると言われています。

その世代をターゲットに商売をする経営者は、彼らの特性と消費行動に合わせてマーケティング戦略を立てるのに必死になっているんです。——では、先生のターゲット世代はどれに当たりますか？」

「患者さんのことですよね。えっと、**黒電話世代**、**プッシュホン世代**、**携帯電話世代**ですかね」

「狙うのは新規患者となってくるので、**携帯電話世代**がメインターゲットになるでしょう。**デジタルネイティブ世代**だけが特殊ではなく、他の世代にもそれぞれに特徴的なコミュニケーション行動のパターンをもっています。マーケティングの専門家達は、デジタル技術の進化とともに、このようなターゲット世代の時代背景などからその消費行動パターンを推察し、モデル化してきました」

「確か、〝ア・イ・サ・ス〟って言うんでしたよね。この本の確かこのあたりに書いてありました」

——と佐藤が開いたページには、**消費者購買決定モデル**の解説が記されていた。

その記述内容について影虎が解説を加えた。

「消費者購買決定モデルとして、2000年初頭まではTVなどのマスメディアが主要媒体であったことから、AIDMA［Attention（注意）→Interest（興味）→Desire（欲求）→Memory（記憶）→Action（購買）］が長きに渡り使われてきました。それが、iPhone発売前後で今度は消費に影響する媒体がインターネットに移り変わっていき、それまでは売り手側だけの情報発信でしたが、2ちゃんねるやブログ、mixiなどのソーシャルメディアと言われる媒体が世に広まり、いわゆる〝口コミ〟がネットを通じて誰もが見られるようになりました。また、消費者側から価格など様々な情報が検索でき、比較し、検討することができるようになり、しかも購入後の感想も〝口コミ〟として提供が可能になっていきました。——そこで二つめのモデル、AIS（CE）AS［Attention（注意）→Interest（興味）→Search（検索）→Comparison（比較）→Examination（検討）→Action（購買）→Share（情報共有）］が提唱されたのです」

「なるほどね」

「なるほどねって、これは貴院でも使っているモデルですよ」

「ああ、そうでした」

「それが今、さらに進化していて、オンライン上で情報が行き来する接続性の時代に合わせて、5A［Aware（認知）→Appeal（訴求）→Ask（調査）→Act（行動）→Advocate（推奨）］という新たなモデルが提唱されています。ただし、一般的な医業では、医療という特殊性や診療圏の狭さ等から、本来モデルをそのまま適用はできず、カスタマイズして使用する必要があります」

そこで影虎は、5Aモデルにおける患者の行動パターンを佐藤に説明した（図表16）。

「今はどこでも、この最新の5Aモデルにアップデートしてるんですか？」佐藤が尋ねた。

「いえ、ケースバイケースで使い分けています。最新のモデルが良くて、古いモデルがダメということではないんです。つまりターゲットに合わせて自院の医療専門領域で合致するモデルを選んでいくことになります。何科を受診すればよいかわかりにくい症状や病名、あまり一般には浸透していない疾患など、潜在的あるいは希少なニーズを受診動機とするような医療機関や専門領域では、この5Aがフィットするかと思います」

「モデル選択の基準のようなものはあるんですか？」

「例えば、自分で認識できる症状や病名、または何科へ受診すればよいかがわかる場合で、主となる患者層が黒電話世代である場合は、今なおＡＩＤＭＡが有効であることが多いです」

「うちの場合、携帯電話世代をメインターゲットにするので、ＡＩＤＭＡではなさそうですね」

「世代ターゲットだけで選択するわけでもないんです。例えば、白内障日帰り手術を行っている眼科は、ターゲットは**黒電話世代**ですが、都市部では5Aを適用したりしています」

「なぜですか?」

「競争環境が違いますし、情報の多い都市部はその密度が違うので、より多くのなかから選ばれる必要があり、マーケティングの精度を上げていくことが求められます」

「精度というのは?」

「コミュニケーション媒体の使い方の繊細さでしょうか。つまり、今の時代はデジタルというツールが生まれ、そのツールは日々とてつもないスピードで進化しています。うまくその進化の波に乗ることができれば、競争優位性の獲得につながっていきます」

「うちは、その波に明らかに乗れていませんね」

「サーフィンをしたことのない人が、急に波に乗ろうとしたって無理です。そもそも先生の場合、サーフボードとなるデジタルツールを持っていない状態ですから」

「ではその波に乗るための、ツールを教えてもらっていいですか?」

「もちろんです。でもその前に、先生が〝のび太君〟にならないよう気を付けてください」

の行動例

Appeal（訴求）	Ask（調査）	Act（行動）	Advocate（推奨）
自分が見聞きしたメッセージを処理し、短期記憶をつくったり、長期記憶を増幅したりして、不安を増幅させながら特定の病気をより疑うようになる。	関心の度合いの高まりに応じて、積極的に病気や治療法について調査し、家族知人、各種媒体、もしくは医療機関に問い合わせするなど追加情報を得ようとする。同時に治療が可能な専門医師や医療機関についても調べていく。	調査によって得られた情報を基に選定された医療機関へコンタクトを取り、受診行動に移る。来院し診察、治療、経過観察、医療機関の接遇までを評価しながら、医療機関とのかかわりを深めていく。	行動の結果によって得られた治療に対する効果や実感、及び医師·看護師·技師·事務スタッフの対応や設備·プロセスなどの様々な視点や観点からの評価し、評価が高ければロイヤリティ度合が増して推奨行動に移り、評価が低くなるほど批判行動へ移っていく。

「のび太って漫画の『ドラえもん』に登場するあの？」

「そうです」

ドラえもんのひみつ道具

「以前、小学校に通う娘から、ドラえもんに出てくるひみつ道具のなかから一番欲しいものを聞かれたことがあったんです。先生だったら何と答えますか？」影虎が尋ねた。

「即答できます。やっぱり『暗記パン』です。暗記したい部分にパンを押し当て、そのパンを食べれば暗記できてしまうという道具があれば、どれだけ楽できたか」

「さすが、受験戦争に勝ち抜いてこられた方ですね。これまで、どれだけの量を暗記されてきたのか、お察しします」

「それで、清宮さんは何て答えたんです？」

「私は仕事柄地方への移動が多いので、『どこでもドア』と答えました」

「お互い何だか現実的ですね」

「そうなんです。車での移動を楽しんでいる自分がいるのにです。でも、おっしゃるとおり夢がないなと思ったので、そのあと『タイムマシン』と言い直しました。株価がわかれば大金持ちですから」

「そっちも夢がない。しかもインサイダー取引じゃないですか」

図表16　5Aモデルにおける患者

	Aware（認知）
患者の行動例	症状または症候の認識、健康診断結果、過去の病歴や家族知人の病気体験談、各種媒体からの情報、口コミなどから受動的に病気の可能性について認知させられる。

「ハハハ、法律の立て付けにはタイムマシンは存在していません。だからたぶん大丈夫ですよ」

「屁理屈ですね」

「ですね。まぁ、でもなんか実利的な発想しか出てこない自分が悲しくなりました」

「それで、娘さんは何て？」

「『四次元ポケット』だそうです。理由を聞いたら、それがあればすべてのひみつ道具が手に入るからだって」

「小学生でも考えていますね」

「まだ話の続きがありましてね。近くで話を聞いていた中学生の長女が『四次元ポケットを入手しても、中身がないよ』って茶々を入れてきたんです」

「確かにひみつ道具は、ドラえもんやのび太の子孫のセワシ君が購入したりレンタルしたりしているって設定ですものね」

「そうらしいです。正論をぶつけられた次女も少し考えて、『スペアポケット』だったらって負けずに言い返してきましてね」

「『スペアポケット』ってドラえもんの『四次元ポケット』とつながっているから、それなら自由にひみつ道具を使えますね」

「すると長女も小学生相手に、『スペアポケット』は『四次元ポケット』を所有するドラえもんが実在している場合に成立するとか、ドラえもんが仮に未来に存在したとしても『スペアポケット』自体は空間は越えるが時間は越えないはずだからダメだとか、かぶせて反論してました」

「負けず嫌いの娘さんたちのようですね」

「ですかね。まぁ、空想の世界だから、結論なんて出せるわけがないですけど」

「でも空想世界の話をしている時って、わくわくして楽しいものですよね」

「ドラえもんでは、ひみつ道具を通して読者側の空想と夢が広がる。これが長く愛されている理由なんじゃないかなと思います。あとドラえもんの面白さは、ひみつ道具を使うことによって、のび太やその仲間がどうなっていくかというストーリー展開にもあると思います。その展開の典型的なプロットは次のようなものです」
①のび太がいじめられる
②仕返しのためにドラえもんに泣きつく
③ドラえもんがひみつ道具を出す
④ひみつ道具で仕返しする
⑤ひみつ道具の機能を活かして恩恵を受ける
⑥のび太が調子に乗って自分本位の使い方をし始める
⑦それによって悪いほうに事が進む
⑧調子にのったのび太に天罰が下る
「小さい頃、助けてくれるドラえもんがいてくれたらって、本気で思ってましたよ」佐藤が言った。

「私もそうでした。ちなみにドラえもんは、未来の［特定意志薄弱児童監視指導員］の資格所有者なんだそうですよ。だから、数多あるひみつ道具から、のび太が抱える問題を解決するために必要な機能効能をもったものを的確に選んでくれているのです。ただ、そこまでは指導員としては完璧なのですが、一方で、のび太に道具の副作用について説明も指導もできていないんです」

「確かに指導員としては失格ですね」

「しかも毎回同じ過ちで天罰が下るのび太を、監視も指導もできていませんから」

「ただ、監視指導員としての才能を発揮できたら、漫画として成立しませんけど」

「おっしゃるとおりです。いずれにしても、ドラえもんのひみつ道具と同じようにツールは使いようだということです。今回、マーケティングのアップデートに際して、様々な効果効能が期待できるデジタルツールを選定していきますが、良い部分のドラえもんになれたらと思っています」

「自分がストーリー後半の〝のび太〟にならないよう、〝ドラえもん〟さん、ご指導お願いします」

「それでは〝のび太君〟、始めましょうか」

ひみつのデジタルツール

「そもそもマーケティングとは確率論です。目的の数を増やすためには、分母を増やしつつ、分子も増やしていくことになります。つまり量と質です。地域に潜在している患者とのタンジェントポイントを量的に増やせば、高い確率で患者は顕在化されます」影虎が説明した。

「どうすれば？」

「そこで、ひみつのデジタルツールです」

「教えてください〝ドラえもん〟さん」

「まぁ〝のび太君〟、焦らずに、もう少し聞いていてください。――これまで貴院におけるメインの媒体は、まさにこの立地である**直媒体**です。それこそ7Pの一つにPlace（場所）がありますから、伝統的マーケティングにおいては重要な要素の一つになります」

「そうした古くさい伝統的マーケティングから、最新のデジタルマーケティングへアップデートするという話になるわけですね」

「先生は伝統という言葉に古くさいという印象をお持ちのようですが？」

「古くさいというか何というか」

「『栄枯盛衰は世の習い』と言われるこの世の中であっても、廃れもせず残り続けている文化というものが伝統なんです。時を経て今でも受け継がれているからには必ず、そこに意味や価値があるはずです。ですから、これまで貴院で採用してきた伝統的マーケティングの良いところは踏襲しつつ、デジタルツールを使ったデジタルマーケティングへのアップデートを図ります。つまり伝統的マーケティングとデジタルマーケティングの融合です」

「ですが、現実問題として、すでに患者数が減ってきてしまっています。自分の判断のせいで遅きに失してしまったのでしょうか？」

「そんなことはありません。3年前から診療してきた地の利が先生にはあります。また競合先は内視鏡一本で勝負をかけていますが、先生は内視鏡一本ではありません」

「勝てそうですか？」

「内視鏡だけで勝負しようとすれば勝てません。でも、貴院は［さくら交差点　内科・消化器内科クリニック］です。内科と消化器内科であり、かつ内視鏡を導入している街のクリニックです。そういった戦い方でいけば十分棲み分けができるんじゃないでしょうか」

「今の清宮さんの言葉で少し安心しました」

「安心するのは結果が出てからにしましょう。ただ焦る必要はありません。効果がすぐに出そうなところから一つずつデジタル化していきますので」

「わかりました。あっ、そうだ清宮さん。前にお話した診療時間短縮の話はいったん保留にします。そんな場合じゃないですからね」

「了解しました」

アップデート

「ではまずは、シンプルにユーザーの流入量を増やすために、手っ取り早くユーザー数を買いましょう。つまりWeb広告です」影虎が言った。

「さっき［立花内視鏡クリニック］を検索して出てきたやつですか」**（図表12－85頁参照）**

「検索連動型の**リスティング広告**です」

影虎は佐藤に、パソコンでグーグルアナリティクスへログインするよう指示した。

「ログインしたんですけど初めて見る用語だらけで意味不明です」

「確かに戸惑いますよね。必要に応じて説明していきますが、取り急ぎ現在のアクセスの状況を調べたところ、流入全体の7割がグーグル検索でヤフー検索が2割程度です。そこで影響力が大きいグーグル社が運営する**グーグル広告**から始めます。試し打ちして様子をみたいので、広告予算月3万円で設定していただいていいですか?」

佐藤は、影虎の指示を受けて今度は**グーグル広告**へ新たにログインした。

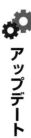

「ログインできました」

「グーグル広告の運用方法はスマートモードとエキスパートモードの2つから選びます。スマートモードは簡単な設定で開始できて、運用もほぼＡＩ任せです。エキスパートモードは自分で細かく設定できます」

「初心者はお任せがいいんでしょうか？」

「ええ、初期設定がスマートモードになっているので、設定はそのままで大丈夫です」

「質問いいですか？　これって申し込みしたら、３万円の広告費を取られるんですか？」

「いえ、ＰＰＣ広告といって広告がクリックされた時に課金される仕組みです。１カ月間で予算を使うように調整されますので、１日で使い切ることはありません」

そして、佐藤は影虎の指示に従ってグーグル広告の設定を一通り行った。

「何とか設定できましたが、広告される文字やキーワード、出稿エリアや広告が表示される時間の設定など、案外大変でした。簡単とはいえ一人だったら戸惑うでしょうね」佐藤が言った。

「それでも開始すること自体は誰でもできます。大事なのは運用です。スマートモードでの運用は、エキスパートモードで人間が手を加えていくよりも圧倒的に精度は低くなることを承知してください」

「それでもやったほうがいいんですか？」

「無駄打ちは増えますが、一定の効果は出てくるはずです。ＡＩですから学習機能もあるので、精度は上がってくるかと思います。また、状況に応じてですが、エキスパートモードに切り替えることも考えています」

「自分にできるでしょうか？」

「やってやれないことはありません。3万円くらいの低予算であれば、いくつか覚えていただくことはありますが、ご自身で運用できます」

「そこまで時間を掛けたくない場合は?」

「その時は運用のプロの手を借ります。精度が違います」

「その切替えのタイミングは清宮さんのほうから教えてもらえるんですか?」

「その予定です。ちなみにプロの手を借りると割高になってしまいます。予算の分岐点としては、10万円を超えるようならプロの手を借りて代行費用をかけても費用対効果を上回ることが期待できます。いずれにしても、無駄打ちを減らすために週1回くらいは最低ログインしてください」

そして、影虎は佐藤に、操作方法やチェックポイントを教えた。

「次は自然検索による流入を増やすSEOを行います」影虎が言った。「まずホームページ自体は今あるものをそのまま使います。まだ開設して3年しか経っていませんし、仕様やデザインなども古さは感じません。主要タグへの対策も済んでいますしね」

検索順位に影響すると言われている、title タグ(検索表示のタイトルとなる文字)、meta description タグ(サイトを要約した文章)、h タグ(サイトページ内のコンテンツを要約した文章)の主要なタグについては、影虎からホームページ業者へ適宜指示をかけて手を加えていた。

またSEOの一環として、佐藤は定期的にホームページに記事をアップしていた。ユーザーに向けた記事内容であることともう一つ、クローラー(検索データベースを自動的に作成する巡回プログラム)を意識して書くように、影虎は佐藤へ3つのポイントを挙げて指導していた。

① コンテンツはオリジナルであること

②　title タグと meta description タグとの共起語（関連性が強く、コンテンツに出現頻度の高い言葉）を使用すること
③　1ページについて1つのテーマ、500文字以上で文法もシンプルであること

佐藤が自身のスマートフォンで検索し始めた。

「［胃カメラ］で検索したら、1位表示されてますよ。SEOの効果ですよね」

「今、ご自身のスマホでホームページにアクセスしていましたよね」

「何度も」

「それですと、キャッシュと Cookie と言われるウェブサイトの一時情報が残っていて、上位に表示されやすくなってしまうんですよ」

「そうなんだ」

「順位を調べるならば、［検索順位チェック］サイトを利用しましょう。そのワードで検索してもらっていいですか」

「はい。いくつもサイトが出てきました」

「どれでもいいので開いてください。最寄りの駅名とそれぞれ［内科］［胃カメラ］［大腸カメラ］［内視鏡］で入力すると、グーグルやヤフーで検索した時の順位を表示してくれるはずです」

「どれも1位で表示されていました」

「そうですね」

「チェック済みでしたか」

「ええ。今までは競合がいなかったのでその位置にいることができました。検索順位を上げるには時間

がかかりますが、近いうちに競合サイトが順位を上げてくるはずです」

「こっちも時々チェックしておいたほうがよさそうですね」

「そうしてください。ホームページの中身も、前回お話したように、予約や電話への誘因導線を意識したコンバージョン目的のサイト構成に少しずつ変えていきましょう。タイミングとコストバランスの良いところを狙って進めていきたいと思います」

「わかりました」

「では次に、ＭＥＯです」

「こんどはＭですか」

「Map Engine Optimization の略で、グーグルマップに掲載されている会社情報を上位表示させる対策です。生活圏で利用するような地域密着の店舗を構えてそこに来店して商品やサービスを提供するビジネスをローカルビジネスと言いますが、グーグル他どの検索エンジンもスマートフォンの位置情報と関連付けたデジタルマップと連動したＭＥＯは生命線と言っても良いくらい重要性が高いんです」

「確かに、この機能はよく使っています。飲食店とかの距離や営業時間、連絡先、クチコミの評価まで一目瞭然なので便利ですよね」

「ユーザーの現在地付近の検索結果が表示される仕様を**ローカル検索**と言います。医療機関は典型的なローカルビジネスですから、ここで検索する患者がかなり多くなってきています」

「どうやって検索結果が決まってくるのですか？」

「検索キーワードとの関連性、距離、知名度の３要素すべてだと言われています。知名度を高めるためにはＳＮＳにおける発信、ＳＥＯが必要とされています。またグーグルでのクチコミの投稿数や評価、クチコミへの返信、そしてそれぞれの内容とビジネスとの整合性などが影響してきます。〝**グーグルマイビジネス**〟（※）は過去に登録済みですから、その先の対策をしていきましょう」

※　グーグルマイビジネス：自社の店舗情報を登録できてグーグルの検索やマップに情報を表示できる無料サービス（ただし登録していなくてもグーグル側で自動的に作成されていることがある）。なお、２０２１年にグーグルビジネスプロフィールに名称変更しているが、時系列をあわせ旧称を使用。

影虎は、グーグルに関してのＭＥＯの手順を佐藤に説明した。

①　グーグルアカウント（※）の取得（済み）
②　グーグルマイビジネスの登録（済み）
③　カテゴリーや基本情報など設定
④　写真や説明文などの情報追加
⑤　クチコミ対応（返信）
⑥　投稿
⑦　ビジネス検索対応（クリニック名での直接検索、標榜科や病院などのカテゴリーによる間接検索、分院展開などの場合はブランド検索）
⑧　公式ホームページのＳＥＯ

※　グーグルアカウントとは、グーグル社が提供する各種サービスを利用するためにログイン時に必要な情報。

その後、経営に関する各種データのチェックやアドバイスが一通り終わり、その日の面談は終了となった。影虎が帰り支度をしていた時、先ほど持ってきた影虎の本を手に佐藤が話し始めた。

「このあいだ、高校時代の友人と飲んだんです。彼は別の医学部に進んで、産婦人科医をやっていて、数年前に実家を継いでいるんです。彼が戻ってから、ちょくちょく飲むようになったんですよ」

「学生時代の友達はいいですよね。気持ちも当時に戻れますし」

「普段はお互いあまり仕事の話はしないのですが、先日飲んだ時は例の競合進出で不安に駆られていた時だったので、めずらしく仕事の話をしたんです」

「相談されたんですか？」

「相談というより愚痴ですけど…。そうしたら彼が、鞄から清宮さんのこの本を出してきたんですよ。参考になるからって薦めてくれたんです」

「それは偶然ですね」

「その人にお世話になっていると言ったら驚いていました。それで、彼に紹介してほしいと頼まれたんです。会ってやっていただけますか？」

「もちろんです。よければ、次回貴院にお邪魔した後であれば都合がつくので、いかがです？」

「自分も大丈夫ですので一緒に会いましょうか。彼にスケジュールを確認して連絡します」


―2019年9月某日―


「結局、8月の内視鏡の新規分の予約は激減しました」――と、ややうなだれ気味に佐藤が言った。

「対策の打ち始めが8月終盤でしたからね。それでも、広告開始直後から反響が出てくるものですけど、今の感触はいかがです？」

「今は新規予約も少しずつ入ってきているようには感じています」

影虎が毎月行う各種データのチェックを行いながら状況を聞いていた。

8月の総点数は前年比で約35％増加、特定疾患の算定数も順調に積み上がり、また内視鏡検査数も過去からの予約分を消化することでこれまで同様の数字を維持しており、懸念されるようなデータは見当たらなかった。ただし、新規患者数はじわりと減っていた。影虎は気になって、**患者分布調査**を内視鏡目的の新規患者に絞って再プロットしてみた。

「やっぱり、駅の向こう側に空白ができていますよ」影虎が言った。

「如実に影響が可視化されて怖いです。ただあちらは、内視鏡一本に絞って徹底的にやるおつもりでしょうけど、他の内科をあまり診ないのにホームページにインフルエンザワクチン接種のお知らせがアップされていたんです」

「認知度を上げるためでしょうね」

「ワクチンの料金もこの辺の相場よりもかなり低く出してきてます。子どもも接種するようですし」

「いくらで出していました？」

「２８００円です」

「貴院も当初はそれくらいでしたが、昨シーズンから３０００円に値上げしましたね」

「はい。患者も増えたし、釣り銭も出ないように３０００円にしました。ただ、今シーズンはまだ値段を出していないですけどね」

「ホームページのお知らせに昨シーズンの値段が残っていますよ。ほら」

「本当だ。これを見て設定したのかもしれませんね」

「これだけ近くて意識してないわけはないですよ」

「でしょうね」

「ただ貴院の状況からして、200円の差なら通院している患者はほぼ離れないでしょう。影響も限定的だとは思いますので、私は無理に合わせなくてもいいんじゃないかと思います」

「でも何かしないと不安なので、今シーズンは向こうと同じ2800円でいきます」

「了解しました。――では、アクセス解析とリスティング広告のチューニングに移りましょう」

佐藤のパソコンからログインした**グーグルアナリティクス**と**グーグル広告**の管理画面を開き、収集されたデータを見比べながら調整を行った。

「**グーグル広告**からの流入が順調に増えています。そこで、広告からクリックしたユーザーの行動が測定できるよう**コンバージョンタグ**の設置をホームページ管理業者へ依頼しておいてください。今月は、ヤフーからの流入を増やす策を講じます」

今月は**グーグルマイビジネス**のヤフー版となるヤフーロコ（※）の登録や同様に**グーグル広告**のヤフー版である**ヤフー広告**を新たに設定した。
※　2019年12月よりヤフープレイスにサービス名称が変更
「ヤフー広告は、月1万円設定で様子見していきましょう」

「了解です。**グーグル広告**も効果があるようならば、5万円に増やそうと思うのですが」

「同感です。じゃあ次の策は……」

その後も細かな対策を影虎の指導によって講じていった。

「先生、今日のところはこれくらいで終わりましょう。そうだ。例の非常勤候補の先生とは面接されたんですか？」

「結局やめました。この状況ではね」

「そうでしたか。診療時間短縮の件も一端保留にしましたけど、よろしいんですか」

「ええ、残業を減らす工夫をして、子どもの勉強を見る時間も最近は作ることができています。結局、忙しいことを言い訳にしていたんだと反省しています。まぁ、競合進出は自分を見つめ直すいい機会だとポジティブに捉えてます」

「逆境をバネにしていきましょう」

「ええ。――あっ、もう一つ報告があったんだ。最近1件、受付対応のことで、グーグルに低評価のクチコミが投稿されちゃいました。たぶん入職したばかりのスタッフさんのことでしょう。まだ不慣れな点があって、それでだと思います」

「名札に研修中とでも表記しておいたらいかがでしょう」

「そうですね。それがいいですね」

「そのクチコミはスタッフさんと共有しておいてください」

「わかりました。ただ今回採用した方たちは皆さん、感じも良さそうなのでまずは安心しました。このメンバーで定着するよう、人事もマーケティングと合わせてアップデートできればと思っています」

「まあ、ここは焦らずに一つひとつ取り組んでいきましょうよ」

「本日もありがとうございました」

「この後は、佐藤先生のご友人が経営されている産婦人科クリニックへ一緒に伺う予定でしたね」

「ご足労をおかけします」

「別々の車でいきますか？」

「あの、今日は面談後に彼と飲みに行く約束していまして」

「今日は、エアコンがないほうの古くて狭くて乗り心地が良くない車ですけど」
「横に乗せていただいてもいいですか？」
「もちろんです」

第二章 プロコラム 医業版ＤＸのプレイブック

▶経営者にとってもはや無視できない「情報革命」という波

トフラーという未来学者が「情報革命」を予見したのは、１９８０年頃のことである。彼は、人類史における大きな変革を第一波の「農業革命」、第二波の「産業革命」、そして第三波の「情報革命」——の三段階で説明している。

第一波の「農業革命」とは、約1万年前に起きた狩猟と採集を生活の基盤とする社会から農耕と牧畜への移行である。これにより、社会制度が形成され、文化が根付き国や宗教が生まれた。

第二の波は18世紀後半に起きた「産業革命」である。大量生産&大量消費社会となり生活が豊かになり、中央集権国家も求められる時代へと移っていった。また人口の都市への集中化や新興都市の誕生などによって、多くの人が移動することで交通機関が発達した。そこで、観光地も形成され始めレジャーという概念も生まれた。また、資本家と労働者との格差が広がり深刻な労働問題が起こった。これをきっかけに社会主義的な思想が広がり、後世に大きな影響を与えることとなった。

そして第三の波が「情報革命」である。インターネットも存在しなかった１９８０年という時代において、トフラーは情報化が進むことでオンライン化しネットワークが形成されて、時間や空間などの従来の概念が変化して文化や生活様式までもが新たなものに置き換るだろうと予見した。

農業革命は数千年の時を経ながらゆるやかに展開していった。また、産業革命は２００年かけて今に至っている。そして情報革命はインターネットの登場あたりから始まったと考えれば、まだ30年ほどしか経っていない。この急加速している変革の速さは、今を生きる我々自身が体感しているところである。とくに新型コロウイルスによるパンデミックという大きな力が作用して、リモートワークやオンライン会議、その他デジタル化が一気に進んだ。

この速さでいけば、ＤＸが普及期に入るのも、時間の問題だ（すでにその時を迎えているかもしれない）。第三の波に乗れていないからといって、個人的な生活がひどく困ることはないだろうが、競争のあるビジネスにおいては、もはや避けて通ることはできまい。

一般企業のＤＸ活用のヒント

「ＤＸとは、技術に関するものではない。それは、戦略と新しい思考の仕方そのものである」

これは、プロローグでも書いた、ロジャース氏のＤＸ（日本語訳ではデジタル経営変革）の定義である。ＤＸの波に乗ることは、小売業界など、業種によってはすでに企業の存続にかかわるほど重要なものになってきており、そういった企業に向けてロジャースは、デジタルが影響を受ける５つの戦略領域を示している

図表17　デジタル経営変革戦略立案書

戦略領域	戦略的テーマ
顧客	顧客ネットワークを活用する
競争	製品だけでなくプラットフォームを構築する
データ	データを資産に変える
革新	スピーディな実験でイノベーションを起こす
価値	価値提案を時代に適応させる

出典：D．L．ロジャース「DX戦略立案書」白桃書房

（図表17）。

まず、デジタルの進化によって『顧客』同士が互いに結びつくようになるので、これを活用する方法を学ぶことが戦略になると提言している。本書でも触れている消費者購買決定モデル（「第二章　新患が来ない！」参照）の再構築や購買までのデジタル・パスといわれるコンバージョンに至る消費者導線（「第二章　アップデート」他　参照）、顧客ネットワーク行動（接続、参加、適応、結合、協働）などが新たな事業機会を生み出す〝てこ〟となるものだ。

また、『競争』という戦略領域を学ぶには、プラットフォームのビジネスモデルを理解する必要があるとロジャース氏は言う。ここで言うプラットフォームとはビジネスにおける共通基盤、つまり標準的な環境である。例えばパソコンなら、WindowsやMac OSといったオペレーションシステムにあたる。その環境下で作動する様々なソフトがプラットフォームビジネスで、Amazon.comのような交換タイプ、PayPayやビットコインなどの電子決済や仮想通貨のような取引システムタイプ、Googleのような広告付きメディアタイプ、そしてPlayStationやiOS・Androidなどに代表されるハード＆ソフトウェア標準タイプがある。これらを提供している企業の時価総額やマーケット規模をみればプラットフォームビジネスの大きさが想像できるだろう。

なおこの『競争』には、必ず協力という要素が必要となる。２０２１年に導入されたマイナンバーカードを健康保険証として利用できる「オンライン資格確認」を例に説明しよう。これは、国家戦略として健康医

療情報をプラットフォーム化することで、特定健診情報やレセプト記載の薬歴、手術や移植、透析を行った医療機関や電子処方箋などの確認や連携を目指すものだが、これには各医療機関や患者の理解と協力が必要である。実現すれば、様々なメリットを国民全体で享受できるだろう（デメリットも当然ある）。

こうなると、『データ』が資産に変わる。またデジタル技術により様々な対象が早く、安く、簡単に検証できるようになれば、結果としてスピーディに『革新』を生み出すことができる。例えば、医療分野ではＡＩによる画像診断支援がすでに実用化されているし、今後もゲノム医療、診断・治療支援、医薬品開発、施術支援の５つの領域で『革新』が期待されている。

日常生活でもデジタル化による変化は身近なところで様々起きている。例えば、十数年前は自宅で映画鑑賞するためにレンタルビデオショップで借りていたが、今は配信サービスにシフトしている。事業者が必死になって技術を革新し、より便利で快適なサービスを消費者へ提案し、消費者もその『価値』を認めた結果である。医療分野において今後の〝革新〟となり得るものとしては、オンライン診療が挙げられるだろう。通院せずに医療を受けるという『価値』を求める患者も一定数いる。生成ＡＩを含むデジタル技術の発展によって〝通院〟がなくなる社会は十分に予想できる一つの未来であり、医療者側はその変化に柔軟な対応がとれるよう準備しておく必要がある。

▶医業におけるＤＸプレイブック

医業は規制業種であり、保守的で変化を嫌うとされている。経営においても一般企業の理論を持ち出したところで、医業では役に立つのだろうかと疑問に思われるかもしれない。しかし、何ごとも基本があって原理原則が存在する。大事なのは、それをどう応用して医業に適用するかなのだ。そこで私は医業におけるＤ

アウトカム 医療品質 オンライン 人工知能	患者満足 利便性 アクセス性 コスト	業務効率 業務精度 コストダウン（人件費人・固定費含む）	経営情報 オンライン化 データベース化 情報保護
Medical care 医療③	Patient 患者④	Operation オペレーション⑤	Date データ⑥

X推進のためのプレイブック（戦略立案書）となる3ＭＰＯＤモデルを提案する（図表18）。形式張った言い方をしているが、実はそんな仰々しいものではない。身近なところから着想可能なボトムアップ方式のシンプルなフレームワークなので、是非ご覧いただきたい。

3ＭＰＯＤモデルという名称どおりに、マネジメント、マーケティング、医療、患者、オペレーション、そしてデータといった医療と患者を中心にした6つの領域を設定している。おそらく、どの医療機関でも、すでに部分的にはデジタル化していたり、デジタル化を検討しているはずである。例えば、ビジネスチャットシステムや人事管理システム、デジタルマーケティング、オンライン診療、予約システム、オンライン資格確認、そして自動精算システムなどだ。それらをここに埋めていくことから始めてもらえれば良い。まだ何も検討していなくても、本書を読み進めながら、登場人物たちが実践するデジタル化のなかから、取り入れたいと思うものを抽出してみても良いだろう。

なおこのモデルは医療だけでなくヘルスケア領域における製品やサービス開発のコンサルティング時にもプレイブックとして利用している。つまりは、医療における臨床や医業経営にお

図表18　医業版ＤＸ推進プレイブック（3MPOD モデル）

DX			
デジタル化	デジタライゼーション		
	デジタイゼーション		
テーマ例		経営運営 人事労務 財務会計 資産管理	集患・連携 患者動線 情報提供 機能分化
領域		Management マネジメント①	Marketing マーケティング②

ける供給側の声や患者といった医療需要者のニーズや問題点を洗い出し、そのソリューションとしてどういった製品やサービスが必要かを洗い出すことができる。医業経営においても、それぞれの領域における問題や課題をリストアップし、デジタルによって改善・解決方法があるかどうか個々に検討したうえで、デジタル化を図っていく必要がある。そしてその先にあるのが医業版ＤＸであり、ボトムアップ式の短中期的な近未来における実現可能なＤＸへの橋渡しにこのモデルがなると確信している。

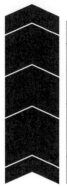

第三章

自費マーケティング始動

困難は厳正なる教師である
エドマンド・バーク（哲学者）

産婦人科医の相談事

2人の男が、古くて小さい車に肩を寄せ合いながら街中を走っていた。

「いやぁ、楽しいですね」佐藤が言った。「車に乗ってこんな盛り上がったのは初めてです。でもこれがすべてがアナログで動いているんですものね」

「はい、デジタルは一切なしです」

「さっきエンジンを掛けるときも、何かいろいろやられていたじゃないですか」

「儀式みたいなものです。走り出すまでに何工程もありますから。毎回、車が目覚めるという小さな感動と喜びを与えてくれるんです」影虎が顔をほころばせて言った。「ところで今日のご相談内容について、何か聞かれていますか？」

「いえ、特に。でも少子化の時代だから産婦人科も大変なんじゃないでしょうか」

「少子化の勢いはすごいです。我々携帯電話世代の第二次ベビーブームの半分以下ですから」

「当時の産婦人科は儲かっていたんでしょう。だって今日会う彼は、学生時代から毎回乗ってくる車が違っていると思うくらい乗り替えていましたから。しかも外車ばかり」

「ご両親の車ですか？」

「いえ、自分用だって言ってました。彼は当時から競馬とパチンコが好きで、よく何万円もスッたとか言っていましたよ」

「学生なのに？」

「小遣いをたっぷりもらっていたんでしょうね。そういえば彼には歳の離れたお姉さんもいたはずです。つい最近日本に帰って初めて定職についたそうです」

「それまでは何をされていたんです?」

「確か海外で博士号をとってパートタイムのポスドク（※）をやってたって聞きました」
※　ポストドクターの略で博士号を修得後に任期付きの研究職
「それだと、ご両親の経済的な援助がなければむずかしそうですね」

「結婚はされていたので旦那さんはいらっしゃったはずですけどね。今は帰国されて大学の講師をやっているそうです。——自分の学生時代はバイトしていて、勉強との両立がけっこうきつかったです。彼を見ていて正直うらやましいなと思ってました」

「私も両親からは学費だけでしたから、それ以外のお金も必要なので、バイト三昧でした。今になってみれば、仕事への姿勢や大人との付き合い方など、先んじて社会勉強できた貴重な時間だったと思っています。結局同期の連中よりも早く子どもから大人へのアップデートが済んでいたので、社会人としてのスタートダッシュは上手くできたって結果的に良かったと思っていますよ」

「当時はもっと遊びたかったんですが、結局自分にとっても何が良いのかわからないものですね。また彼についていては自分から見ると、お坊っちゃま育ちであまり苦労を知らないのか甘いところがすごく残っているんです。継承するって聞いたときは、正直心配で大丈夫かって彼に言ったくらいですから」

「その時の返答は?」

「なんとかなるでしょって」

「どんな性格の先生ですか?」

「明るく嫌みもない良い奴です。ただ、大雑把なところがあって計画性は正直あまりないでしょうね。それと人のことをすぐ信じてしまいがちなタイプです」

「それも育ちの良さなんでしょうね」

「そんな感じです。だからこそ経営者として上手くやれるか心配だったんです。人のこと言っている場合じゃないですけど」

「先生も経営者としてさらに成長中じゃないですか」

「そうだと良いですけど。ところで産婦人科の経営って自分たち内科とはかなり違うんですか？」

そこで影虎が、佐藤へ産婦人科の経営について説明を始めた。

産婦人科は、妊娠、出産、産褥（母体や生殖器が出産前の状態へと戻るまでの期間）が対象の産科と、妊娠していない思春期からの女性が対象となる婦人科となっている。経営形態としては病院、19床以下の有床クリニック、そして無床クリニックの3タイプあり、病床を有する入院施設では外来とともに分娩や婦人科疾患の手術を扱っている。無床クリニックは婦人科領域の外来とともに、産科ではオープン・セミオープンシステムと呼ばれる地域の分娩施設との連携を図りながらクリニックで妊婦健診までを受けもつことになる。

分娩は、オープンシステムでは陣痛が始まるまでクリニックを受診し分娩の際にはクリニックの医師が分娩を扱い、セミオープンシステムでは34～36週あたりで連携分娩施設へ紹介し、紹介先の医師によって分娩を取り扱う。

分娩施設では、24時間365日対応が求められるため、それを維持するための人件費や、入院施設を維持するための設備費や委託費、材料費などの固定費は大きくなる。また医業収入の6～8割が自費診療で占められ、多くが出産に伴う入院費となり、分娩取扱い件数の増減が直接経営に影響する。

収益モデルは、リピーターはいるが、少子化に向かってその割合は減っており、毎回新たに関係性を築き上げていく必要がある**フロービジネス**といったカテゴリーに分類される。収入が安定しにくく、常にプロモーション活動を続けて積極的に新規顧客を獲得していく必要がある。

「自分たちとはまったく違いますね」

「ほぼ別物です。常に攻めの姿勢が必要なので、経営者としても医者としても、なかなか心が休まる時はないでしょうね。そのうえ、出産は病気ではありません。妊婦さんの多くは、普通に生まれて当たり前と考えています」

「訴訟も多いって聞きますよ」

「出産は慶事です。周産期医療といっても、利用者からすれば結婚式や披露宴と同じサービス業のような感覚なんでしょう。分娩は、自治体から妊婦健診の助成やそれぞれの健康保険組合から出産育児一時金などあっても、差額分は自己負担です。求めるレベルもその分高くなりますから」

「完全にその部分ではサービス業ですね」

「攻めの姿勢の経営戦略をとっていかないと少子化の時代ですからすぐに立ちゆかなくなります」

——とその時、佐藤が斜め前方を指差した。「あれが多分そうです」

夕日を背にしたバロック様式を模した欧風の外観の建物が、彼らの目の前に現れた。

「佐藤先生もこちらは初めてですか？」

「はい。へぇー、こんなおしゃれな外観なんだ。彼のイメージにはまったく結び付かないな」

「女性を強く意識したデザインにされているんでしょう」

30台ほどの広さの駐車場へ入り車を止めた。

クリニックの正面入り口の自動ドアが開き中へと進むと、優雅なフォルムのシャンデリアが2人を迎えた。建物外観に合わせたバロックテイストをふんだんに取り入れたソファーや椅子が並び、内装もモダンで高級感のある雰囲気を漂わせていた。

影虎がその内装を眺めていると、奥のほうから声が聞こえてきた。その方向へ振り向くと、大きなガタイをした男性が大きく手を振りながらこちらへ向かってくるのが見えた。

「ようこそ」

そのガタイ通りの大きな声でそういって影虎に握手を求めてきた。

「清宮影虎と申します」

「山本産婦人科醫院院長の山本大輔です。わざわざお越しいただきありがとうございます」

握った手を互いに離し、影虎が名刺を渡そうとすると、山本が一冊の付箋だらけの本を出してきた。

「私は清宮先生の著書の大ファンなんです」

「ありがとうございます」

「サインいただけますか?」

そう言って手に持っていた本をペンとともに影虎へ渡そうとした。

「何してんだよ、おまえ。いきなり失礼だろ」

「おう誠、一緒に来てくれたのか、ありがとな」

「今日はサインが欲しくて呼んだわけじゃないだろう。さっさと行くぞ」

佐藤に促された山本は二人を理事長室へ案内し、ソファーに3人で腰掛けた。

「では早速本題に入らせてもらいます。誠も一緒に聞いてくれるか」と山本が切り出した。

東京からほど近いところに位置する産婦人科と小児科を標榜する［山本産婦人科醫院］は、40年ほど前に山本の父親が開業した19床を有する医療法人である。

山本は継承のため3年前に実家へ戻り、2年前に法人の理事長兼院長に就任した。現在も父親は理事として法人に残り、週2日外来診療を継続していた。父親が息子の継承を念頭において、父親個人で所有するこの敷地内に、法人名義で新築移転を行っていた。その際、19床すべてを個室とし、両親と自身2世帯分の自宅も併設。医療法人の経営は、父親の同級生で開設当時から在籍している事務長に、長年にわたってすべて一任してきたということだった。

「親父は根っからの医者で経営はからっきしでした。興味もなかったんでしょうね、経営は事務長へ丸投げです」

「良くあるパターンですよ」

「親父や事務長が頑張ってくれたので、僕も医者になれたし、経済的にもかなり自由にさせてもらいましたから感謝しています。ただ、今は時代が変わってご存じのとおり少子化です」

「この業界大変らしいな。ここに来る時にも産婦人科の看板いくつか見たぞ」佐藤が言った。

「そうなんだ。ここ20年くらいは持久戦みたいなもの。経営的に耐えらず分娩を取り止めたところがあると、残った他の施設が一息つけるって感じで、うちもなんとか継続できました。最近はこの地域も少子化が進んでいるので、お産は減るばかりです」

「産婦人科ってお産が売上の多くを占めているって清宮さんから聞いたけど？」

「そのとおり。そのお産が減った結果、去年の冬のボーナスを支給する直前に、事務長からお金がないと突然言われてさ」

「それまでまったく把握していなかったのか？」

「恥ずかしながら。それまで法人にいくら現金があるのかすらわかっていなかったよ。でも清宮先生、うちは赤字ではなかったはずなんですけど。実際にそんなことってありますか？」

「ありますね」と影虎が頷いた。

「ヤバいなお前」

「だよな。でも親父の代から事務長がしっかり管理してくれていたと思っていたからね。去年もお産が減ってきているけど大丈夫かって事務長に聞いたことがあるんだ」

「何て？」

「黒字ではあるから大丈夫だって」

「山本先生、結局ボーナスは支払えたんですか？」と影虎が尋ねた。

「はい、なんとか。急遽、銀行と掛け合って全額を借入することができました」

「ところで、山本先生が理事長を引き継ぐ際に、リスク評価はされましたか？」

「親からの継承だったので、特にリスク評価といったことはしてません。だけど、一応今の顧問税理士と事務長に聞きました」

「彼らは何て？」

「〝大丈夫〟だと。――僕自身がこういうことに苦手意識をもっていたので、自分で調べようともせずに、言葉を鵜呑みにしてました。借入の後、法人の決算書もわからないなりに調べたのですが…」

「どうでした？」

「現預金が年々減っていました。まぁ、ボーナスが足りないってくらいですから、誰でもわかる話なんでしょうけど」

「とはいえ、過去にはかなり利益を出していたはずですから、キャッシュもある程度は残っていたのでは？」

「5年前の建て替え費用をすべて現金一括で払っていたようです。親父は借金することを極端に嫌がる人ですから」

「そうでしたか。私のほうでも確認させてもらいましょうか」

「よろしいんでしょうか」

「もちろんです。その決算書は手元にありますか？」

山本が棚から1冊のファイルを影虎に差し出した。

「法人の確定申告書です」

「他に、毎月の試算表やキャッシュフロー計算書などは？」

「ありません。事務長に確認しましたが、経営に関しての資料はこれだけです」

「お前、これだけって、さすがにどんぶり勘定すぎないか」佐藤が言った。

「そうなのか？」

「わかりました。これに添付している決算報告書だけでも大枠はつかめるかと思います。それと、建物を移築された前の年からの申告書をそろえていただけますか」

「それなら過去10年分は持ってきています。自由にご覧いただいて結構です」

影虎は、過去数年分の確定申告書をパラパラめくり、何度か山本へ質問し、ものの数分ですべてのファイルを閉じた。その後、自身のタブレット画面に何かを書き込んで数分が経った。

「山本先生、お待たせしました。気になる点はたくさんありますが、とりあえずポイントを絞ってまとめてみました」

そういって影虎がタブレット画面を山本と佐藤へ示した（図表19）。

「まずは右の図にある**損益計算書**ですが、この図は理解できますか？」

「はい。何となくですけど…」

「一定期間における売上とそれに掛かった費用、そして残った分が利益ですから感覚的にはわかりやすいんじゃないかと思います」

「ただその、**減価償却費**っていうのがよくわからなくて。決算書を見ていたら5年前から、この費用が急に増えてます。何をこんなに使っているんだろうって気にはなっていたんですよね」

「それで大輔、調べたのか？」佐藤が尋ねた。

「いや」

「相変わらずのんきな性格だな。気になったら調べろよ」

「ああ、そうだな」

「まぁまぁ。――で、この減価償却費についてですが、山本先生は何をこんなに使っているかと言われましたが、実際には、何も使っていないんです」

「使っていないものをこんなところに入れちゃっていいんですか」

「使っていないとは言いましたが、すでにお金は支払っているものなんです」

「使っていないのに、支払っている？」

図表19　山本産婦人科醫院財務分析の要点

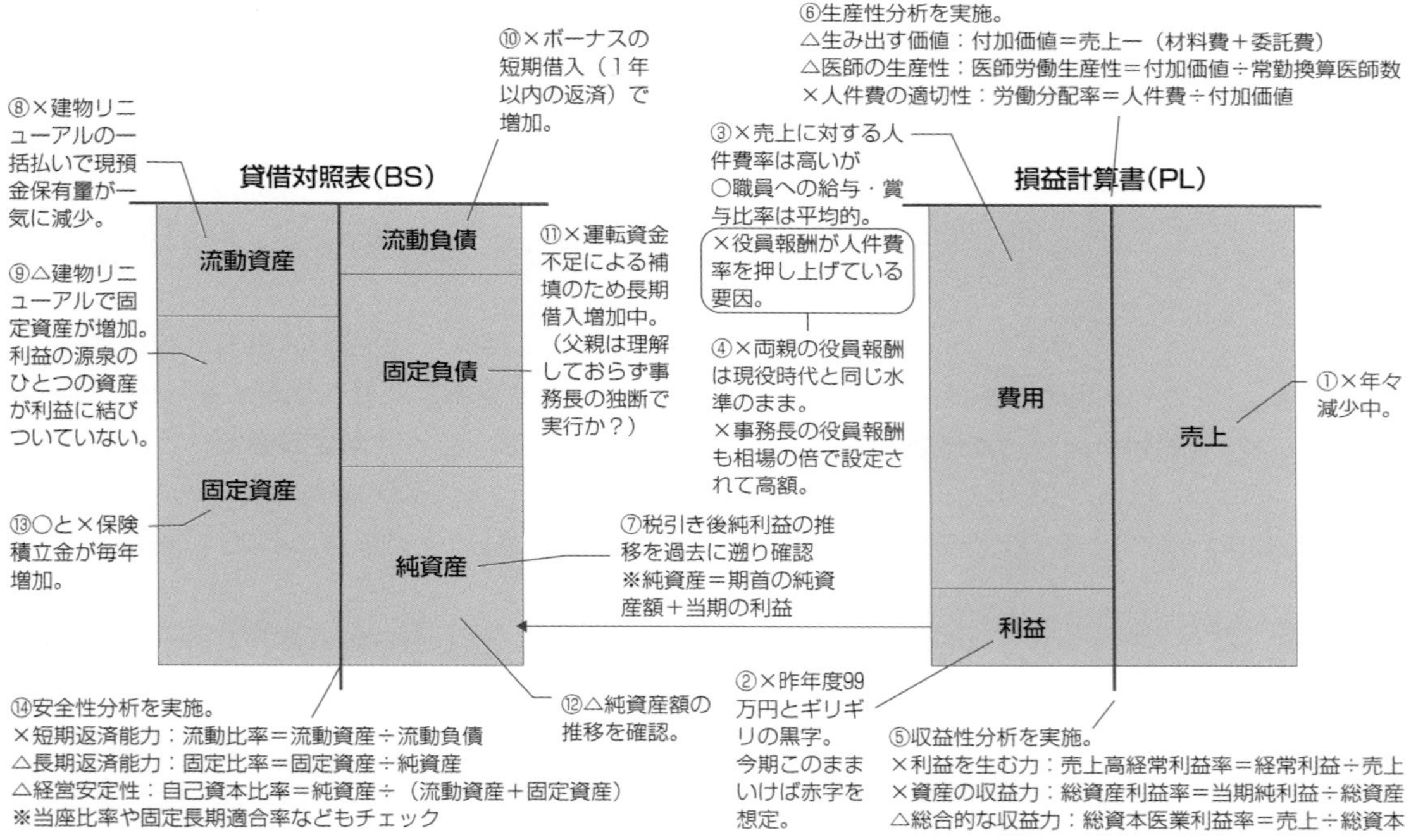
貸借対照表(BS)
流動資産
固定資産
流動負債
固定負債
純資産
損益計算書(PL)
費用
利益
売上
⑧×建物リニューアルの一括払いで現預金保有量が一気に減少。
⑨△建物リニューアルで固定資産が増加。利益の源泉のひとつの資産が利益に結びついていない。
⑬○と×保険積立金が毎年増加。
⑩×ボーナスの短期借入（1年以内の返済）で増加。
⑪×運転資金不足による補填のため長期借入増加中。（父親は理解しておらず事務長の独断で実行か？）
⑦税引き後純利益の推移を過去に遡り確認
※純資産＝期首の純資産額＋当期の利益
⑫△純資産額の推移を確認。
⑭安全性分析を実施。
×短期返済能力：流動比率＝流動資産÷流動負債
△長期返済能力：固定比率＝固定資産÷純資産
△経営安定性：自己資本比率＝純資産÷（流動資産＋固定資産）
※当座比率や固定長期適合率などもチェック
⑥生産性分析を実施。
△生み出す価値：付加価値＝売上－（材料費＋委託費）
△医師の生産性：医師労働生産性＝付加価値÷常勤換算医師数
×人件費の適切性：労働分配率＝人件費÷付加価値
③×売上に対する人件費率は高いが
○職員への給与・賞与比率は平均的。
×役員報酬が人件費率を押し上げている要因。
④×両親の役員報酬は現役時代と同じ水準のまま。
×事務長の役員報酬も相場の倍で設定されて高額。
①×年々減少中。
②×昨年度99万円とギリギリの黒字。今期このままいけば赤字を想定。
⑤収益性分析を実施。
×利益を生む力：売上高経常利益率＝経常利益÷売上
×資産の収益力：総資産利益率＝当期純利益÷総資産
△総合的な収益力：総資本医業利益率＝売上÷総資本

「はい。例えばですが、昨年度の初めに法人名義の車を６００万円現金一括で購入したとします。定額法という計算方法だと、初年度はいくらでしょうか？　佐藤先生ならわかりますよね」

「法律で定められた耐用年数６年を均等割りすると１００万円なので、その年は減価償却費として１００万の経費が認められます」

「全部経費にならないんだ」

「新築移転したので、貴院の減価償却費が高いと感じたんじゃないんでしょうか。ちなみに土地は経年劣化するものではないので減価償却の対象外です」

「清宮先生、何でわざわざ減価償却といった面倒なことやるんでしょうかね？」

「取得した資産を合理的かつ公平に費用配分することと、資産価値を合理的に公平に評価することだという立て付けです。あくまで私見ですが、利益操作できないための仕組みでもあると思っています」

「利益操作？」

「山本先生の医療法人では法人税、佐藤先生の場合は個人事業主なので所得税が利益に課税されます。もし減価償却がなければ、仮に６００万円の経常利益が出た場合に６００万円の車を購入したら利益が０円となります。そうなると課税されません」

「で、この場合、１年目に１００万円は経費になりますが、残り５００万円はどこかへ消えちゃったんですか？」

「いえ、右図の**貸借対照表**の［固定資産］のところに消えずに残っています」

「貸借なんちゃら表って何ですかね。よくわからないんですよ」

「清宮さん、自分も実はまだしっくりきていないんです」佐藤も言った。

「そうおっしゃる方は多いですよ。ただこの表にはすごく重要なことが示されています。これは、その組織がある瞬間において保有する全財産の状況を示しています。山本先生、この**貸借対照表**のタイトルの下に［平成31年3月31日現在］という表記がありますでしょ」

影虎は、閉じていた確定申告書の**貸借対照表**のページを開いて指で示して見せると、山本はそれを確認して頷いた。影虎は次に、**損益計算書**のページを開いて同様の部分を指した。

「何て書いてあります？」

「［自平成30年4月1日　至平成31年3月31日］です。よく見たら違いますね」

「先ほど私が損益計算書の説明をした際に、〝一定期間の〟売上と費用と説明したのを覚えていますか」

「聞き流していたんですけど、確かに言ってました」

「**貸借対照表**の時は？」

「ある瞬間って言ってましたっけ？」

「その時の価格、つまり時価によって全財産の状況を表したものが貸借対照表です」

「財産って建物や現金なんかですか？」

「ええ。ただ借金も財産です」

「へぇー、そうなんだ」

「**貸借対照表**の各部について説明します。まず左上に現預金や保険請求分の売掛金などすぐに現金化できる［流動資産］があり、それ以外はこの［固定資産］に入ります」

「そういえば、法人で自動車を買ったんですが、これってどこに入りますか？」

「えっ、こんな時にまだそんなことやってんの？」佐藤が言った。

「いや、さすがにそれはないよ。ボーナスが払えないって言われる前に買ったんだよ」

「そっか。そこまで危機感ないわけじゃなかったか」

「――山本先生の質問の答えですが、自動車は［固定資産］です」影虎が言った。

「車なんかはすぐに現金化できそうだから、［流動資産］だと思ったんですけど」

「山本先生も車をたくさん乗り継いでいらっしゃるそうですが、イタリアの高級スーパーカーのフェラーリって所有されたことはありますか？」

「いえ、そこまでは。税理士からさすがに法人で買うのはやめておこうって言われて」

「買おうとしていたのか？」佐藤が言った。

「若い頃にね」

「よっぽど儲かってたんだな」

「フェラーリは、多くは経営者が所有しているのですが、なぜだかわかりますか？」影虎が尋ねた。

「お金を持っているからでしょ」

「もちろんそれもありますが、もう一つ大きな理由があります。人気があるので中古市場の流動性が高く、市場価格が落ちないからです」

「確かに高級外車のほうが高く買取りしてくれたかな」

「ただ、街でよく見かけるような車種ともまたちょっと違うんです。山本先生、ネットで［458スパイダー］と検索して価格を調べていただけますか？」

（画面を見ながら）「さすがフェラーリです。3000万円前後ですね」

「では、仮に新車購入価格が3000万円のフェラーリだと、年間500万円を6年減価償却費として経費計上していきます。帳簿上では6年後は車の価値はなくなりますよね」

「ええ」

「ちなみにこの車種は2016年に生産は終了しているモデルなので、新車では基本入手できません。そこで中古の価格を調べていただけますか？」

「中古車販売サイトが表示されました」

「発売時期が確か2011年です。11年式でいくらですか？」

「新車と同じか、ちょっと超えている価格ですよ」

「8年前でもそんな感じで、希少価値が高くて人気のある車だから、価値が落ちないんですよ」

「人気があるのはわかりますが、新車と同じ値段だとはね」

「実は日本市場への販売割り当てがそもそも少なくって、購入したくても買えない人が多いんです」

「確かに、普通の外車は買えないってことはないですからね。しかもリセールバリューだって3年くらい乗れば半値くらいになっちゃいますから、8年なんて乗ったらいくらになるんだろう」

「それにフェラーリは購入の権利を幸運にも得られたとしても、納車まで2年以上かかります。特にフェラーリのV8ミッドシップエンジンといって、車の中央、座席の後ろにレイアウトされているモデルは昔からとても人気が高いんです。マニアックなことを言えば、後継モデルが自然吸気からターボになったので、より希少性が上がっています。状態が良ければもっと上がるんじゃないでしょうか」

「10年乗っても値段が変わらないいんじゃ、タダで乗っているようなものですね。で、6年後には固定資産額として価値がなくなってしまうわけですが、その価値はどこへ行ってしまったんですか？」

「帳簿上は消えて含み資産となります。含み資産とは、簿価よりも時価が上回っているケースです。6

年間は毎年500万円の利益を圧縮できて、3000万相当の含み資産を保有できるわけです」

「すごくいい話に聞こえますね」

「これはあくまでフェラーリが事業運営に必要で、それを経費として認められればの話です。仮に認められたとしても売却時には雑収として売上計上されますから、その時に利益が出ていれば課税されます。また、相場ですから先々が不透明な投機でもあり、そんなにうまくはいかないでしょうけど。ただ、お金持ちはそういったことを知っています。単に乗りたいからとか目立ちたいからだけでなく、資産形成という一面もフェラーリ所有にはあるんです」

「個人で買おうかな」

「大輔、お前こんなときに…」

「わかってるって。冗談だよ」

「［固定資産］に話を戻しますね」影虎は続けた。「車両以外は土地や建物、医療機器、ソフトウェア、出資金や保険積立金などがここに組み込まれます。次に表の右側に移っていきます。1年以内に返済が必要な借金や請求書は届いているけどまだ支払っていない買掛金などの［流動負債］、そして返済期限が1年を超える借入金などの［固定負債］となります」

「右下に［純資産］（※）ってありますが、自分の確定申告書にありましたっけ？」佐藤が尋ねた。

「佐藤先生のような個人事業主だと別の書き方になっているんです。ここには出資した資本金もしくは基金と利益余剰金が入ります。利益余剰金というのは、過去からの純損益がここに積み上がってきますが、資産から負債を除いたものなので返済する必要がない純粋な資産です。［自己資本］と呼ばれることもあります」

※　個人事業主の場合は、一般的に純資産（資本の部）では事業主借（院長個人の拠出金）と事業主貸（院長個人の生活費や納税資金）、期首元入金（前期からの繰り越し資産）と当期利益を足した期末元入金として表記されていることがある。

「これをどう見ていけばいいのですか?」山本が尋ねた。

「ポイントは比率です。時系列での変化とそれぞれの科目の割合によっていろいろわかってきます。では私の描いたタブレットの画面をもう一度ご覧ください」

影虎が、図の①から順を追って問題点について説明した（図表19－130頁）。

「チラッと見ただけで、こんなに問題噴出ですか」

「ですね」

「清宮先生のお話を自分なりの理解レベルで表現してみてもいいですか」

「ええ、どうぞ」

「売上の減少によって赤字まっしぐら。両親や事務長の役員報酬の高さも収入に見合っていなくて、生産性がダメで、結果、法人の収益性もダメ。さらには売上減少と建物を現金で一括購入したために経営安全性もまたダメ。そんなところですか?」

「——ただ、本当にチラッとしか見ていませんから、あくまで仮説です。役員報酬も、売上がそれに伴っていれば問題にはなりません。現金一括購入の話だって、ちゃんと新築移転が利益に結びついてキャッシュを生んでいれば別に良かったんです」

「新築移転についてなら、その年と翌年は、お産は増えたんですよ」

「資産というものは、キャッシュを生む源泉とでも考えてください。特に分娩施設では、きれいな建物は経営上の大きな武器になるはずです。――ただ、いずれにしても、この確定申告書を作った時点においては投資した資産に見合うほどのキャッシュが生み出されていないことは事実です。その結果、徐々に資金が無くなってきて、急遽借金をしなければならなくなったのです。しかも運転資金用の借入はこれだけじゃなかったようです」

「親父の知らないところで、事務長がそれを補填するための借金をしてたなんて…」

「大輔、それって本当に親父さんは知らなかったのか？　融資契約する時は必ず法人の実印が必要だろ？」佐藤が尋ねた。

「何億もの建物を現金一括で買う親父だぜ、自分の役員報酬を下げても個人の資産を切り崩しても、よそから借金なんかしないだろうよ。実印だって事務長に預けているんだろうし、説明したとしてもいつも丸投げだから、事務長に任せるの一言だけだよ」

「ところで山本先生は、理事長を引き継いだ際、その借金の連帯保証も引き継いでいませんか？」

「わかりません。あの時はいろいろハンコを押しまくっているんで」

「法人の借入は通常理事長が引き継ぐので、移管手続きで先生ご自身でも印鑑を押しているかもしれませんよ」

「本当ですか」

「確認してみてください」

「大輔も、親父さんのこと言えないな」佐藤が言った。

「まったくだ。結局は、親父の子なんだって痛感するよ。まぁ、過ぎたことはしょうがないけど」

「山本先生、何も過ぎていませんよ。短期返済能力は最悪ですから。キャッシュがこの法人に流れる血液だとすれば、流血が続いてかなりまずい状態です。すぐに止血しなければなりません。それと同時に輸血も必要な瀕死の状況だと言えばわかりますか？」

止血

「それって、つまりこのクリニックは潰れてしまうということですか？」と訊く山本の表情にありありと緊迫感が表われている。

「何もしなければ、それを覚悟しなければなりません」

「止血というと？」

「役員報酬の見直しだろう」と佐藤が口を挟んだ。

「止血法は四つあると思いますが、一つめの止血がそれです。ただ役員報酬の減額改定については理事長の一存ではどうこうなりません。業績悪化は減額改定事由にはなりますが、税理士の判断を仰ぐ必要があります。慎重に事を運ばなければなりません。二つめについては、これも内容を詳しく拝見していないので仮説の域は出ていませんが、それでもよろしいですか」

「もちろんです」

山本は、大きなガタイを前へ傾けた。

「この図の⑬にあるように、保険積立金科目の数字が毎年膨らんでいます。たぶん掛け金を毎年積み立てているからでしょう。もう一つは掛け金も引き上げているんじゃないでしょうか？」

「どういうことですか？」

「医療法人では、役員や職員に対して生命保険の全額もしくは一部を損金算入つまり経費として計上することができます。特に掛け捨てではなく貯蓄性のある積立型の生命保険では、法人向けに節税効果が大きくなるようにうまく設計されてるんです」

「節税できているんであれば、いい話じゃないですか」

「ええ。保険料によって利益を圧縮できますし、法人にも資産が溜まっています」

「いくらあるんですか？」

「推計ですけど1億円以上はあるんじゃないでしょうか」

「そんなに？」

「はい。ただ、⑬には○と×があります。○はここに大きな資産が眠っています。また法人保険には**契約者貸付制度**というものがあります。簡単に言えば、契約している生命保険の解約返戻金の7割から9割程度の資金額を保険の解約なしで借り受けできます」

「これなら資金調達に困りませんね」

「貸付制度のメリット・デメリットを理解したうえでなら、場合によっては利用できそうです。ただ役員の退職金用に積み立ててあるものでしょうから、ただただバンザイって話でもないかなと思います。それは後でお話しします」

「わかりました。×のほうは何ですか？」

「その掛け金がキャッシュフローを圧迫しています」

影虎が、山本へ決算書のその金額を指で指した。

「こんなに払っているんですか？」

「売上規模からして年1000万円単位で保険料を払っている法人も普通にあります。別に儲けが出ていれば問題はないです」

「そうじゃないので問題になるということですね」

「この保険は、申告書の数字を拾えば積立型の生命保険であることはわかります。それも1／2が損金参入できる節税目的の商品でしょう（※）。節税効果が高いと勧められるがまま、掛け金もどんどん膨らんでいったのではないでしょうか」

※　近年、役員のみを対象とする積立型の生命保険で1／2の損金算入割合ができる商品はありません。保険商品は複雑で保険知識と税の知識のある専門家にコンサルトを受けてから適切に活用していただくことをお薦めします。

「親父は、節税って言葉だけには敏感でしたからね」

「利益が出ていた時代ならば、策としては良かったと思います。ただ、その時々の経営状態や役員の年齢等によって見直していかないといけません。それと気になるところが、経営状況が悪くなってきているここ最近でも掛け金が増額されているところです」

「何でですか？」

「大輔、お前の法人だろ。清宮さんに聞いてもわからないだろう」佐藤が言った。

「そうですね。でも、何となく匂います」影虎が笑って答えた。

「教えていただけませんか？」

「いえ、この件はちょっと憶測でモノを言うのはさすがに控えたいです。保険の契約状況を調べていけばわかると思いますよ。そうそう、山本先生が先ほどお父様は節税が敏感っておっしゃっていましたけど、先生はどうなんですか？」

「敏感にはなりますね」

「佐藤先生はどうです?」

「やっぱり気にはなります」

「経営者としては当たり前ですし、私も節税のやり方を教えてほしいとしょっちゅう言われます」

「そりゃ、期待しますよ」佐藤が言った。

「そこです。今時は節税といっても、皆さんが期待されるほどの効果は出ません」

「それは清宮さんが税の専門家ではないからですか?」

「私は税の専門家では確かにありません。ただ、皆さんと同じく自分の会社を所有する経営者ですから、個人、法人ともにできる節税はしています。知識としては十分持ちあわせているつもりです」

「ではなぜ清宮さんは節税できないと?」

「佐藤先生、できないとは言っていません。やりすぎてはダメだということを言いたいんです。当然ながら法律に則り納税する義務がありますよね」

「もちろんです」

「ただ法律の隙間を見つけて過度な節税が行われることもしばしばです。そうなると国もルールを変えていき、納税する側と徴収する側とのイタチごっこが続いています。そうなると場合によっては、グレーゾーンを狙っていくようになってくる人もいます」

「麻痺してくるんですか」山本が言った。

「そうなんでしょうね。結局はたがが外れて、いつしか脱税行為に手を染めてしまうかもしれません」

「人は甘い言葉には弱いですからね」

「大輔、気を付けろ。お前が一番やらかしそうだからな」

「そんなことは…あるかもな」

「納税は嫌なことだと思うから、そっちに走り過ぎてしまうんじゃないでしょうか。税金は、利益や所得が生まれているからの話です。生み出していない人には所得税や法人税は課税されません。つまり納税が多くなるということは、利益や所得が増えたということです。――山本先生のところは利益を生み出せていないので、節税目的の生命保険はもはや意味がなくなって、逆に経営を圧迫してきています」

「ですね」

「それが二つめの止血です。この保険の見直しによってキャッシュアウトを抑えられるはずです。そして三つめですが、それは融資契約の見直しです」

「借金を棒引きにでもできるんですか？」

「できないことはありませんが、さすがにそこまでの段階ではありません。できるかはわかりませんが、月々の返済を減らしていきます」

「借金を減らさずに、どうやって毎月の返済を減らしていくんです？」

「複数回に分けて借入をしているようなので、それをまとめて、しかも返済期間を長くすればいいんです」

「つまりどういうことでしょうか？」

「例えば、ボーナス用に調達した3000万円は半年で返済ということでしたが、元金だけでも毎月500万円の返済を要しますね」

「6カ月で割るとそうなります」

「それを1年で返せば良いとなればいくらになります?」

「250万です」

「それを5年にすると、50万になります」

「でも清宮さん、利息がその分多くかかってしまいますけど」

「利息は月額の返済総額からしたら微々たるものです。仮に毎月元金返済が500万円から50万円に下げられれば止血効果は高いでしょう」

「それは確かに楽になります」

「借金の返済は利息しか経費になりません。ですから黒字経営でも、借金返済で元金返済の負担が大きすぎて倒産することも時としてあるんです。ただこれは貸主がいることなので、交渉してみないとわかりません。いずれにせよ決算が赤字になる前に交渉に入ったほうがいいでしょうね」

「大輔、借金したときの融資契約書は手元にあるんだろ?」佐藤が言った。

「事務長が持っていて、あまり見せようとしないんだよな」

「やっぱり、怪しいよ」

「佐藤先生、憶測でものを言うのはどうかと思います」影虎が言った。

「そうですね。大輔、ちゃんと入手しろよ」

「わかってるよ」

「融資契約の見直しは、ただ単に1本化して欲しいと頼んで応じてくれるほど簡単ではないかもしれません。作戦をしっかり立てて交渉に臨むようにしてください」

「わかりました。事務長にもう一回確認してみます」

「そして最後に四つめの止血です。これは、無駄な経費を見つけて削減することです」

「どうすればいいですか？」

「まずは残業代、効果の出ていない広告宣伝、在庫品、リース契約、委託契約あたりから見直しをしてみてください。コスト削減のコツは、大きなところから着手することです」

「ほかにも何かありますか？」

「ありますが、まずは大きな効果を期待できるこの四つの止血策に取りかかってください。――そして次はまだ流血していない部分の話です。でも、もしこのままリスクを放置したらほぼ即死を覚悟してください」

「倒産ですか」

「はい。可能性は高いかと。ただ、やれることはあります。そこで何点かセンシティブな内容の質問をします。先生がよろしければお答えください」

「わかりました」

「まずご両親の理事、つまり法人役員の退任の時期について、お話されたことってありますか？」

「そろそろ引退かなとは言ってました」

「ご相続に関して何かお話されたことは？」

「僕がここを継ぐ前、母がうちの税理士に相談したって話です」

「その後は何か相続に関して話や動きはありました？」

「何もありません」

「定款や就業規則など法人の規程類って、ご覧になられたことはありますか？」

「パラパラっと開いた程度で、ほぼ中身は理解していません」

「質問は以上です。では、リスクを申し上げます。それは役員が退任して退職するリスクです」

「どういう意味でしょう?」

「これも実際の規程類を拝見していませんので、貴院の法人設立時期などから推察した仮説としてお答えします。ただ、それ以前の問題として、規程類は経営者の身を守ってくれる重要な文書ですから、理解できなければ理解している人からレクチャーを受けるべきです」

山本は影虎の顔を見ながら小さく頷いた。

「手元の資料だと、役員はご両親、先生、奥様、お姉様、事務長の計6名となっています。変更はありませんね」

「はい」

「退職するリスクとは、その一つめとして役員退職時に退職金などが発生することです」

「どのくらいですか?」

「一般的にはトラブルや税務上の妥当性を担保する等の目的から、「役員退職慰労金規程」で定められた基準に従って支払われます。そこで多くの法人では功績倍率方式を採用し、「役員退職金支給額＝退職時の報酬月額×役員勤続年数×功績倍率」といった計算式で算出します。功績倍率は判例から役職別で1・6～3の範囲で業種業態によって定められます」

「うちの法人もその計算だったらどれだけの額になるんでしょう」

「ご両親や事務長は、役員としての在任期間も長いでしょうし、去年の報酬も結構な額ですから、3人同時だと億単位になります」

「そんなお金どこにあるんですか?」

「どの程度かはわかりませんが、積み立てている生命保険で賄えられるようにはされているんじゃないでしょうか?」

「そういえば、大輔。さっき清宮さんが保険金の増額の理由について言葉を濁しただろ」佐藤が言葉をはさんだ。

「うん。まだ気になっているんだけどどさ」

「で、事務長も役員なんだろ」

「そうだけど」

「うがった見方かもしれないけどさ、それって事務長が…」

「あっ、そうか。保険金を増額したのは足りない分の退職金に充てようとして…。ですよね先生?」

「調べてみないことにはなんとも言えません。ただ、退職金だけならばなんとか保険でカバーできます。それよりもまずいのは、社員名簿に親族以外の事務長の名前が入っていることです」

「役員ではなく社員、ですか?」

医療法人での社員とは株式会社で言えば株主（出資者）となる。ただし株式会社と違って、毎年の配当は受けられず、議決権も出資額に関係なく一人1票の権利を有する。また株式会社が行う株主総会と同様に社員総会によって、理事の選任、定款変更、退職金支払い、借入限度額の設定など決定する。なお株式会社の取締役会にあたる理事会は、日々の運営について取り決める意思決定の場となる。――そう影虎が説明した。

「社員総会は貴院における最高意思決定機関です。ですから、理事長である山本先生も、社員総会で議決権割合を満たせば解任することができてしまいます。」

「僕が、解任される可能性があると？」

「あくまでも可能性です。３人中２名は身内ですし、ご両親ともうまくやられていますでしょ？」

「はい」

「他に身内でこのクリニックを継げる方はいらっしゃいますか？」

「いません」

「だったら解任される可能性は限りなく低いと言えますが、ただ、親族でない事務長がなぜ社員なのかが疑問です」

「親父から聞いている話では、事務長はもともと親父の幼なじみで親友だったそうです。銀行員をしていた当時の事務長に、開業の時に金庫番をやってくれと声をかけたのがきっかけだと聞いています」

「でも大輔ね」佐藤が話に割って入った。「知らないところで借金作っていて、しかも突然ボーナスが払えないって、それって本当に金庫番なのか。自分なら、その事務長個人の利益のために画策しているんじゃないかと勘ぐっちゃうけどね」

「佐藤先生、私はこの方のこれまでの貢献度はわかりませんし、まだ確定申告書しか書類は見ていないので、悪者に仕立て上げようとしているわけでじゃないんです。ただ想定されるリスクとして申し上げているだけですからね。とにかく、このリスクは法律が絡む複雑な話になってきますので、その要点をできるだけシンプルに説明します」

「お願いします」

「定款では一般的に、［社員資格を喪失した者は、その出資額に応じて払戻しを請求することができる］

と定められています。仮にご両親と事務長の３人が１００万円ずつ出資したとします。皆さん頑張って財産を築きあげてきました。そのままの状態でその医療法人の財産にあたる出資持分評価額が６億円だとします。そこで山本先生、問題です。事務長が退職して、定款の定め通りに払い戻し請求をした場合、医療法人はいくら支払う必要があるでしょうか？」

「そうです」

「出資額に応じてとあるから、６億円の１／３で、２億円ですか？」

「退職金とは別で？」

「はい。そう定められていれば立派な権利です。しかも、通常の退職だけではありません。事務長に万一のことがあれば相続人にこの権利は受け継がれます。このリスクがいつ身に降りかかるかわからないということです」

「怖くなってきました」

「失礼な話を承知で申し上げると、ご両親の身に万一のことがあっても同じことが起こりかねません」

「えっ、身内でもですか？」

「身内だからこそです。お姉様は現在何をされていますか？」

「大学で教えています」

「お姉様の世帯所得は先生くらいありそうでしょうか？」

「ないんじゃないかと。旦那も大学で研究をやっているはずですけど二人合わせても少ないって、いつもなげいていますからね」

「そうですか。相続は、相続人に所得格差があることで財産の分与に関して揉めるケースは少なくないんです」

「姉夫婦に限ってそんなことしませんって」

「お子さんはいらっしゃいますか？」

「姪っ子がいますが、絶対、そんなことするとは思えません」

「姪っ子さんはご結婚されていますか？」

「しています」

「そうなると血縁者だけの話ではなくなります。つまりその配偶者や配偶者の両親が口を挟んでくる可能性だって考えておかなければなりません」

「信じたいですけど…」

「そのお気持ちはわかりますが、金銭で億単位の権利が絡んでくると人は変わってしまうものです」

「そこまで考えないとダメなんですね」

「嫌なことですけど、貴院存続のためです」

「そうだとして、やれることはあるのですか？」

「あります。——佐藤先生、6月にお金の授業をやった際に、「持分の定めのない医療法人」のお話をしたの覚えていますか？」

「ええ。利益の分配ができずに解散時の残余財産は自分のものにならないという今の医療法人制度ですよね」

「そうです。その医療法人制度において、山本先生の法人は出資持分がある法人格なんです。だとすると、このリスクを避けるための選択肢は2つです。利益の分配が禁止されている持分なしの法人へ移行するか、出資分しかも戻せない**出資額限度法人**に切り替えるかです（※）」

※　参考資料：厚生労働省「持分によるリスクと持分なし医療法人の移行事例に関する調査研究 報告書」、「いわゆる『出資額限度法人』について」

「どちらの選択がいいんでしょうか？」

「ここは、相続までを見据えて検討すべきです。そうなってくると、各分野の高度な専門知識も必要ですし、資格がないとできない内容も扱うことになりますので、弁護士や税理士、行政書士、司法書士などからコンサルトを受けながら決定していくことがよろしいかと思います」

「わかりました。ただ誰に何を聞けばよいのか。そもそも資格の違いすらよくわからないのですが…」

「そうですよね。まず資格の違いについて説明しましょう」

弁護士は法律に関するすべての仕事を引き受けることができる国家資格で、業務として法律事件に関する鑑定、代理、仲裁、和解交渉や、その周旋（仲立ち）となる。弁護士以外で報酬を得る目的でこれらを行うと非弁行為といって法律違反になる。

司法書士は法務局や裁判所等への書類提出が主な職域業務であり、行政書士は市区町村などへの書類提出となる。よって、登記にまつわる関係書類の作成は司法書士で、許認可申請や権利義務・事実関係証明などの書類作成が行政書士となっている。例えば、司法書士は不動産の名義変更（登記）はできても、自動車の名義変更は行えないことになる。

また税理士は、税のスペシャリストであり、法人税の申告や決算書の作成、個人の確定申告を主な職域業務としている。ちなみに弁護士は税理士としても登録することが可能であり、公認会計士も以前は無条件、現在は税法に関する研修を修了した場合は税理士として登録できる。——そう影虎は解説した。

「先ほど、相続も絡めるとおっしゃられていましたが、税理士の仕事に相続も入っているんですか?」

山本が尋ねた。

「税理士も相談先としては間違っていません。ただ、税理士試験で相続税は選択科目なんです。つまり税理士だから皆一様に相続税に詳しいわけではありません。相続は民法の知識も必要としますが、試験にはほとんど含まれていないようですしね」

「だとすると、母がうちの税理士に相続の相談をしたのってどうなんですか?」

「わかりませんが、医療法人の税務を担当されているんでしたら、法人税がご専門なんじゃないでしょうか。しかも今日見た限りでは有効な対策が講じられているとは到底思えません」

「相続税が得意ではないということですか?」

「断言はできませんが」

「そうなった場合、相続は誰に相談すればいいんでしょうか?」

「まずは相続を専門にしている資格者です。選び方として、相続でトラブルがある場合には、その分野に強い弁護士です。また相続税が大きくなりそうならば専門の税理士で、少額ならば税理士もしくは司法書士も対応できます。――いずれにしても、先生方の医師免許と同じで、資格を取ってから後に何を専門に学んできてその業務に携わってきたのかが重要です」

「結局は人なんですね」

「そうです。今回の案件では、意見の対立なく話が進むとは考えにくいですからね」

「でも、どなたに相談したらいいか、まったく当てがないのですが…」

「よければ私のほうで適任者を人選してみましょうか」

「はい、お願いします」

「大輔、顔色悪くなってきているぞ」と佐藤が言った。

「そりゃそうだ。無知ってことがいかに恐ろしいかがわかったよ」

「でもまだ決して手遅れではないんだからさ」

「そうだな。発見が今で良かったと考えるようにするよ」

輸血

「ここまでは止血の話をしてきましたが、次は輸血、つまり手元の現金を増やす必要があります。方法は2つです。追加融資つまり**他人資本**と、そして**自己資本**を増やすことです」

「追加融資というと、借金ですか。やはり借りないとやっていけないですか?」

「でしょうね。ただどれだけ借入が必要なのかは精査しなければわかりません。キャッシュフロー管理もやっていないようですから、調べたら瀕死の状態だったって可能性もあります。手っ取り早くキャッシュを増やすには借金しかありません。決算書が黒字のうちに、借金の一本化と合わせて追加融資についても銀行へ話してみてください」

「わかりました」

「取引銀行だけでなく、他の金融機関にも接触してみてくださいね」

「やってみます。——で、もう一つの**自己資本**を増やすというのは?」

「自己資本は、**純資産**とも言います。つまり、他人から借金とかではない純粋な自分の資産のことです。

——ところで、山本先生はかなり身体を鍛えられているようですね？」

「突然何の話ですか。——でも、はい、筋トレが趣味みたいなものですから」

「佐藤先生は、トレーニングはされていますか？」

「全然です。生活習慣病の患者さんには運動しましょうって言っておきながらね」

「もしも佐藤先生が筋トレを始めるとしたら、どこの筋肉をつけたいですか？」

「腕を太くして、胸板も厚くします。あと腹筋も割りたいかな」

「山本先生、もし佐藤先生へアドバイスするとしたらどのように？」

「まぁ、彼の体つきを見たらメニューなんてすぐに浮かびますよ。とりあえず、デットリフト、スクワッド、それからベンチプレスです」

「なぜその3つのメニューなんでしょう？」

「大きな筋肉から鍛えることによって代謝が上がります。本来初心者であれば動作が固定するマシンで狙った筋肉を鍛えるのもいいですが、正しいフォームを教えてくれる人がいるんだったら、バーベルやダンベルを使ったフリーウエイトにすることで他の筋肉も動員させることができるので、そのほうが効率的かな。徐々にウエイトをかけていけば日常的な動作に必要な筋肉がついてくるから普段の生活でも楽に感じるはずです。それで効率的に効果を感じられることで、継続の動機にもなるからお薦めです」

「上半身を鍛えることばかりイメージしてたけど、下半身強化のメニューが多いのは意外だったな」

「普段からあまり歩いていなさそうだからだよ」

「反論できないな」

「ただ、どっちにしてもまずは骨格の土台となる下半身の筋肉をつけることが大事なんだ。だからデットリフトとスクワッドは必ずやったほうがいいよ」

「――山本先生、それです」影虎が言った。

「どれです？」

「土台作りの重要性です。決算書では、今の貴院は病気に罹っているかもしくは栄養失調状態だと言えます。これまで鍛えてしっかりしていた下半身の筋肉が、近年は完全に衰えてふらふらの状態です」

「ふらふらの状態か」

「図の⑭の経営安全性分析の自己資本比率でそれが見て取れます。純資産が多いということは土台がしっかりしているということです」

「どうやって下半身の筋肉を鍛えていけばいいんですか？」

「純資産の源泉は利益です。売上を増やして費用を抑えて利益を増やせばいいんです」

「ただ、筋肉をつけるのと一緒で一朝一夕とはいきませんよね。しかもどうやって鍛えればいいのか…」

「こちらも方法はあります」

攻めへの一歩

「まずは当たり前のことですが分娩件数を増やさなければなりません。前年と比べていかがですか？」

「昨年の月平均が50件で、今年が今のところ平均で月45件です」

「元号が替わっているので、その分増えていませんか？」

「よくご存じで。改元ベビー特需がついこのあいだの令和元年（二〇一九年）5月6月頃にありました。

それを除くと月の平均はもっと低い数字になるはずです」

「7カ月先までの貴院で産む予定を決めた妊婦さん達の分娩予約の状況はいかがです?」

「状況は同じです」

「となると分娩1件当たりの期待総収入を100万円とすれば、このままでは昨年と比べてさらに毎月500万円の減収を覚悟しなければなりません」

「赤字は免れないでしょうね」

「大輔、人ごとのような言い方だな」佐藤が言った。

「そんなことないさ」

「だったら、すぐその分娩件数を増やさないと」

「そう簡単に言うなよ。そもそも出産まで何カ月かかると思っているんだ」

一般的には、生理開始予定から1週間の遅れによって市販の妊娠検査薬陽性反応を妊婦自身で確認後、妊娠5〜6週の頃初めて産婦人科を受診する。その時エコー検査で最初の妊娠（胎嚢）が確認できた場合、妊娠8週頃までに胎児の心拍を確認するために再度受診する。そして10週頃に初期検査のためにまた受診して分娩予定日が決定され、正常分娩は40週を迎える頃に出産を迎えることになる。つまり、今から妊婦を集めても、分娩件数として結果が出るのは7、8カ月後となる。

「山本先生、**妊娠反応確認目的の初診数**が毎月何人いるか把握されていますか?」

「集計していません」

「この初診数と分娩件数は相関関係にあり、貴院においては最も重要な経営指標です。では、この地域全体の出生数はご存じですか?」

「それは気になって役所に問合せをして把握しています。母子手帳の発行部数が昨年と比べると5％減っているようです」

「ということは貴院の分娩件数が昨年比マイナス10％なので、単純に5％ほど競合他院にシェアを奪われているということになりますよ」

「ですね…」

「その原因に覚えがありますか？」

「はい。ここ数年で、競合する分娩施設のサテライトクリニック（※）が1軒できています。また、それとは別の産婦人科でも僕と同じように代替わりの継承があり、娘婿が院長になってから、経営のテコ入れを積極的にしていると聞いています」
※　病院など入院施設が、集患目的等を目的に患者の利便性を求めて駅前などに開設する分院クリニック
「対抗する手立ては講じられていますか？」

「はい。そのために、清宮先生の本を買ったんです」

「大輔、お前それって最近の話だろ。こんなに減っているのに何も手を打たずに指をくわえていただけだったのか？」佐藤が言った。

「それに気付いたから、何かしなきゃと思ったんだよ」

「で、何やったんだ」

「本で書かれていた**タンジェントポイント戦略**を真似ていろいろやり始めているところだよ」

「効果はあったのか？」

「わからない」

「わからないじゃないだろ。効果測定はしていないのか」

「していない」

「このままじゃ、潰れるかもしれないんだぞ」

「わかってるって」

「何かお前の言い方って他人事に聞こえるんだよな」

「まぁまぁ、佐藤先生、熱くならないでください」

——と、その時、理事長室のドアをノックする音が聞こえ、若い女性がお茶を入れ替えるために入室してきた。

「山本先生、ヒアリングを続けてもいいですか？」

「どうぞ」

「妊反陽性が出た妊婦さんが、次に胎児の心拍確認目的で来院する割合ってどれくらいですか？」

「先ほどお話ししたようにデータ集計していないのでわかりません」

「先生の感覚でいいですよ」

「そうですね。うーん、90％くらいでしょうか」

「そんな高くないですよ」——と、お茶を入れ替えていた女性が急に会話に割って入ってきた。「だいたい70％くらいです」

「それくらいしかないんだ。ところで美咲、なんで知ってんだ？」

「調べてたから」

「何で？」

「お産が減っているでしょ。どこかに原因があるのかなって思って」

「私から、もう少しきいてもいいですか?」影虎が美咲と呼ばれるその女性に話しかけた。「実際の数でもわかりますか?」

「はい。去年9月を調べてみたんです。その時、妊反初診が69人いました。そのうち陽性が出た妊婦さん63人中、当院で心拍確認を取った妊婦さんは45件でした」

「心拍確認までに至らなかった18人の行き先はご存じですか?」

「ハイリスク妊娠でその月は2名ほど他院へ紹介しています。残念ながら流産となってしまった方が5人ほどいらっしゃいました。また、1人は他にかかりつけの病院があったので、10人が理由もなく来院しなくってしまったことになります」

「清宮先生、それって他院と比べてどうなんでしょう?」山本が不安気に尋ねた。

「割合としては多いですかね」

「そうか…、うちは離脱率が高いのか。——あっそうだ、紹介します。彼女ですが、実はさっきもちらっと話に出た僕の姪っ子なんです」

女性は二人に向かって会釈をした。

「桜井美咲と申します」

「桜が咲くなんて、とても素敵なお名前ですね」影虎がそう言うとニコッとほほえんだ。

「そういえば、誠のクリニックの名前にもさくらが付いていたっけ」山本が言った。

「そうだな。ああ、うちの場合は、たまたま前の交差点の名前が桜だっただけだけどね。ところで、大輔にこんな大きい姪っ子がいたなんてな」

「10歳上の姉の子なんだ。継承した頃から一緒にここを手伝ってもらうようになったんです」

「山本先生、桜井さんは数字に詳しいですけど、どんなお仕事をされているんですか？」影虎が尋ねた。

「医事の責任者です。あと広告やホームページの管理とかも彼女の担当です」

「ところで、初めてお会いする女性に失礼だとは思うのですが、今おいくつですか？」

「27歳です」

「清宮さん、デジタルネイティブ世代じゃないですか」佐藤が言った。

「ですね。広告も担当しているそうですが、どんなことをされているんですか？」

「理事長の指示で、駅や道路の看板を増やしたり、地域のフリーペーパーに広告を出したりしました。けど…」

「けど？」

「やりながら、あれって効果あるのかなって。実は私も先生の本読ませていただき、先生も〝集患〟の戦略として書かれていますけど…」

「何か疑問に思いますか？」

「はい。だって今時、駅の看板とかフリーペーパーとか若い子は見ていないですよ」

「おい、美咲」山本が慌ててたしなめた。

「でも、やっていてそう思ったから」

「清宮先生、姪っ子が失礼なことを」

「いえ、山本先生、そのとおりですから」影虎が言った。

「えっ、つまり戦略が違っていると？」

「そうじゃないさ」と佐藤が話に割って入ってきた。「お前、SNSって何かやってる？」

「いや。お前こそどうなんだ」

「何もやったことがない。でもそこなんだ。うちらの思考はそこで止まっているんだよ」

「そうは言っても、美咲たちみたいにプライベート公開して何が楽しいんだか。やる意味がわからないんだよな」

「それそれ。思考停止している自分たちが、時代に合わせて思考とともに戦略もアップデートしなきゃいけなんだよ。プライベートなら別に困らないんだけど、自分ら経営者だろ。つまらないからやらなくていいってことにはならないんだよ」

「アップデートねぇ…」

「佐藤先生から、山本先生と桜井さんに例のデジタルマーケティングへのアップデートの話をしてみていただけますか」と影虎が佐藤に促すと、佐藤が自らの最近の出来事を交えて、先月影虎から教わった伝統的マーケティングからデジタルマーケティングへのアップデートの必要性を彼なりの解釈で説明した。

「清宮さん、こんな感じの説明で間違っていませんか？」

「ええ、十分です。産科のターゲットはまさにここにいる桜井さん世代なんです。その感性や進化した技術に合わせて、〝集患〟の戦略がアップデートされていくべきなんです。それこそがシェアを奪われ続けている貴院にとって、反撃の狼煙となる攻めの一歩目となります」

攻防

「妊反初診から心拍確認目的への受診の予約はどうされていますか？」

「また来てねって感じですね」山本が答えた。

「特には予約を取っていないと？」

「はい。――美咲さ、予約したいと患者さんから受付で言われることはあるんだろう？」

「その時はこちらで予約を取ります」

「山本先生、母子手帳取得については？」影虎が尋ねた。

「この時点では伝えていません」

「桜井さん、ここの自治体だと、この時点で母子手帳を発行してくれますか？」

「はい」

「手帳を入手できれば自治体から健診に関する助成も使えますよね」

「使えます。患者さんの負担が減るからいいかなって私も実は思ってるんですけど」と、美咲が山本のほうをチラッと見た。

「美咲からその件、提案されたことがあります。ただこの段階だと心拍が取れてないことも多いですし、心拍確認が取れたとしても流産の可能性も決して低くはありません。仮に母子手帳を取得して残念なことになってしまったとき、母子手帳を見て悲しい思い出にならないかという助産師さんからの意見もあるようで、親父の代から母子手帳の交付は心拍が取れてからってことになっているんです」

「先生は、それについてどう思われますか?」

「実は昔バイトに行っていた先輩の病院だと、妊反初診で陽性がでたら助産師さんから手帳の取得を促していました。先輩は、未来志向に考えていて、赤ちゃんが存在した記録の一つになるんじゃないのって言っていました。なるほどなと」

「反対ではないんですか?」

「そういうことになります。窓口での支払いも安くなるので患者さんのメリットになりますし。でも昔からの慣例を変えていくのも大変だから、提案は保留だって、美咲には話しました」

影虎が頷いた。

「では次に桜井さん、胎児の心拍確認が取れたあと、貴院で出産することに決めて分娩予約をした妊婦さんはどれくらいですか?」

「確か11人です」

「では心拍確認後、次の初期指導を受けた妊婦さんは何人でした?」

「ちょっとスマホを見てもいいですか? データを見たいので」

「スマホで見られるの?」山本が尋ねた。

「パソコンとデータ共有しているからね」と、美咲はスマートフォンを取り出して画面をフリックし始めた。

「心拍確認できた患者さん45人のうち、33人です」

「妊反目的初診の69人中、最終的に分娩予約した妊婦さんは?」

「26人です」

「里帰り出産で他院に紹介する妊婦さんと、その反対に貴院で分娩予約した逆里帰りの妊婦さんは？」

「すみません、そこまでデータは取っていませんでした」

「近隣の産婦人科からセミオープンでの紹介は何件ありますか？」

「そこもデータはありません」

「10人前後は紹介をいただいているかと思います。調べたほうがいいでしょうか？」山本が言った。

「いいえ、大丈夫です。――あと、紹介元の医療機関はどれくらいありますか？」

「定期的に紹介をいただくところとして、近隣のレディースクリニックが数軒あります。また、不妊治療のクリニックや市内でも少し離れたクリニックなど数軒からも不定期ですが紹介があります」

「ありがとうございます。桜井さん、もう少し質問していいですか？」

美咲は頷いた。

「心拍確認目的で来院された時の妊婦さん、窓口での支払いはどれくらいですか？」

「再診料、エコー検査と尿検査で6000円くらいだったかと思います」

「10週目初期指導の時の初期健診費用は？」

「35000円くらいです。ただ、この時点では母子手帳をもらってきているので、それについてくるクーポンをもっている患者さんの場合の自己負担は18000円だったかと思います」

「わかりました。ありがとうございます」

「すみません。何を話しているのか、さっぱりわからないんですが…」佐藤が口を挟んだ。

「簡単に言えば、妊反初診の入口から出産までの出口に至るプロセスをチェックしているんです。今度改めてお教えしますよ」

佐藤が頷き、影虎が話を続けた。

「ここまで話を聞いたところでは、初期離脱の多さだけでなく、心拍確認後の離脱も多い印象ですね」

「それって僕の診療に問題があるんでしょうか？」

「診察されているところを実際見ているわけではないので何とも言えませんが、初期離脱の多さは、妊娠反応で陽性が出た妊婦さんへの次回来院の予約が徹底できていないことが原因の一つではないかと」

「予約を徹底すればいいんでしょうか？」

「はい。それを、医師がやるのか、助産師なのか、受付でやるのかは、皆さんで検討してください」

「美咲のところでやれば？」

「受付じゃないほうがいいよ」美咲が言った。

「お前らが面倒だからか？」

「違うよ。出産を希望する妊婦さんばかりじゃないでしょ」

「そうか、それもそうだな」

「確かにこの時点ですと、出産希望以外にもアウス（※）もしくはまだ出産を迷われている妊婦さんもいらっしゃって、受付では聞きにくいケースも少なくないですからね」影虎が言った。
※　人工妊娠中絶を表す医療用語
「だとすると、診察した医師か助産師がいいか」

「予約率を上げるのであれば、診断した医師が次の予約を取るのが一番ですが、ただ診察の時間が長くなってしまいます。――とすると？」

「助産師さんにお願いしてみてはどうでしょう」美咲が言った。

「――ですね。それが最善かもしれません。ところで山本先生、陽性反応が出た妊婦さんに対して、助産師がどのような説明をされているのか把握されていますか？」

「そう言われてみると、わかっていません」

「一度きちんと確認されたほうがよいかと思いますよ。離脱率を下げるという論点に立てば、母子手帳の取得もこの時点で妊婦さんへ促したほうがいいですからね」

「心拍確認から初期指導での離脱を減らすことはむずかしいんでしょうか」山本が尋ねた。

「可能です。そのために心拍確認時の支払い額を確認させていただいたんです」

「金額6000円で何かわかるんですか？」

「血液型や不規則抗体、感染症などを調べる血液検査は、次回の初期指導でやられていますよね」

「そうです」

「そこに医学的に意味はあるのでしょうか？」

「いえ別に。これも親父の代から慣例です」

「何かしらの理由や経緯もあるかもしれませんが、論点を離脱率に限れば、心拍確認が取れた時点で何かしらの検査をすればどうなりますか？」

「必ず検査結果を聞きに来ますよ」佐藤が言った。

「そうなれば、離脱する妊婦は確実に減るはずです」

「でも清宮さん？」と美咲が手を上げた。「そうしたら、妊婦さんの負担が増えちゃいます。最初の段階で、ここは診察代が高いって思われてしまいませんか？」

「美咲の言うとおり、敷居が高くなって逆に離脱が増えるのではないでしょうか？」山本が言った。

「それを防ぐためには、きちんとした説明が必須です」

「説明ということなら、心拍確認できた妊婦さんには助産師指導を行っていますから、そこでならばやれそうですが…」

「ただ、助産師さんが何を説明しているのか、先生ご自身が把握していない時点で、プロセス全体のマネジメントができていないということです」

「すみません」

「山本先生を責めているわけじゃありません。〝責め〟る違いで、貴院にとってここも〝攻め〟どころだと言うことです」

「つまり、攻めの二手目だと？」

「はい。産婦人科分娩施設のマーケティングは、8カ月近い長いプロセスによって成立します。ただ貴院の場合、長いプロセスのどこかで売上がもれてしまっている状況です。それを改善すれば、間違いなく売上は増えます」

マネタイズモデル

「同じ医療機関なのに、内科とはまったく違う世界の話を聞いているようですよ、清宮さん」佐藤が言った。

「特殊性はありますが、問題や課題に対してのアプローチの仕方は内科も産婦人科も変わりません。それは、飲食店や物販といった医業とは関係ない業種でも同じです。ただ、業種業態によって利益構造が違

図表20　レセプト分析表

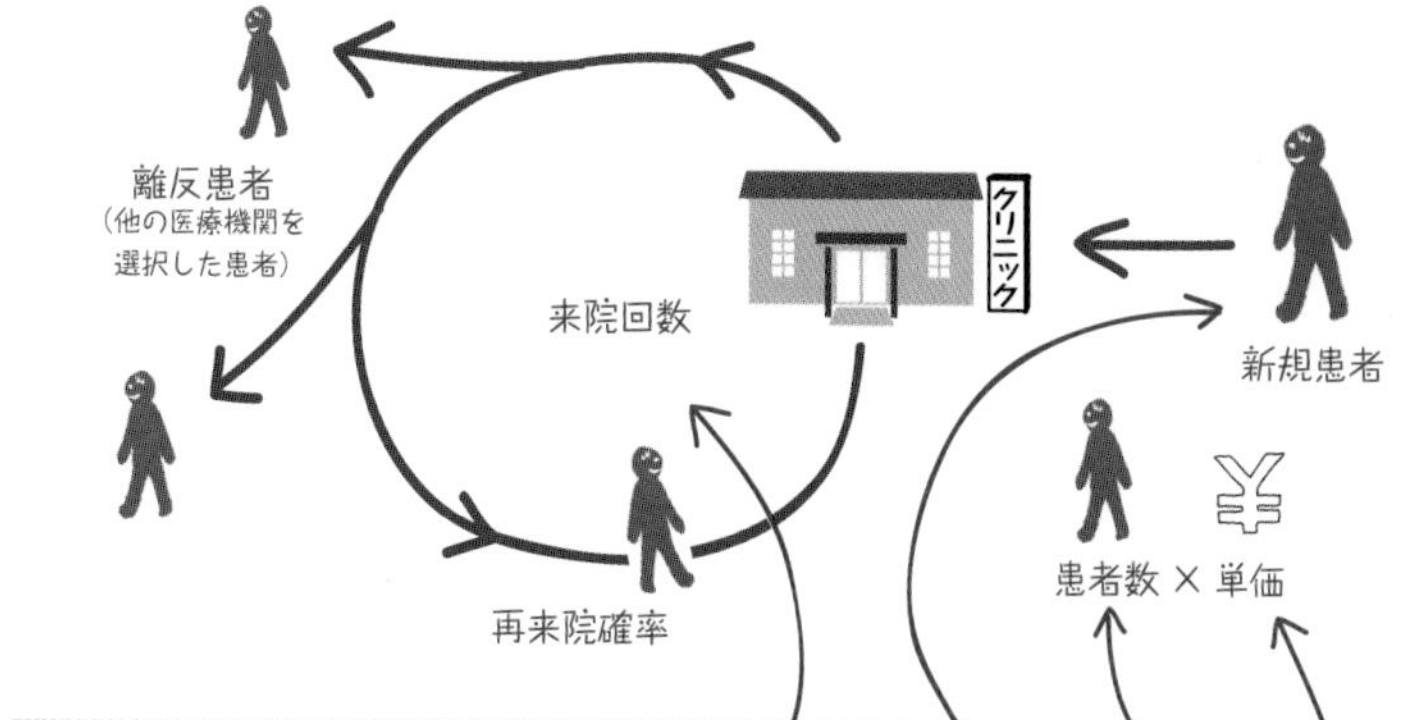

保険診療							
レセプト単価	1日平均点数	診療日数（半日は0.5）	平均来院回数	再来院確率	1日平均新規患者数	1日平均患者数	診療単価
11,336	9,919	12.0	1.51	34.0%	8.8	13.3	7486

出典『"集患"プロフェッショナル』

っているので、初めての業種業態の組織に対するコンサルティングに着手するときには、まず、**利益ツリー**の構築を徹底的に行います」

それは、純利益を因数分解することで、純利益は売上と費用に分解され、さらに売上は単価と客数に分解される。また費用は変動費と固定費、固定費も人件費や各種経費に分解してツリー上に分解したものを利益ツリーという。

「そういえば、内科で使っている**レセプト分析表**は保険診療収入を簡易的に因数分解しているっておっしゃってましたね」佐藤はそう言い、山本が持ってきた影虎の著書をめくった（図表20）。

「この図では、総点数を因数分解しています。患者数は、新規で来院した患者と離反せずに再来院した既存患者の合計です。その診察のたびに診療報酬が課金されていくことをこの図で表しており、これが内科という業における**マネタイズモデル**です」

「どんな意味なんですか？」と美咲が聞いた。

「マネタイズというのは、事業活動をどのように

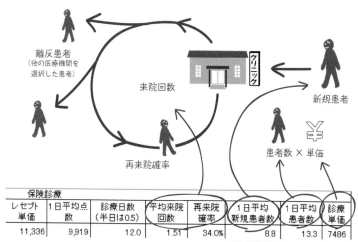

してお金に換えていくかといった意味のビジネス用語です。私たちは、どの業種業態でもまずマネタイズモデルを頭にたたき込んでから仕事に臨みます。私の場合は、自分で丹念に研究してモデルをゼロから構築することが多いですね」

「でもこの本では、そこには触れていませんよね」山本が言った。

「はい。内科だと診療報酬という課金モデルがすでに構築されているので、マネタイズということを改めて意識することはないからです」

「確かに、売上のことだけ考えれば、患者と単価を上げていけばいいですからね」佐藤が言った。

「だからといってそれを実行するのは簡単ではないですよね。そこで素因数レベルまで分解し、因果関係を論理的に捉えていくことが私の仕事には求められます」

「それを例えて、我々医者がやっている鑑別診断だと前におっしゃっていましたね」

「そんなところです。それがツリー状でもいいですし、それ以外の多くのフレームワークが頭の中で図式化されていれば、原因や結果に効率的に近づくことができます。売上を上げるという課題へアプローチする際のそれがマネタイズモデルだということです。――そうだ佐藤先生、本のなかの［集患クリティカルパス］のページを開いていただけますか」

佐藤が、そのページを開いて見せた（図表21）。そこには増収のためのプログラムが示されている。

「この図には、①新規患者獲得プログラム、②患者離反防止プログラム、③来院頻度増加プログラム、④診療単価適正化プログラムとあります。先ほどの図に描いたマネタイズモデルそのままだと思いませんか？」

「確かに、新規、離反、頻度、単価の4つの視点で描かれていますね」佐藤が言った。

「つまり、本書のコンセプトそのものがマネタイズモデルなんですよ。――本書の舞台となっているのは内科ですが、内科で離反の可能性が少ない、来院頻度の高い患者はどんな患者ですか?」

「生活習慣病などの慢性疾患の患者と、内視鏡検査を毎年定期的に受けてくれる専門領域の患者です」

「内科、生活習慣病を抱えた患者を新規で集めて、それが定着してくれれば経営は安定します。その実現のためには、患者とクリニックとの接点を最適化していく必要があります」

「それが**タンジェントポイント戦略**ですね」

「このセオリーは、経営学の観点から医業という分野においての今のところの最適解でしょう。その接点を簡単に図式化したものがこれです」影虎が別のページ（図表22、23）を開いて示した。

「あ、それ、覚えています」山本が言った。「内科医の主人公と奥さんが、イタリアンレストランのマーケティング事例からヒントを得て集患のアイデアにつなげていく場面ですよね」

「イタリアンレストランとクリニックですから業種は違いますが、ベースとなるマネタイズモデルは同じです」

「だから飲食店のコンサルティングもできるというわけなんですね。でも料理ができなくて、飲食店経営のコンサルティングってできるものなんですかね」佐藤が言った。

「佐藤先生、私は医師ではありませんが、医業のコンサルティングをやっていますよ」

「確かにそうでした。ベースとなるモデルが同じであれば、どんな業種にも応用できるのでしょうね」

「はい。ただし、それはあくまで理論上ですけどね。実際には、それぞれの業界特有の知識や人脈、経験が必要ですから」

「清宮さんは、医療経営の専門だと考えて良いのですね」山本が尋ねた。

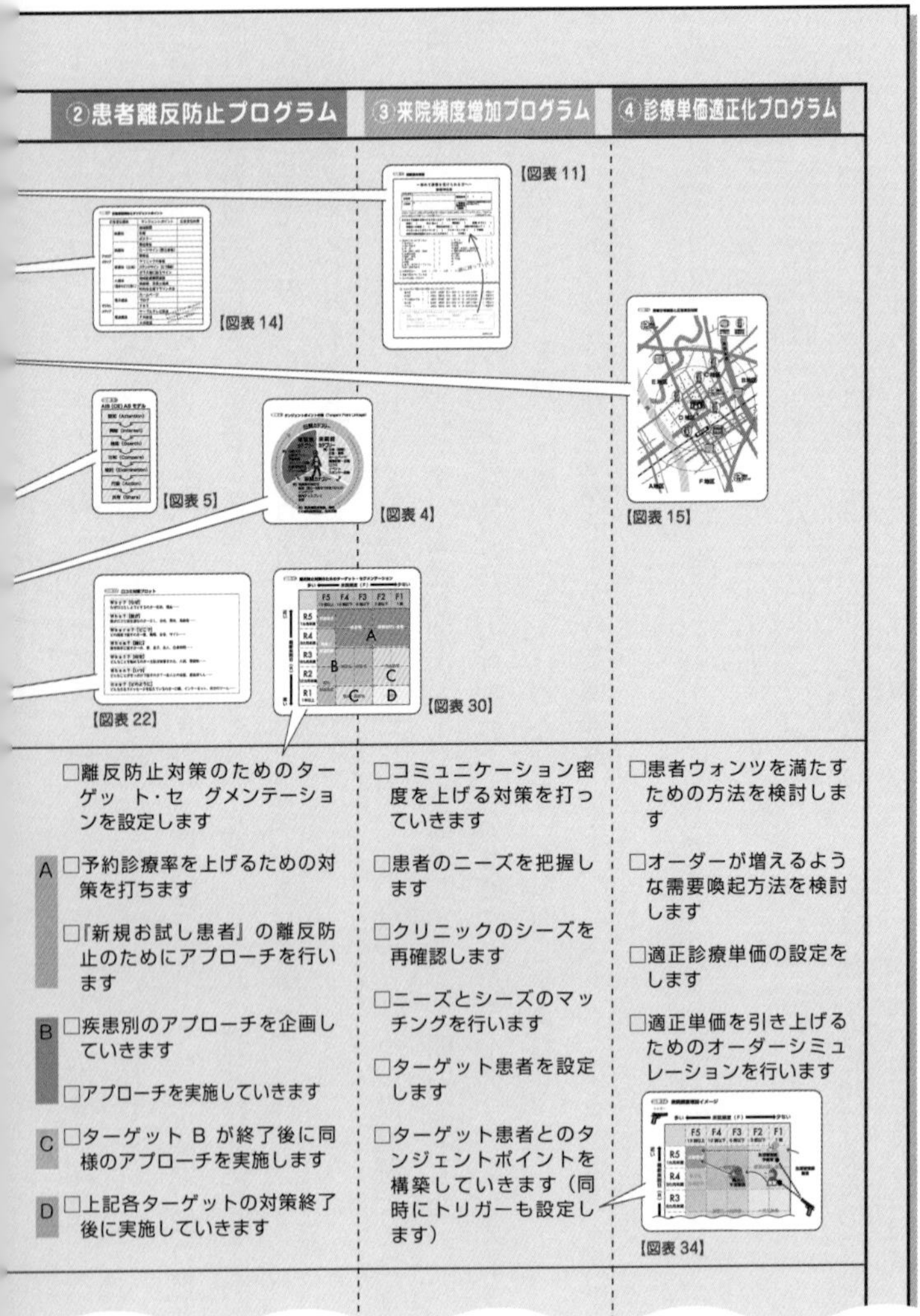
②患者離反防止プログラム
③来院頻度増加プログラム
④診療単価適正化プログラム
【図表 11】
【図表 14】
【図表 5】
【図表 4】
【図表 15】
【図表 22】
【図表 30】
A
B
C
D
□離反防止対策のためのターゲット・セグメンテーションを設定します
A □予約診療率を上げるための対策を打ちます
□『新規お試し患者』の離反防止のためにアプローチを行います
B □疾患別のアプローチを企画していきます
□アプローチを実施していきます
C □ターゲット B が終了後に同様のアプローチを実施します
D □上記各ターゲットの対策終了後に実施していきます
□コミュニケーション密度を上げる対策を打っていきます
□患者のニーズを把握します
□クリニックのシーズを再確認します
□ニーズとシーズのマッチングを行います
□ターゲット患者を設定します
□ターゲット患者とのタンジェントポイントを構築していきます（同時にトリガーも設定します）
□患者ウォンツを満たすための方法を検討します
□オーダーが増えるような需要喚起方法を検討します
□適正診療単価の設定をします
□適正単価を引き上げるためのオーダーシミュレーションを行います
【図表 34】

出典：「"集患" プロフェッショナル」

図表21　集患クリティカルパス

集患クリティカルパス

	目標管理	①新規患者獲得プログラム
1カ月目	□収支計画表及び資金繰り計画表の作成を行います 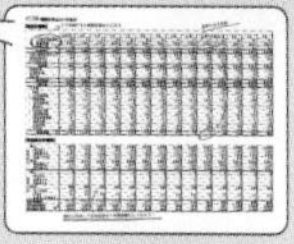 【図表7】 □目標達成シミュレーションを行います（3月実績をもとに以下の3つのケースを想定してシミュレーションを行います） ケース①新規患者だけで増やす ケース②既存患者の来院頻度を上げて増やす ケース③新規と既存の両方で増やす □一年間の目標一日平均患者数と診療単価を設定します 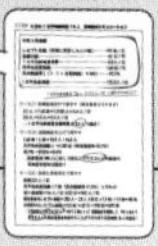 【図表10】	□問診票を変更して経路分析の精度を上げていきます 【広告宣伝対策】 □広告宣伝媒体別にタンジェントポイントを抽出し、対策を立てていきます □患者分布調査結果より鉄媒体（看板類）の設置場所を決めていきます □イベントを企画してタンジェントポイントを増やします □デジタルメディア（ホームページ等）のタンジェントポイントについても検討していきます 【口コミ対策】 □来院行動の動機を AIS(CE)AS モデルを使用して仮説設定します □タンジェントポイントの環を構築していきます □口コミ対策プロットを作成します
2カ月目	□プロセスマネジメントを行います 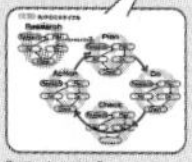 【図表23】 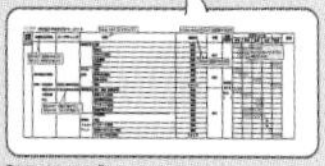 【図表24】 □目標値のモニタリングを行います 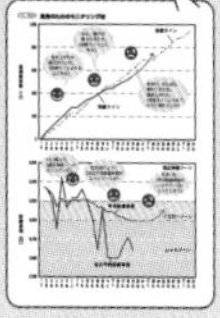 【図表25】	□経路分析を再度実施します 【広告宣伝対策】 □電柱看板を設置します □ロードサインを設置します □各種広告、広報、告知を行います 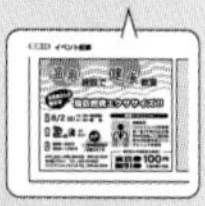 □イベントを実施します 【図表18】 【口コミ対策】 □口コミツールミックスについて吟味していきます □口コミツールを導入します 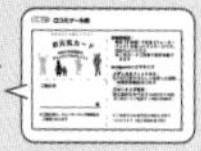 【図表21】

図表22 タンジェントポイントの環（Tangent Point Linkage）

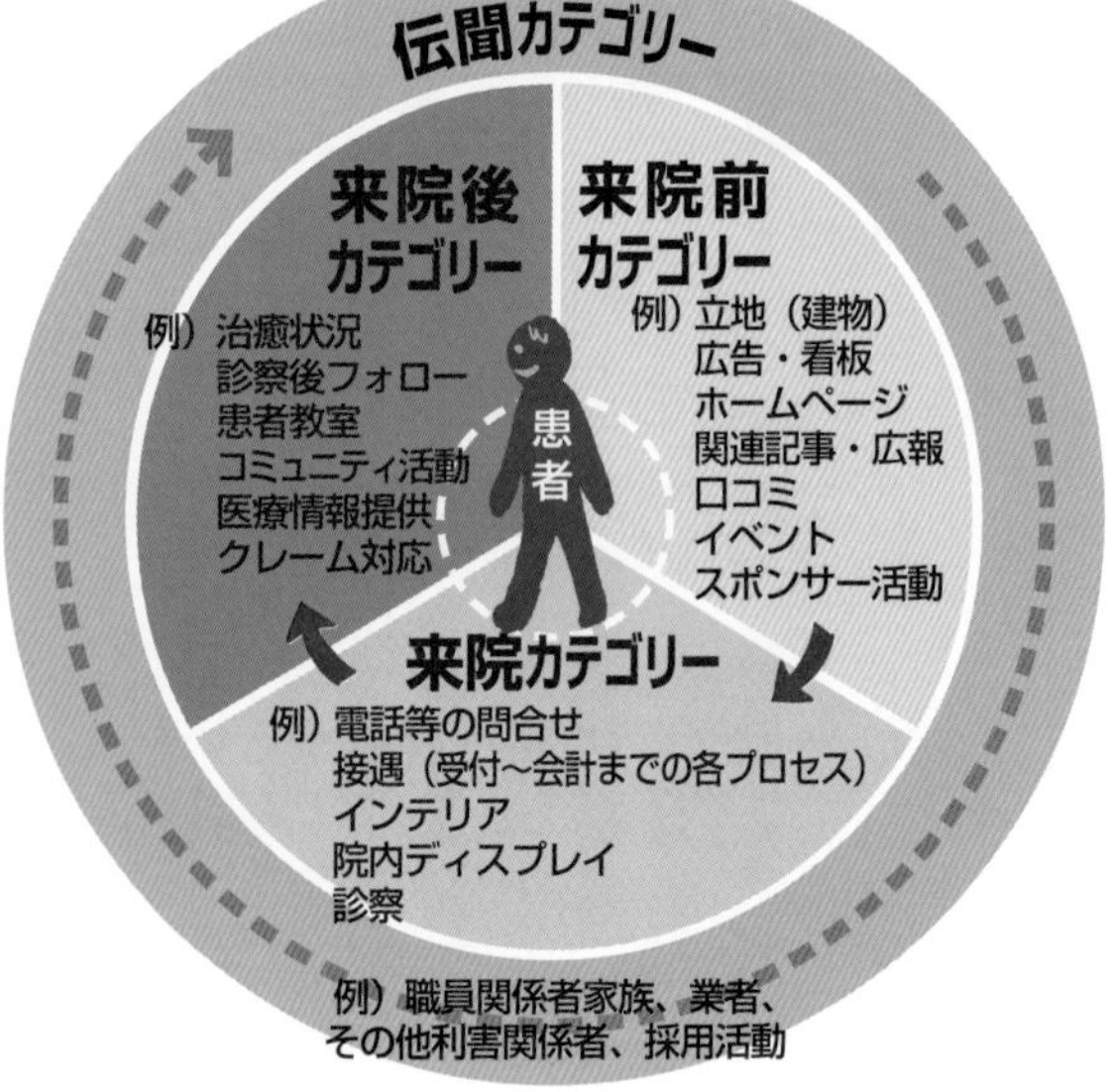
伝聞カテゴリー
来院後
カテゴリー
例）治癒状況
診察後フォロー
患者教室
コミュニティ活動
医療情報提供
クレーム対応
来院前
カテゴリー
例）立地（建物）
広告・看板
ホームページ
関連記事・広報
口コミ
イベント
スポンサー活動
患者
来院カテゴリー
例）電話等の問合せ
接遇（受付～会計までの各プロセス）
インテリア
院内ディスプレイ
診察
例）職員関係者家族、業者、
その他利害関係者、採用活動

出典：「"集患"プロフェッショナル」

「そう思って仕事はしています。ただ、内科と産婦人科の違いでもおわかりのように、医業といっても業態は多岐にわたっています。私は病院、クリニックの両方から相談を受けていますが、そもそも大企業、個人商店ほどの違いがそこにはあります。また病院でも急性期の病院と療養型病院では、マネタイズモデルが違っていて、いわば飲食業とホテル業を扱っているようなものです」

「確かにそうでしょうね」

「しかも、急性期病院一つとっても都市型なのか地方なのか、地域支援病院になっているような中核の大規模病院なのかそうでないのか、所属されている医師の専門性や手技、医療機器なども違います。もっと言えば、病棟機能も一般病棟や回復期リハビリテーション、障害者病棟など、それぞれでマネタイズモデルに違いが出てきます

図表23　イタリアンレストランAIS（CE）とタンジェントポイントの環

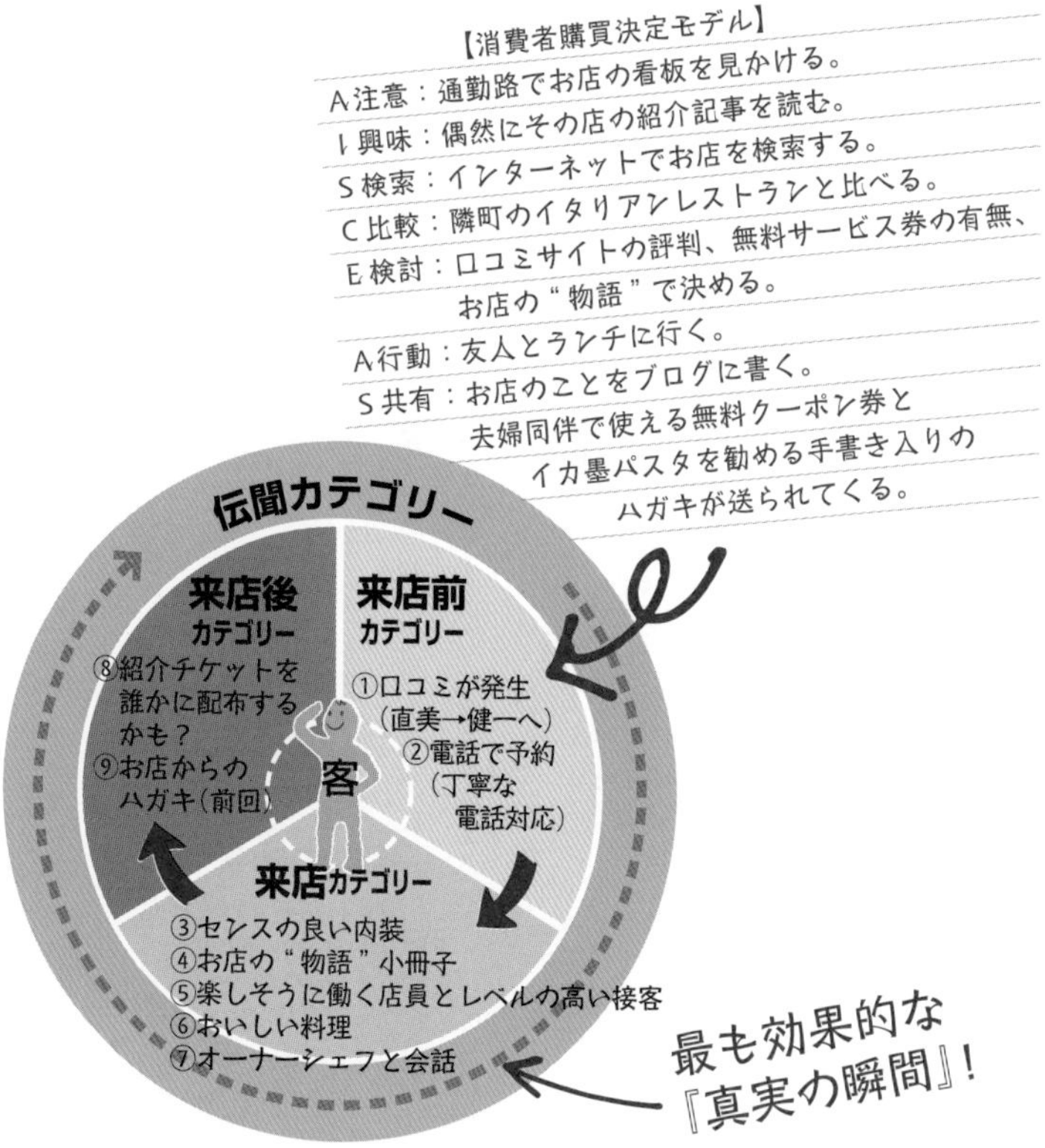
【消費者購買決定モデル】
A注意：通勤路でお店の看板を見かける。
I興味：偶然にその店の紹介記事を読む。
S検索：インターネットでお店を検索する。
C比較：隣町のイタリアンレストランと比べる。
E検討：口コミサイトの評判、無料サービス券の有無、
お店の“物語”で決める。
A行動：友人とランチに行く。
S共有：お店のことをブログに書く。
夫婦同伴で使える無料クーポン券と
イカ墨パスタを勧める手書き入りの
ハガキが送られてくる。
伝聞カテゴリー
来店前カテゴリー
①口コミが発生
（直美→健一へ）
②電話で予約
（丁寧な
電話対応）
来店後カテゴリー
⑧紹介チケットを
誰かに配布する
かも？
⑨お店からの
ハガキ（前回）
客
来店カテゴリー
③センスの良い内装
④お店の“物語”小冊子
⑤楽しそうに働く店員とレベルの高い接客
⑥おいしい料理
⑦オーナーシェフと会話
最も効果的な
『真実の瞬間』！

出典：「“集患”プロフェッショナル」

から、都度切り替えないと対応ができません」

「うちのような産婦人科だと、本に書かれている**タンジェントポイント戦略**というセオリーは使えそうだけど、この増収プログラムは合わないなって思っていたんですよね」山本が言った。

「産科の増収プログラムとなるマネタイズモデルの概要は先ほどお伝えしたとおりです」

「攻めの一手と二手ですよね」

「マーケティングをデジタル化することで妊娠反応確認目的の初診を増

やし、プロセスにメスを入れて改善を図り、プロセス全体で分娩数を増やすことです。それがマネタイズモデル構築へのアプローチです。攻めて、シェアを奪い返してください」

「頑張ります」

「それと同時に〝守り〟も大切です。資金調達と借入金の一本化による資金繰り対策、役員報酬の見直しを含めたコスト削減、財務リスク回避のため**出資額限度法人**等への切り替えなどによる法人財産の保全スキームづくり、そして山本家の資産を守るための相続対策への取組み――この4つのポイントの見直しを進めてください」

「わかりました。――清宮先生、本日はとても参考になりました」

「頑張ってください。貴院にとってかなりの難局であることは間違いありません。攻守を意識して取り組んでみてください」

「はい、ありがとうございます」

山本と美咲は椅子から立ち上がり深々と頭をさげた。

そして3人に玄関口まで見送られて、バタバタバタバタという昔の2気筒の軽いエンジン音を響かせながら影虎は帰路についた。

佐藤の成果

―2019年10月某日―

「ここ数日、雨が続きますね。――今日は新しいほうですか?」

［さくら交差点　内科・消化器内科クリニック］の診察室を影虎が訪れると、いつものように開口一番、佐藤が言った。

「古い車は、構造的に雨に弱いんで乗らないようにしているんです。だから、天候不順が続くときに割り切って、メンテナンスに充てるんです。手間をかけるだけ快調に走ってくれますからね」

「楽しそうですね」

「はい。楽しい手間ってものがあるんですよ。クラッシックカー乗りの粋狂なんでしょうが…。――話は変わりますけど、今日の午前診は悪天候の割に混んでましたね」

「特に今日は、予約外の風邪の患者さんが多くて」

「この時期は昼夜の寒暖差も大きくなりますからね。ところで、インフルエンザワクチンの予約はいかがですか?」

「まだこの時期は、かかりつけ患者さんが中心なので例年のペースです。ただそれで気になっていることがありまして」

「何でしょう?」

「前回、立花先生のところに合わせてワクチン接種料を２８００円に下げたじゃないですか」

「はい」

「ホームページで告知した翌日に向こうが２６００円に引き下げてきたんです」

「先方も貴院を意識しないわけがないですからね」

「今回の件で、それが理解できました。となるとワクチン接種がピークになる11月は去年より減ってくるんでしょうか？」

「貴院も開業当初から、地域最安値で集めてきているので何らかの影響はあるでしょう。ただ、これまでは客寄せの意味合いでそうしてきましたが、クリニックも成長しましたので、そろそろこのやり方も変えていいんじゃないでしょうか」

「不安で今シーズンは接種料を下げましたが、来シーズンは考えます。結局ワクチン接種は予約なしでも可能なので、予約患者さんの待ち時間が増えてしまうんですよ」

「来シーズンとは言わずに、すぐに予約に切り替えてもいいと思います」

「わかりました。さっそく看護師と相談してみます」

「――少し変わりました？」

「何か？」

「開業当初みたいに、何か積極的かなって」

「確かに少し前とは気持ちの持ち方は変わりました。立花先生も開業当初なので〝攻め〟のスタンスになるのは当然だと思います。それと山本先生の相談に立ち会ったときに、刺激をもらいました。自分もまだまだ〝攻め〟なければダメだなって」

「山本先生といえば、あの後お二人で飲まれたそうですが、かなり深酒をされたと聞きましたよ」

「よくご存じで。ただ、昔ほどお酒が呑めなくなりましたよ」

「山本先生は、あの体つきですから、相当いける口なんじゃないですか？」

「まだまだ若いですよ。体力差を痛感しました。あの時、清宮さんが筋トレの話題を取り上げたもんだから、その後も筋トレについて懇々と語られましたよ」

「やる気になりましたか？」

「実は、自分もやろうかなと」

「乗せられましたね。身体のケアは優先度の高い〝守り〟の一つですからね。ぜひ乗せられてください」

「ただ、続くかどうか…。時間もなかなかとれないし…」

「時間は無理矢理作ってください。しかも他人を巻き込んで」

「どういうことですか？」

「ＣＭで流れていますよね。結果にコミットするという謳い文句で」

「さえない感じで登場して、一周回ると筋肉ムキムキになるやつですよね」

「他人に強制的に言われないと鍛えられないと考える人たちが多いから、あのビジネスが成り立っているんでしょうね」

「考えたことはありますが、高そうで…」

「先生の所得からすれば、払えない額でもないでしょう。コストではなく投資だと考えてください。自分一人でやれないと自覚があるのであれば、さっさと他人に頼ることが合理的ではないでしょうか」

「そうですね。考えてみます」

「私はその会社の回し者ではありませんよ。別に、近くのスポーツクラブやジムのプログラムに参加することでもいいと思います。定期健診や人間ドックと併せて、しっかりと〝守り〟としての自己管理をしていきましょうね」

「まさに医者の不養生ですからね」

「まずは、何でもすぐ動くことです」

佐藤は、付箋を取り出し［すぐ動く］と書き、電子カルテの画面の枠に貼った。

「――そういえば、飲んだときに、山本先生から清宮さんがどんな人なのか訊かれました」

「それで、どんな人だと？」

「内緒です。でももっと相談したかったようでした。あの後、彼から連絡来ましたか？」

「はい。翌日にサポートしてほしいって、直接お電話をいただきましたよ」

「なんだ、紹介してやったんだから一言礼があってもいいのに。それにしても、翌日ですか」

「山本先生もすぐ行動されたんでしょうね」

「そうか、自分も行動しなくちゃ。――それでは、いつものようにお願いします」

影虎はレセプト分析表から患者動態を確認し、わずかでもリスク要因になりそうなところを拾い出し、佐藤へ質問しながら疑念となる部分を潰していった。

「過去最高の総点数が出ましたね」

「おかげさまで1日平均患者数もついに50人を超えました」

「スタッフの皆さんはだいぶ慣れてきましたか？」

「そうですね。患者が増えてもクレームは出ていません。アドバイスどおり、グーグルのクチコミを全員で共有して話し合ったので、みんなの意識は上がったんじゃないかと思います」

「でも、人は忘れる生き物ですから、それを忘れずに」

「ですね。定期的にミーティングのテーマに取り上げていきます」

「それと、例の落ち込んだ新規患者数ですが、１２１件から２０６件と増えましたね」

「アップデートのおかげですよ」

「ただ実は、立花先生のクリニックも意識してか、Ｗｅｂ広告の強化を図ってきてますよ」

「なぜそう言えるんですか？」

「グーグル広告のオークション分析機能でわかります」

佐藤のパソコンからグーグル広告にログインさせて、オークション分析機能について説明した。その機能は、競合の出稿状況の把握、競合との広告表示の重複率、インプレッションシェア（広告表示機会の獲得率）、広告の上位掲載率などがわかる。

「重複率が上昇し、上位掲載率が下がっています。まだコンバージョンには影響が出ていませんが、出てくるようであればまた対策を打ちましょう」

「わかりました」

「チューニング精度も上がっているので、ここでグーグル広告の費用を上げてみてはいかがですか？」

「どれくらいがいいでしょうか？」

「駅看板や電柱看板はすでに費用対効果は出ていません。駅看板は、駅前にできた競合もあるので契約を1年更新して、その他は止めて、その分をグーグル広告に回してみてはいかがでしょうか」

「わかりました。そのグーグル広告ですけど、エキスパートモードにチャレンジしようかなって思うんです」

「積極的でいいんじゃないでしょうか」

「勉強しながらやってみます」

「そうしたら次は、グーグルマイビジネスとヤフーロコについて確認させてください」

影虎は、解析後に細かい改善点について指摘し、その後も前回の課題のフォローアップを行い、今日の面談を終えた。

「ふぅー、まだまだこのテーマは慣れないですね。疲れました」

「地道にコツコツです。デジタルマーケティングといっても、その段取りは人間がやるものですから」

「頑張ります。今日もありがとうございました。今日はこれでお仕事終わりですか？」

「いえ、これから山本先生のところへ伺うことになっています」

解決の枠組み

雨足が強くなり、車のワイパーが激しく動き出してきた車中で影虎は、運転に集中しつつも、次の案件に臨むにあたって設定した仮説の戦略に基づいて、頭の中でシミュレーションを繰り返し行った。

「土砂降りですね」

山本が、傘をさして影虎を駐車場へ出迎え、影虎はその傘に入り、二人は院内へと入っていった。

「先日は、銀行交渉の同席ありがとうございました」

「その後、銀行から回答はありましたか？」

影虎は、山本からの依頼後に資料を取り寄せて事業計画を策定し、銀行へ追加融資と複数の借入れの一本化の交渉に参加していた。

「ええ。こちらの要求通りでいけそうです。清宮先生のプレゼンのおかげです」

「貴院とのこれまでの取引実績やご両親個人の資産など、交渉における武器があったからですよ。――でもこれで、10カ月先までの資金繰りはなんとかなりそうですね」

「助かりました。それと、当院の経営状況をいろいろ調べてみたら、ほぼ清宮先生の推察通りでした」

「やっぱりそうでしたか。では、役員報酬の見直し、お父様個人へ毎月支払われている地代の引き下げ、それと出資額限度法人への切替えについて、順に手をつけていきましょう」

「清宮先生の言われたとおり、両親にこの件を話してみました。まあ、どこまで理解したかわかりませんが、全部お前に任せると」

「お姉様には？」

「母伝いではありますが、両親の意向に従うと」

「あとは事務長さんですか」

「やっぱり、もめますよね」

「今まで通りの関係性ではなくなるでしょう。ただ議決権では勝ってますし、ごねてきても一応の対策は考えてます」

「ここまできたら腹をくくるしかないっすね」

「ええ。機微な事案でもあります。弁護士や税理士へコンサルトを依頼することになりますが、懇意にされている方はいらっしゃいますか？」

「親の代でお世話になっていた方はいますが、これを機に変えようかと」

「よろしければ、私からご紹介しますので、早急に面談してください」

山本が頷いた。

「これで〝守り〟は固めていけるはずです。次は〝攻め〟ですが…」

「少しお待ちいただけますか」

山本は内線電話の受話器を取って一言二言話をした。まもなくして美咲が来た。

「彼女には、これから経営全般を手伝ってもらうつもりです」

山本がそう言うと、美咲が影虎へ近寄り名刺を差し出した。手渡されたその名刺の肩書きは、理事長秘書となっていた。今度は影虎も美咲に自分の名刺を渡した。

「武将みたいなかっこいいお名前ですね」名刺を見ながら美咲が言った。

「この前、清宮先生も美咲の名前褒めてましたけど、何をお互い褒め合ってんだか。僕なんか、苗字も名前もよくあるのでうらやましいです。これって上杉謙信の初名の長尾景虎から取られたんですか?」

「よくご存じで。祖父が歴史好きで、そうだと聞いています。うらやましいと言われますが、子どもの頃はしょっちゅういじられました。その頃は、先生のようなよくある名前に憧れましたけどね」

「今はどうなんですか?」美咲が聞いてきた。

「気に入っています。皆さんにはすぐに覚えてもらえますし、良い名前だと思っています」

「私も影虎先生って呼ばせていただいても良いですか?」

「もちろんかまいませんよ」

「ところで上杉謙信といったら戦上手で戦国の世でもほぼ負けていないような軍神で、希代の戦略家と

図表24　山本産婦人科醫院　月平均分娩予約数推移

	月平均分娩予約数	備考
2013年	53.2	昔は平均65件は取り扱いしていた
2014年	57.4	クリニックの新築移設
2015年	60.3	新築移転効果による増加
2016年	58.1	現理事長への交代
2017年	53.1	競合クリニック継承により競合が経営を強化し減少
2018年	50.1	地域の出生数減少の影響もあり？
2019年	43.9	年内予約件数含む

※現理事長就任前までは分娩取扱実績

いう評価ですけど」山本が言った。

「お詳しいですね」

「僕も歴史好きで。清宮先生とそのイメージをダブらせてます」

「それはプレッシャーですね。でもその役割が果たせればいいですけど。ではその上杉謙信の得意の〝城攻め〟を開始しましょうか。それでは、桜井さん」

「美咲でいいですよ、影虎先生」

「では美咲さん、山本産婦人科醫院の過去の分娩予約数は調べてありますか？」

美咲は頷き、タブレットの画面を影虎へ示した（図表24）

「以前は紙カルテの運用であまりデータ自体がまとまっていなくて、とりあえず2013年以降のデータまでは抽出できました。備考欄には当時の特記事項を書いておきました」

「改めて数字にするとショックだな」

「山本先生、ショックついでに、私もこんなグラフを作ってみたんですけど」（図表25）

「僕が継承して以降の分娩予約数ですか」

「そうです。平準化するために3カ月移動平均線の折れ線グラフを追加しておきました」

図表25　山本産婦人科醫院　予定月の分娩予約数（前月までの実績）

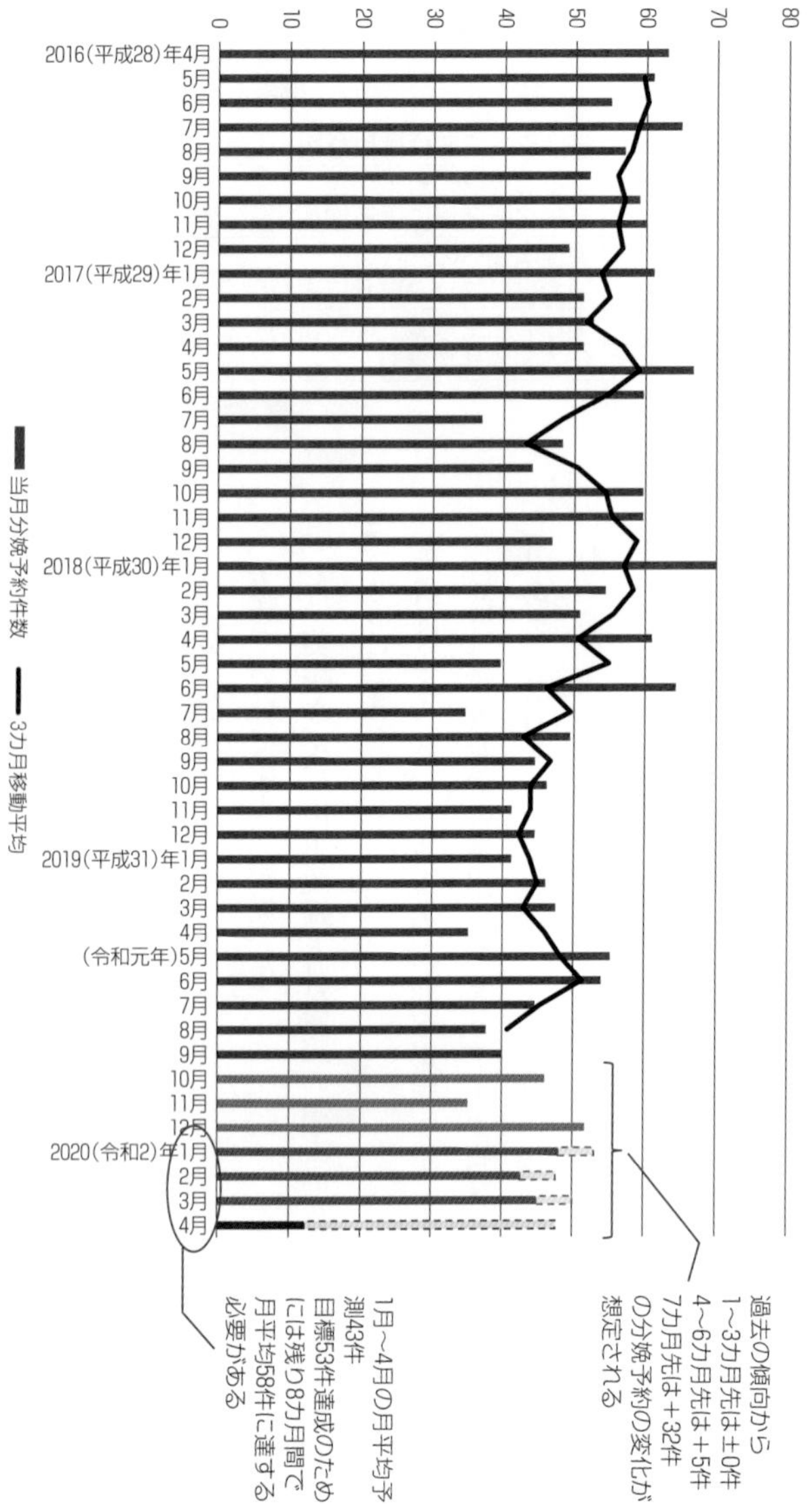
0
10
20
30
40
50
60
70
80
2016(平成28)年4月
5月
6月
7月
8月
9月
10月
11月
12月
2017(平成29)年1月
2月
3月
4月
5月
6月
7月
8月
9月
10月
11月
12月
2018(平成30)年1月
2月
3月
4月
5月
6月
7月
8月
9月
10月
11月
12月
2019(平成31)年1月
2月
3月
4月
(令和元年)5月
6月
7月
8月
9月
10月
11月
12月
2020(令和2)年1月
2月
3月
4月
当月分娩予約件数
3カ月移動平均
過去の傾向から
1～3カ月先は±0件
4～6カ月先は＋5件
7カ月先は＋32件
の分娩予約の変化が
想定される
1月～4月の月平均予
測43件
目標53件達成のため
には残り8カ月間で
月平均58件に達する
必要がある

「右肩下がりですね。理事長として情けない限りだな」

「今月以降は、最近の実績からの予測分を積み上げた棒グラフに書き直しています。今度の冬は多少上がっていそうですけど」

「清宮先生の著書を読んで、いろいろ広告を出した効果かもしれません」

「効果はあったと思うんだけど」美咲が言った。

「のちほど効果測定してみましょう。ただ上がっているとは言っても経営存続のためには、来年は月平均53件はほしいところです」

「来年って、この1月から4月の実績も含めた平均ですよね」山本が言った。

「そうです。あくまで予測ですが、4月までの平均は43件です」

「だとすると、5月以降の残り8カ月は月平均何件にすればいいんだ？」

「大輔おじさん、58件です」

「美咲、〝叔父さん〟じゃなくて〝理事長〟な」

「そうでした。すみません理事長。でもここ最近の実績からすると、どうがんばっても無理です」

「美咲の言うとおりで、今の僕らにとっては相当高いハードルです」

「そうだと思います。ただ今月から対策を打てば7カ月先の5月以降にはその成果が数字に表れてくるはずです」

「だとしても58件って可能なんでしょうか？」山本が尋ねた。

「こればかりは、やってみないとわかりません」

「そうなると無痛分娩を再開するしか手はないでしょうか？」

「ただ理事長、無痛はやらないって」美咲が言った。

「まぁな。麻酔科医の確保もむずかしくなっているし、管理も大変だから」

「それと、母体にとっても自然分娩のほうが良いって言ってたけど？」

「それはそうなんだけどさ」

「経験的には、麻酔で陣痛を和らげる無痛分娩を再開すれば、この診療圏の競争環境を鑑みると5から10件程度は増えると思います」影虎が言った。

「清宮先生は、再開すべきだと？」

「増収という点ではそうですが、先生のお考えもあるでしょうし、体制整備も必要でしょう。安全性を考えると無理してはダメです」

「腹案でも？」

「ですけど、やはり焦ります」

「確約はできませんが、自然分娩だけでも増やせるかもしれません」

「ええまあ。それをお話する前にこちらをご覧いただけますか？」

影虎は、タブレットの画面を上にしてテーブルに置いた（図表26）。

「これは、妊反初診から分娩予約までのプロセスを可視化したものです。貴院のマネタイズモデルとでも言っておきましょうか」

影虎はタッチペンを取り出し、タブレットの画面にコメントを書き込みながら説明した。

「我々がコントロールできそうな部分に印をつけてみました。ここで分娩予約数に最も大きな影響を及ぼすところはどこですか？」

図表26　妊反初診から分娩予約コンバージョンフロー

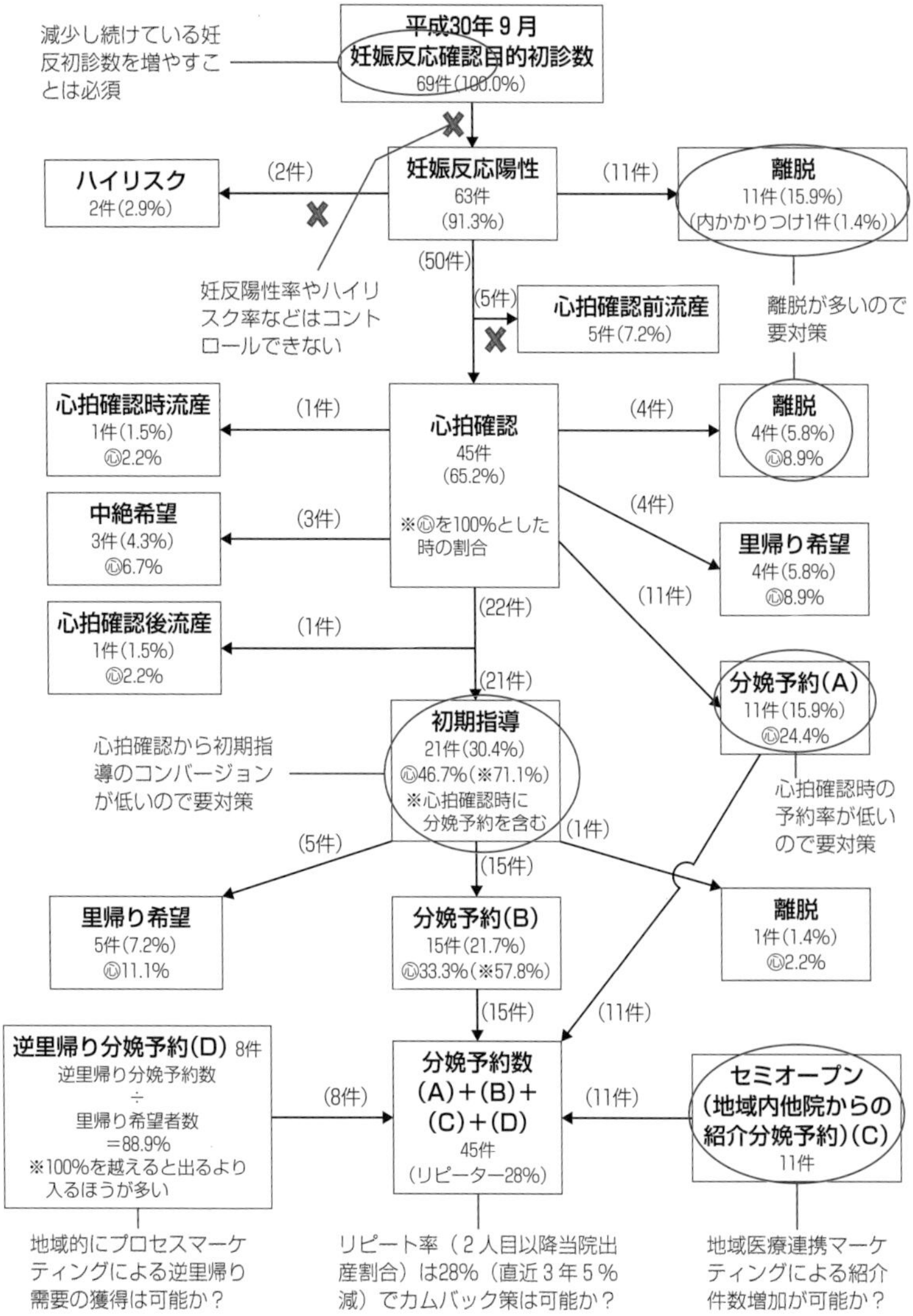
平成30年 9 月
妊娠反応確認目的初診数
69件(100.0%)
減少し続けている妊反初診数を増やすことは必須
妊娠反応陽性
63件
(91.3%)
(2件)
ハイリスク
2件(2.9%)
(11件)
離脱
11件(15.9%)
(内かかりつけ1件(1.4%))
離脱が多いので要対策
妊反陽性率やハイリスク率などはコントロールできない
(50件)
(5件)
心拍確認前流産
5件(7.2%)
心拍確認
45件
(65.2%)
※㋛を100%とした時の割合
(1件)
心拍確認時流産
1件(1.5%)
㋛2.2%
(4件)
離脱
4件(5.8%)
㋛8.9%
(3件)
中絶希望
3件(4.3%)
㋛6.7%
(4件)
里帰り希望
4件(5.8%)
㋛8.9%
(11件)
(22件)
(1件)
心拍確認後流産
1件(1.5%)
㋛2.2%
(21件)
分娩予約(A)
11件(15.9%)
㋛24.4%
心拍確認時の予約率が低いので要対策
初期指導
21件(30.4%)
㋛46.7%(※71.1%)
※心拍確認時に分娩予約を含む
心拍確認から初期指導のコンバージョンが低いので要対策
(5件)
(15件)
(1件)
里帰り希望
5件(7.2%)
㋛11.1%
分娩予約(B)
15件(21.7%)
㋛33.3%(※57.8%)
離脱
1件(1.4%)
㋛2.2%
(15件)
(11件)
逆里帰り分娩予約(D) 8件
逆里帰り分娩予約数
÷
里帰り希望者数
=88.9%
※100%を越えると出るより入るほうが多い
(8件)
分娩予約数
(A)+(B)+
(C)+(D)
45件
(リピーター28%)
(11件)
セミオープン
(地域内他院からの紹介分娩予約)(C)
11件
地域的にプロセスマーケティングによる逆里帰り需要の獲得は可能か？
リピート率（2人目以降当院出産割合）は28%（直近3年5%減）でカムバック策は可能か？
地域医療連携マーケティングによる紹介件数増加が可能か？

図表27　妊娠反応確認目的初診数と7カ月後分娩数予約数

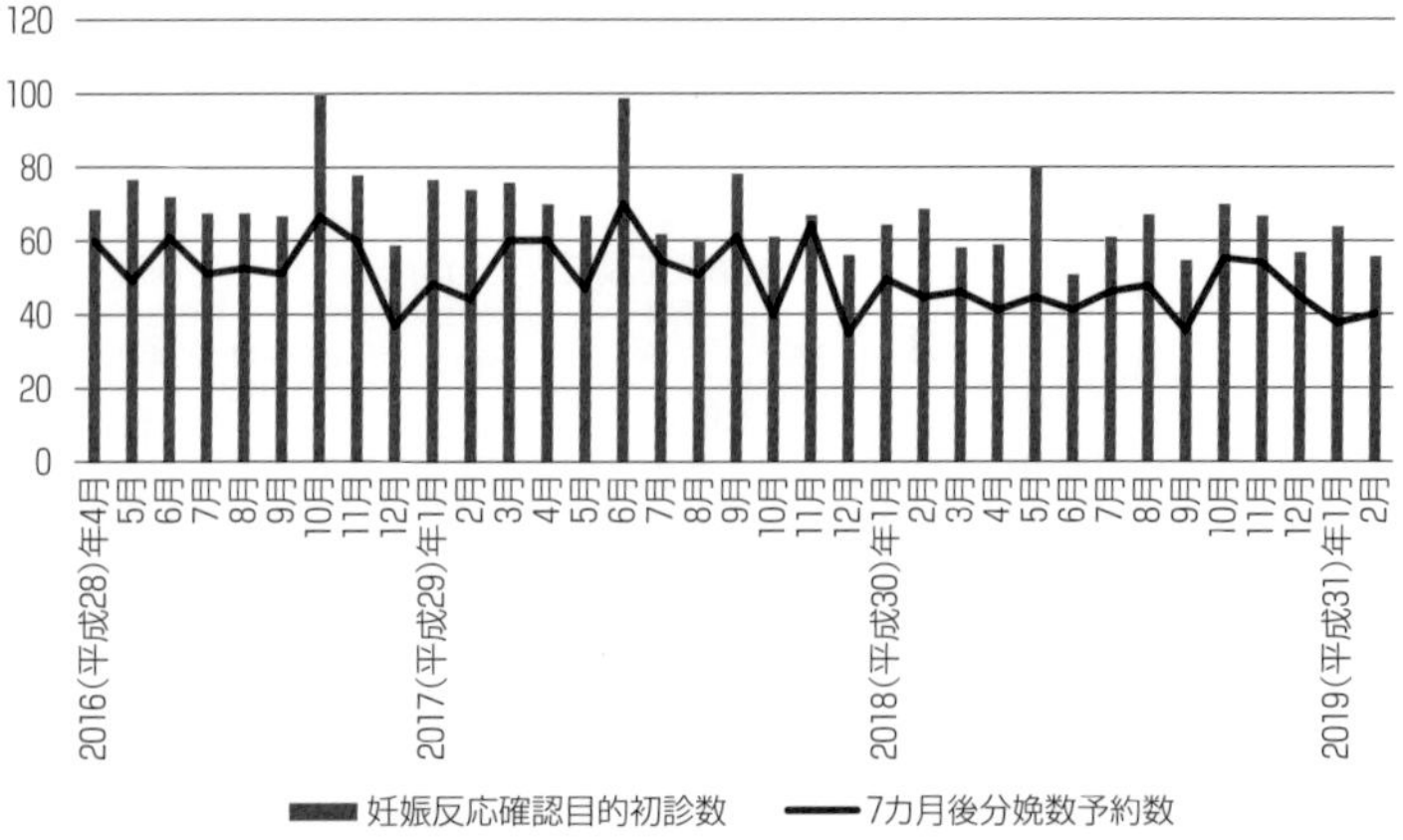

相関係数 $r = \dfrac{\frac{1}{n}\sum_{i=1}^{n}(x_i - \overline{x})(y_i - \overline{y})}{\sqrt{\frac{1}{n}\sum_{i=1}^{n}(x_i - \overline{x})^2}\sqrt{\frac{1}{n}\sum_{i=1}^{n}(y_i - \overline{y})^2}}$ ≒0.72

$0 \leq r \leq 0.2$	ほとんど相関がない
$0.2 \leq r \leq 0.4$	弱い正の相関
$0.4 \leq r \leq 0.7$	正の相関
$0.7 \leq r \leq 1$	強い正の相関

「それは源流の［妊娠反応確認目的初診数］でしょう」山本が答えた。

「どの程度の影響なのかわかります？」

「勘なので、わからないです」

「そこで2つの間にどのくらい関係性があるのか確認してみました」

影虎は、ノートパソコンの画面にグラフを示した（**図表27**）。

「妊反初診数と7カ月後の分娩予約数を比較したグラフです」

「棒グラフと折れ線グラフのデコボコが似ています。思ったとおりだ」美咲が言った。

彼らがこのことを感覚的にはわかっていると承知していた。だが、今回の戦略実行の最重要指標であることを理解してもらうため、敢えてこれらの関係の強さを示す係数を用いて見せた。

「そうですね。――では、妊反初診数増加のための攻めの一手となるデジタルマーケティン

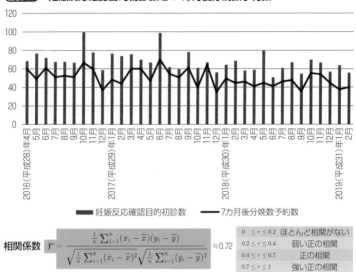

グを行いましょう」

デジタルマーケティングの効果の現れ方の特徴は、即効性と誘導性が共に高いことにある。インターネットを媒介することによって狙ったターゲットに短時間で訴求でき、オンライン化によってサイト目的の行動（購入や予約、問合せなど）までの導線を戦略的に構築することによって誘導性をより高めることができる。

「この即効性と誘導性は、他の医業よりも分娩施設のマーケティングにおいて強力な武器となってきます」

影虎がその違いについて説明した。急性期医療や内科などプライマリケア領域のマーケティングは、展開直後から収益化される。その一方、分娩施設は収益化までに時間を要する。また急性期などはそこで治療体制が整っていない場合を除けば診断したその施設で治療プロセスに入ってくるために「診断＝収益化」となるが、分娩施設では妊娠反応が取れた施設で出産するとは限らない。その特性を二人に改めて認識させた。

「診断から出産までには通常8カ月程度の時間があり、その分、施設選択までの意思決定プロセスは長くなります。よって、急性期医療と違って、収益化のタイミングは複数あると考えてください」

「どのタイミングですか?」山本が質問した。

「妊反確認後や心拍確認後に離脱があるということは、逆に他院で離脱した妊婦さんの流入もあるってことですよね」

「確かに」

「他にもこちらに里帰りでやってくる逆里帰り出産希望や、セミオープンによる他の産婦人科からの紹介もあります。――そういえば、貴院は施設見学の受け入れはしていますか？」

「希望があった時に対応してます」美咲が答えた。

「月何件くらいですか？」

「当院を受診した方が時々希望するくらいで、月に1件あるかないかです」

「ホームページにも施設見学については触れられていませんし、見学に至るまでの導線もはっきりしていませんね。新しくて魅力のある建物は、貴院のウリの一つじゃないんでしょうか？」

「おっしゃるとおり、実際に足を運んでもらえれば気に入ってもらえると思います」山本が言った。

「だとしたら、デジタルマーケティングを充実させれば、妊反初診数と施設見学件数あたりは即日で増やせるだけの効果が期待できますよ」

「即日ですか」

「はい。即効性の高さがデジタルマーケティングの特徴の一つです。ちなみに分娩予約数は1、2カ月後には増えてくるはずです。産婦人科外来患者数も2、3カ月くらいで増加してくると思います」

「うちでもそれが実現できますか？」

「前提条件はあります。マーケティングは確率ですから、広告投入量を増やします。それと同時にプロセス全体の質も上げてください。せっかく来院したとしても、受け入れる皆さんの対応がまずければどうなりますか？」

「離脱しちゃいますよね。ちなみにこの際だから言っちゃいますけど、理事長にも気になる対応があるんですよね」と美咲が言った。

「何？」

「赤ちゃんの映った経膣エコー写真あるじゃないですか。次回検査用に渡すスピッツとエコー画像を検尿コップに入れて妊婦さんに渡しているのを何回か見たことあるんですけど…」

「えっ、僕、そんなことしてたっけ？」

「それって最悪です。多くの妊婦さんにとっては感動の瞬間なんですよ。それなのに赤ちゃんの映った写真をまさかの検尿コップ渡しですからね」美咲が言った。

「うん…、それはそうだよね…」

「今後はやめてください」

「――以後、反省します」

「やられましたね、山本先生。でもそんな感じで一つひとつ丁寧に改善しながらプロセスの質を上げていくことが大切です。そこで二手目です」

山本と美咲が影虎の顔を見た。

「分娩施設選択の意思決定プロセスの長さという特性を活かした、**［流入増加］**、**［予約促進］**、そして**［離脱防止］**を目的とした**プロセスマーケティング**を行います。一の手のデジタルマーケティングとこの二の手を合わせたものが、今回行っていただくマーケティング戦略になります」影虎が美咲のほうを見た。「この戦略を実現できるかどうかのキープレイヤーは美咲さんですからね」

「私ですか？」

「ええ、期待していますよ」

第二章 プロコラム デジタルの壁を乗り越える方法

▶ガラケーを使用している経営者の方へ

本書の主タイトルは**医業**である。プロローグでも書いたように題材が「経営」となると、扱うジャンルは幅広い。そのため、読者はタイトルだけでは期待するジャンルを絞り込むことがむずかしくなる。しかも、医療機関の経営といっても、医療の機能によって求めるものは多様であるし、読み手の経営に関する知識もまちまちだ。テーマはぶれないよう気をつけつつ、一定の汎用性をもたせて書くことにした。

本書は、**デジタル**という単語をタイトルに付けている。であれば、「**デジタル**の力を使って（もしくは借りて）経営の**プロフェッショナル**は**医業**をどう料理するのか」という読者の期待に応えなければならない。しかしながら、デジタルには通信技術の発展における世代間ギャップやそれを使うものと使わざるものに生じる**デジタルデバイド**という、2種類の大きな壁が存在する。

本書は、携帯電話世代、スマホ世代、デジタルネイティブ世代が読み手となる。世代によって知識や感覚には大きな隔りがあるし、同じ世代であっても人によってデジタルとの付き合い方や距離感は様々だ。ちなみに携帯電話世代である私自身は、実はプライベートではTwitterやInstagramは利用しない。個人としては、プライベートを公開する理由や意義、価値がない（見いだせない）からだ。もちろん仕事においてはこれらの知識は必須なので、研究対象として利用している。それが私とSNSとの距離感なのだ。

その他の私のデジタルとの付き合い方としては、蕎麦屋の店屋物は電話を掛けて注文するけど、今流行のフードデリバリーサービスはなぜだかまだ利用する気になれない。またフリック入力は苦手である。一方では、基本的には電子決済でキャッシュレス派である。自宅のドアの前に立てば鍵が自動で開くスマートキーに替えている。さらには外からエアコンやＡＶ機器など家電類をコントロールしたり、スマートスピーカーでも音声で同様のことができたりするようスマートホーム化を進めている。このように私個人を例に挙げてもプライベートにおけるデジタルとの付き合い方や距離感は統一しているわけではない。

前置きが長くなったが、言いたいことは、「読み手のデジタルに関する知識や習熟レベルを絞り込むことは困難」ということだ。そこで、本書では前作までの内科クリニックに加え、サービス業の要素が強い産婦人科分娩施設という舞台を追加した。また携帯電話世代あたりの佐藤や山本だけでなく、デジタルネイティブ＆スマホ世代の美咲を登場させ、表現の幅を広げ、汎用性をもたせた。このことにより、〝デジタル〟の壁を高く感じている方にもイメージが膨らみやすい＝活用しやすいものになっていれば幸いだ。

プライベートなことならばそれこそ大きなお世話で、他人がとやかくいうことでもない。けれど、競争原理が働いているビジネスにおいて、同じ事が言えるだろうか。医業経営におけるデジタル活用の程度は、経営者個人のそれとおおよそ比例する。壁が存在する経営者にとって本書が付加価値を生み出すものであるためには、**デジタル**におけるこのような思考の壁を乗り越えておく準備が必要となる——と。

▶思考の壁を乗り越えろ

身なりは、その人の観念を端的に映す鏡だと考えている。だから私は身なりを整えることを大切にしている。ただしこれ見よがしにハイブランドをまとったり、やみくもにトレンドを追いかけたりはせず、健康的なセンスのある身なりを目指してる。つまり実年齢よりは少しだけでも若く見られるように身体をケアし、また服装などにも気を配る。

ところがそうは言っても、自分が好んで選ぶ服は似たものが多くなる。いろいろチャレンジしようとしているけれど、好みはそう変わらない。このことからも、「自分の思考の壁を越えることはむずかしい」と改めて気づく。そこで私は思考の壁を越えていくために以前からやっていることがある。それは福袋の購入だ。今の福袋は、ブランド価値向上のためにトータルコーディネートされていたりする。それをとりあえず上から下まで全部着てみる。自分では選ばないようなものでコーディネートされているから鏡に映った自分の姿はかなりの違和感を覚える。それでもそれで街に出かけ、何度か繰り返して着用してみる。自分の抱く違和感の割には、周囲の評判は案外いい。不思議なことに、着回してくるとなかには好んで着始める服やコーディネートが出てくる。つまり自分だけでは確実に選ばなかったであろう選択肢が増えたのである。これが、私のファッションにおける「思考の壁を乗り越える」ための訓練みたいなものだ。

さて、**デジタル**に話題を戻そう。デジタル世代ではないと自負した方にはまず、**デジタル**思考への壁を乗り越える準備をしていただかねばならない。

そこでまず、デジタルの実際の効能を知るための一歩を踏み出してほしい。体験でもいいので、まずやってみるということだ。私の場合、クライアント先に**デジタルマーケティング**の導入を提案する際に、とにかく一度リスティング広告をやっていただくことにしている。グーグル広告では、初めて出稿する時に数千円から数万円程度無料でお試しができる。効果測定はせずに、ただ体感してもらう。それだけで壁は簡単に越えられるのだ。

次の準備としては、自分の現在地を知り、目的地を設定することだ。本書ではボトムアップ式の医業版DXを提案しており、トップダウン式となる目的地ありきのやり方はしていない。とりあえず現在地を把握しておくことから始めるのが本書のやり方だ。

図表28　デジタルデバイドチェック

#	質問	Yes	No
①	ガラケーである。もしくは最近スマホに変えたばかりだ		
②	基本的には現金派である		
③	YouTubeはあまり視聴しない		
④	Facebook、Twitter、Instagramのいずれかも利用していない		
⑤	LINEを利用していない。もしくはLINEの友達登録相手は、家族と仕事関係のみである		
⑥	リスティング広告という言葉を知らなかった（本作で知った）		
⑦	「ランディングページ」とは何かを知らない		
⑧	「ペルソナ」とは何かを知らない		
⑨	「コンテンツマーケティング」とは何かを知らなかった		
⑩	「パルス消費」とは何かを知らない		

現在地を知るために、デジタルマーケティングをテーマに質問を用意した（**図表28**）。

ここで①②③が「Yes」ならば、世間の標準から大きな情報格差が生じている。④⑤が「Yes」なら、新しいコミュニケーションにおける活用度や許容度が低いと言えるだろう。⑥〜⑩については本書でも随時取り扱うことになるデジタルマーケティング領域における用語の認知度を測っているものなので、「Yes」の数が多いほど、本書を読みながら「思考の壁を乗り越える機会がある」ということになる。

ソクラテスの代名詞ともなっている考え方に、「無知の知」がある。「知らないこと」は罪ではなく、「知らないということを知らない」ほうが罪深いという。私が経営者として優秀だなと思う人ほど、本や専門家の話からも基本や原理原則を学び、知ろうという姿勢がある。一方でそう思えない人は、私が話したすぐあとに「そんなことわかっているから早く解決策を教えてよ」となる。解決策も万能ではないし、実行するのは私ではない。ときにそれでうまくいかないこともある。ところが前者は無知を知っているので、さらに学び思考は回り続けるからそういったときでも必ず乗り越えることができる。後者は他人の責任だからと思考はそこで止まり、そこから先のことは想像にかたくない。「無知の知」について「そんなこと言われなくてもわかっているよ」とは思っていないだろうか。

第四章
デジタル時代の攻略術

できることから始めるのではなく、正しいことから始めるのです

ピーター・ドラッカー（経済学者）

アイデアの泉

影虎は、美咲に連れられて食堂へと向かった。そこにはスクラブ（医療用白衣）をまとった複数の女性が数人集まっていた。

「影虎先生、理事長は今、緊急対応中で少し時間がかかりそうですが、戻るまで待ちますか？」

「いや、女性の意見を収集したいので大丈夫ですよ」

「皆さん、〝おじさん〟はいらないってことですって」美咲が女性たちに言った。

「美咲ちゃん、私たちどう反応していいか困っちゃうから、こっちに話を振らないで」参加者の一人がそう言って、その場に笑いが起きた。その後のちょっとした会話からも美咲のその明るい性格で職員から好かれている様子がうかがえた。

影虎がすくっと立ち上がった。

「さて、今回皆さんにお集まりいただいた目的ですが、〝**ペイシェントジャーニーマップ**〟を作成してもらいます」

全員が不思議そうな顔をしていたが、影虎はそのまま話を続けた。

「ネットショッピングはされますか？」と参加者の一人に問いかけると、その女性は軽く頷いた。

「最近、何を買いましたか？」

「化粧品です」

「それは初めて購入されたものですか？」

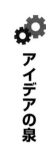

「はい」

「どこでその化粧品のことを知ったんですか？」

「好きなYouTuberが動画で紹介してました」

「それで購入を決めたんですか？」

「いえ。安いものではなかったので、他のサイトのクチコミやレビューなどを見て評価が高かったので決めました」

「ありがとうございます。さて今、女性が化粧品の購入に至るまでの一連の体験を語っていただきました。この一連の体験を旅に例えて〝カスタマージャーニー〟と言います。そこで今回は、〝ペイシェントジャーニー〟、つまり患者側の一連の体験を皆さんにはマップ化していただこうかと思います」

「先生、でも今回妊婦さんですよね。だからマタニティーかプレグナントじゃないんですか？」美咲が言った。

「美咲ちゃん、どっちでもいいわよ」参加者からまた笑いが起きた。

「ペイシェントジャーニーマップは、その妊婦さんの視点で分娩施設をどのようなプロセスで選んでいるのかを可視化したものです。美咲さん、皆さんにそのマップを配ってくれますか（図表29）」

美咲が配り終えると、影虎は参加者へ**消費者購買決定モデル**（ＡＩＳＡＳ）と共に各項目の書き方について説明を行った。

「マップ作成にあたる前に、モデルとなる人物を決めていただきます」

影虎が、美咲へ別の紙を配らせた（図表30）。

「それって架空の人物ですか？」参加者の一人が尋ねた。

図表29　**ペイシェントジャーニーマップ（AISAS モデル）**

	認知（Attention）	興味（Interest）	検索（Search）	比較（Compare）	検討(Examination)	行動（ACT）	共有（Share）
ステージ	①自覚症状または症候を認識する、もしくは健康診断の結果、または美容医療、代替医療等含めた専門医療の必要性について認知する。②日常生活圏や日常の行動範囲において何等かの媒体を通して医療機関の存在をなんとなく認識している。	医療機関、専門医療に対する興味を抱く。	関心の度合いの高まりに応じて、積極的に病気や治療法について調査し、家族知人、各種媒体、もしくは医療機関に問い合わせするなど追加情報を得ようとする。同時に治療が可能な専門医師や医療機関についての情報収集を行う。	得られた医療機関の情報および類似する情報を集めて比較する。	得られた情報や自身の価値観からどの医療機関を選ぶか検討する。	調査によって得られた情報を基に選定された医療機関へコンタクトを取り、受診行動に移る。来院し診察、治療、経過観察、医療機関の接遇までを評価しながら、医療機関とのかかわりを深めていく。	行動の結果によって得られた治療に対する効果や実感、及び医師・看護師・技師・事務スタッフの対応や設備・プロセスなどの様々な視点や観点からの評価し、評価が高ければロイヤリティ度合が増して推奨行動に移り、評価が低くなるほど批判行動へ移っていく。
シーン							
症状・病状							
患者行動							
タンジェントポイント							
感情変化							
対応策							

図表30　患者ペルソナシート

患者ペルソナシート			
訴求対象（疾患・施術・医師等）			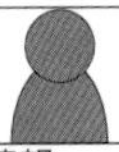
基本情報		志向情報	
名前		性格	
年齢		趣味	
性別		優先・重視すること	
居住地		好きな雑誌ジャンル	
家族構成		最近の悩みごと	
学歴と職歴		消費行動パターン	
現在の職業		利用メディア	
現在の所得		その他行動の特徴	
特記事項			

「それは問いません。山本産婦人科醫院で出産した、もしくは出産するであろう人物像をイメージして、このフォーマットを埋めてみてください」

そして、美咲が中心となって話が始まった。議論が詰まるタイミングを見計らい、そのつど影虎がフォローした。しばらくして二人のペルソナが設定された。

美咲が代表してその内容を発表した。

「影虎先生の指示どおり、実在する人物のように感じられること、日常の風景が頭の中で見えてくることなどを勘案して、一人目を作成しました。あくまで仮想の人物ですが、名前は桜井美咲、27歳です。家族が旦那と6歳の男の子の3人家族です」

「美咲ちゃんは、当院で出産する妊婦さんのイメージにぴったりなんですよ」参加者の一人が言った。

「設定は美咲さんと同じ、経産婦（※）さんですか？」

※　出産経験のある人

「はい」美咲が答えた。「ただ、初めての出産は競合クリニックという設定です。あのクリニックはクチコミでいっぱい悪いことが書かれているし、初産の時に不満をかかえた妊婦さんが別のところで産もうかなって考えている感じです」

「いいですね。ペルソナを具体的に設定できれば、どのメディアを介して、どのようなコンテンツを創り、何を伝えていくのか明確になってきます。ペルソナとしてすごくいいんじゃないでしょうか。――では二人目は？」

「35歳の初産婦さんで、〝意識高い系〟を狙ってみたいなと」

「狙いはいいです。なぜそのような設定にしたんですか？」

「当院の建物は新しくてデザインなんかもオシャレだと思います。そして全室が個室です。だからといって高級路線ではなく、費用もそこまで高い設定ではありません」

「当院では、妊婦さんたちの理想のお産にできる限り近づけられるように、バースプランを以前からかなり力を入れて取り組んでいます。妊婦さんからの評判もいいんです」助産師の一人が言った。

「ここを利用した妊婦さんならわかると思うんだけど、それがうまく世間に伝わらなくて、前からすごくもったいないなって思っていたんです」美咲が付け加えた。

「この設定もすごく良さそうですね」影虎が言った。「〝意識高い系〟の人物像を描くことで、カスタマイズできるバースプランや、凝った内装デザインをペルソナの〝こだわり〟に対してどうやって訴求できるのかを着想点として考えられるんじゃないでしょうか」

「うちはアメニティや食事だって結構こだわっているんですけど、それもアピールできたらいいですね」

別の参加者が言った。

ペルソナを設定したことでぼんやりしていたターゲットが明確になり、参加者の間に共通認識が生まれ、ペルソナ目線でどのような気持ちでどのようなことを求めているのかイメージしやすくなったことで、他の参加者からも具体的な意見が出てきた。

本来のターゲットとペルソナにズレがないと判断した影虎は、よりリアリティのある情報を「患者ペルソナシート」へ組み入れるよう求め、記入後に「ペイシェントジャーニーマップ」の作成に移っていくよう参加者へ指示した。その後しばらく自由闊達な議論が行われて、「ペイシェントジャーニーマップ」の各項目が徐々に埋まってきた。

影虎はそこで議論をいったん止めて、机の上にあったマップのタンジェントポイント欄を持っていたペンで指し示した。

「ここで、妊婦さんと貴院との〝媒体〟について改めて考えていきたいと思います。ところで〝媒体〟って何のことかわかりますか?」

参加者の反応がなかった。

「マラリア感染症はご存じですよね」影虎が言った。「そのマラリア感染症はどのように引き起こされるのかご存知でしょうか?」

参加していた助産師が手を上げた。

「マラリア原虫をもった蚊が人を刺して感染します」

「蚊が原因なんですか」美咲が少し驚いた表情で言った。

「日本脳炎やデング熱なんかもそうよ」手を上げた助産師が答えた。

「それって日本でも感染者はいるんですか?」

「そういえば、保健所から渡航歴のない人がデング熱に感染したという注意喚起の文書が届いていたわ」

「デング熱のワクチンってあるんですか?」

「安全で効果の高いワクチンはまだないわよ」

「マラリアも？」

「確か、ワクチンではなく内服の予防薬はあるわ。日本脳炎のワクチンもあるけど、美咲ちゃんの若さだと接種しているか確認しておいたほうがいいわよ」

「わかりました。でも、もし接種してなくて感染しても特効薬なんかはあるんですよね？」

「マラリアは薬があるけど、他はないので対症療法しかないわ。一応産婦人科の職員なんだから少しは感染症のこと勉強しておいてね。美咲ちゃん」

「はい…。でも感染症ってそう考えると怖いですね」

「最近だって2002年にSARS、2009年は新型インフルエンザなんかが流行ったわよ。世の中には未知のウイルスがいっぱいあるそうだから気をつけないとね」

「歴史でペストやスペイン風邪で何千万人もの人が亡くなっているって習いましたけど、そんなことってこれからもあるのかな？　どう思います、影虎先生？」

「どうなんでしょうね」影虎は言った。「さっ、話を戻しましょう。マラリア感染症は蚊を〝媒体〟としています。つまり、〝媒体〟とは、伝達の手段となるものを指しています」

「先生、例えが悪くないですか？」美咲が言った。

「ハハハ、それもそうですね。ま、そこはご容赦いただくとして、本題に入ります。妊婦さんと貴院をつなぐ媒体って何でしょう？」

「ホームページです」と美咲が答えた。

「他には？」

「最近、駅の看板が何個か増えてたけど、あれもそうよね」助産師が答えた。

「理事長が影虎先生の本を読んで、いろいろ看板を出しているんですよ」

「そうなの。お産がどんどん減っているから増やさないとね」

「今日はそのために皆さんに集まっていただいたんです。ね？」影虎を見て美咲が笑顔で言った。

「ええ。皆さんのアイデアが必要です」

「私たちなんかで出てくるかしら」

影虎が描いてきた仮設の戦略ストーリーに実行性をもたせるためには、具体的なシナリオを必要とした。そのためには、現場からの生の意見やアイデアが欠かせなかった。

「ここでこれを使って媒体について整理していきましょうか（図表31）」

情報媒体（メディア）に関して現状を意味するAs-Is、あるべき姿To-Beを可視化させて整理するツールである［As-Is ＆ To-Bメディアマップ］を参加者へ配布し記入方法を説明した。そして［ペイシェントジャーニーマップ］のタンジェントポイント欄に記載されていた情報媒体について転記させた。

「他に皆さんが普段使っていて、妊婦さんとの媒体になりそうだなというものは思いつきますか？」

「生理日管理アプリで広告を見たことがあります」美咲が言った。

「どのジャンルのメディアになりますか？」

「広告なので、えっと——Paidメディアです」

「アプリ名は？　どこのステージでのタンジェントポイントにすると効果的ですか？」

影虎はこのように質問を投げかけながら、参加者から出てきたアイデアを膨らませて、皆でマップを埋めていった。

「美咲さん、［As-Is & To-Be マップ］については後ほどまとめておいてください。それと［患者ペルソナシート］と［ペイシェントジャーニーマップ］もお願いします」

「これ全部ですか」

「頼りにしていますよ。ただ言いにくいのですけど――」

図表31　メディアマップ

As-Is & To-Be メディアマップ

■実施済　□未実施　　　　□As-Is　□To-Be に使用しています。

ステージ		認知 (Attention)	興味 (Interest)	検索 (Search)	比較 (Compare)	検討 (Examination)	行動 (Act)	共有 (Share)
アナログメディア	紙メディア（地域新聞、ポスター）							
	鉄メディア（駅看板、電柱看板）							
	直メディア（敷地内看板）							
	人メディア（町内会、イベント）							
デジタルメディア	Paid メディア（web 有料広告）							
	Owned メディア（当院ホームページ）							
	Earned メディア（SNS、口コミサイト）							
広告予算	予算（計画）							
	初期費用							
	月額費用							

「えっ、何ですか」

「この後も2つほど課題がありまして」

「先生…。少し休憩しませんか？」

平凡

休憩中に山本が戻ってきて、影虎に声をかけた。

「みんなどうですか？」

「とても協力的で良いアイデアもたくさん出ていますよ。美咲さんが皆さんを引っ張ってくれて、とても有意義な議論ができてます」

「彼女は、昔から周りに気配りができて、頭の回転がとても良い子なんです」

「今回は、それこそ美咲さん世代の消費行動パターンを引き出せるかどうかが、鍵です。キープレイヤーであることに間違いありません」

そうしているうちに参加者が戻ってきた。

「では、再開します。これまでの議論で、妊婦さんと貴院のタンジェントポイントを創ることができました。ただこの時点では認知されただけにすぎません。いくつかの候補の中から次は選ばれる施設になる必要があります。そこで貴院の〝ウリ〟を訴求できれば選ばれる確率は上がります。ちなみに――」影虎が山本のほうを向いて言った。「貴院の〝ウリ〟って何でしょう？」

「うーん、何でしょう。無痛はやっていないし、ハイリスクにも対応していない。ぱっと思いつくのが、建物が新しくてきれいなところでしょうか」

「理事長、それだけですか?」美咲が冗談めかして言った。

「案外言えないものですよ。他院を圧倒できるようなウリがスラスラ何個も出てくるようでしたら、それこそ圧倒的な地域一番の施設になっていますよ」影虎が言った。

「うちはやっぱり平凡なんですかね」山本が言った。

「いえ、平凡であれば何十年も地域の周産期医療を支えられるわけはありません」

「でも親父の代はお産も多かった時代でしたから」

「確かに時代が変わり、さらに選ばれなければならない時代になったことは間違いありません。だからこそ、地域内での貴院のポジションを新たに確立していく必要があるのです。そのためには、妊婦さんにとって意味のある他院との違い、すなわちウリを訴求して差別化を図っていかないといけません」

「清宮先生のおっしゃられていることはわかります。ただ理事長の自分が言うのもなんですけど、すごく特徴があるわけではない街の平凡な産婦人科です。なかなか差別化といってもですね…」

「また平凡って言いましたね。美咲さん、平凡って言葉の意味をスマホで検索してみてください」

「あっはい。——えっと、『特にこれといった優れたところがなく、ごく当たり前なこと』です」

「皆さん、山本産婦人科醫院は本当に平凡でしょうか?」

「そんなことないですよ」助産師の一人が声をあげた。

「どういったところが?」

「はい。うちは緊急でカイザー(※)になる数は他院より少ないと思います。清宮先生〝急速遂娩〟ってご存じでしょうか?」

※　医療用語で帝王切開の意

「わかりません。何でしょうか？」

「分娩中に母児に何らかのトラブルが発生した時に分娩を早めるために行う産科手術のことなんですが、山本先生は鉗子という器具を使った鉗子分娩がすごくお上手なんです。実は私自身、カイザーで産んでいます。術後は痛いし、おなかに傷が残るし、母体にとっては切らないほうが絶対いいんです」

「ですって、先生」と影虎が山本を振り返った。

「親父が昔っから鉗子分娩がすごく上手くて、それを見てきたからでしょうか」山本が言った。

「全然〝平凡〟ではないじゃないですか」

「鉗子分娩は他の先生よりは得意だと思っています。ただそれが、ウリになるのかどうか」

「なぜそう思われるのですか？」

「うちのような街の産婦人科だと、ほとんどが普通に出産することが当たり前だと思って産みに来ています。そんなイザという事態を想定してくる妊婦さんはどれだけいるのかなって思いまして」

「確かに1番手のウリにはなりませんが、ウリの一つであることに間違いありません。しかも山本先生いわく圧倒的なものはない。であれば、〝ウリ〟を積み重ねて数で勝負してみてはいかがです？」

「面白いですけど、数といってもね…」

「自分のことを客観視すれば優れているところは必ず見つかります。ここで大切なのはそれをメディアで表現することです」

「それでも積み重ねられるほどあるかどうか…」

「自信をもちましょうよ。他院よりも優れているだけでなく、当たり前のことでも〝ウリ〟に見せることだってできるんですよ」

「どういう意味ですか？」

「例えば、ＬＤＲ（※）なんかはどうでしょう？」
※　ＬＤＲとは陣痛（Labor）、分娩（Delivery）、産後の回復（Recovery）までを一つの個室内で過ごせるようになっているシステム。
「移築時に３室設けました。陣痛の時の陣痛室から分娩室への移動もありませんし、周りの目を気にすることなくて、家族も立ち会いやすいので評判は良いです」

「３室ということは、こちらで出産される妊婦さんのほぼ全員が利用可能ってことですよね」

「はい。ただ、この辺の施設ではほとんどＬＤＲ室はあるんじゃないですかね」

「私も近隣施設のサイトを見て、それは確認しました。ただその内容はＬＤＲやっています程度の説明で、詳しく書かれているところはありません」

「当院もそんな感じです」美咲が言った。

「そこなんです。マーケティングにおいては、現場でやっていることと、それをメディアによって訴求できていることとは違います。私はもちろん出産経験はありませんから、ＬＤＲを利用した実体験もないのでその良さを言われてもピンときません。でも経産婦さんならばＬＤＲの良さはすごくわかるんじゃないでしょうか。苦労した経験があればなおさらです」

「影虎先生、それをどう表現すればいいでしょうか。動画でも作ります？」美咲が尋ねた。

「その前にこちらをやっていただきましょう」

影虎が、用紙を全員に配布した（**図表32**）。

図表32 競合分析表

			山本産婦人科醫院	Aレディースクリニック	Bマタニティクリニック	C産婦人科	D市民病院	E総合病院
費用	正常分娩	初産						
		経産						
	帝王切開							
	妊婦健診							
	個室料							
	予約金							
	一時金入金時期							
	予約金返金制度							
	リピーター割引							
	紹介特典							
	その他割引制度							
医療&体制	医師	産婦人科医						
		(女性医師)						
		小児科医						
	助産師（看護師）							
	分娩実績							
	入院日数	正常分娩						
		帝王切開						
	病床数							
	無痛分娩							
	ハイリスク							
	母子同室（預かり）							
	4Dエコー							
	個室数							
	大部屋							
	外来時間							
	土曜午後健診							
	日曜健診							
サービス	母乳ケア							
	送迎							
	陣痛タクシー							
	救急車							
	産後院							
	食事提供体制							
	お祝い膳							
	おやつ							
	エステ							
	マタニティヨガ							
	栄養相談							
	バースプラン							
	入院セット（ノベルティ）							
その他								

「美咲さん、この表を使って競合設定した施設について調べておいてくれませんか？」

「美咲、よろしくな」

「これで競合比較をすることで、貴院の〝ウリ〟も見えてくるはずです」

「できるだけ調べてみます」

「あともう少しお付き合いください。これで最後です。――『ナンバーワンにならなくてもいい、元々特別なオンリーワン』って歌詞は皆さんご存じですよね？」

参加者全員が小さく頷いた。

「高級路線ってわけでもなく、昔ながらのこじんまりした建物で安価な料金設定にしているわけでもない。周産期医療センターを有してハイリスク妊婦を受け入れている専門性の高い大きな病院でもない」

「うちのことですよね」山本が言った。

「ええ。でも、〝映える〟デザインの建物と個室があり、食事もこだわって提供している。にもかかわらず、そこまで高くない料金設定です。つまり？」

「何だろう」

「コスパです。つまりコストパフォーマンスが高いと言えませんか？」

「確かに」

「出産は一生に何度もない大イベントです。自分たちの収入でも手の届く少しだけ贅沢できる出産をしたいと思う女性は少なくないと思うのですが、いかがですか？」

「女性はそういったプチ贅沢、よくしてますよ」美咲が言った。「自分や家族の誕生日、クリスマスはちょっと高いレストランに行きます。あとは、影虎先生から出されたこの大量の宿題が終わったら、自分へのご褒美にデパ地下でチョコを買って一人こっそり食べたりしようかな、とか」

「いいですね。美咲さんのようなプチ贅沢という消費者マインドは今はマーケティングのトレンドになっています。ちなみに皆さんは普段からコンビニなどで300円台のスイーツとか200円のおにぎりとか買われますか？」

参加者の多くは首を横に振った。

「でもジュエリーを選ぶときに数百円の差なんて気になりませんよね？」

全員が今度は首を縦に振った。

「人間の脳は絶対価値ではなく、相対価値で判断するようにできています。いつもおにぎりを100円で買っている人は、倍の200円だと高級で贅沢品であると感じます。実際にはたかだか100円増だけです。それくらいなら手の出せる範囲です。それで贅沢な思いに浸れる、それがプチ贅沢です」

「理事長、〝プチ贅沢な出産〟、これでいきましょう」美咲が言った。

「どうかな…」

「美咲さん、私もそれが山本産婦人科醫院のポジションなのかなと考えていたところです」

「清宮先生も同意見ならばそれでいきましょう」山本が言った。

「実際、その路線でいくかどうかは、これでポジションを可視化してから決めましょうか」

影虎がまた別の用紙を配った（図表33）。

「［競合分析表］とともに、この［ポジショニングマップ］を作成していただきます。一番上のチャートをご覧ください。貴院はどこに位置づけられますか？」

「うちは、少し高級よりで、専門性を打ち出しているわけではないから、真ん中よりも右寄りかな」山本が手渡された表のチャートの上に指を置いた。

「ブランドイメージはどうですか?」

「内装もきれいに仕上げているし、食事も自前調理していてこだわりも強いです。また、うちは看護職員が全員助産師だから、高品質というイメージは作れるかな。それと親父の代からだから、地域でも歴史はあると思います」

「ポジショニングは相対評価でもあるので、競合分析表に挙げた競合も記入してみてください」

図表33　ポジショニングマップ

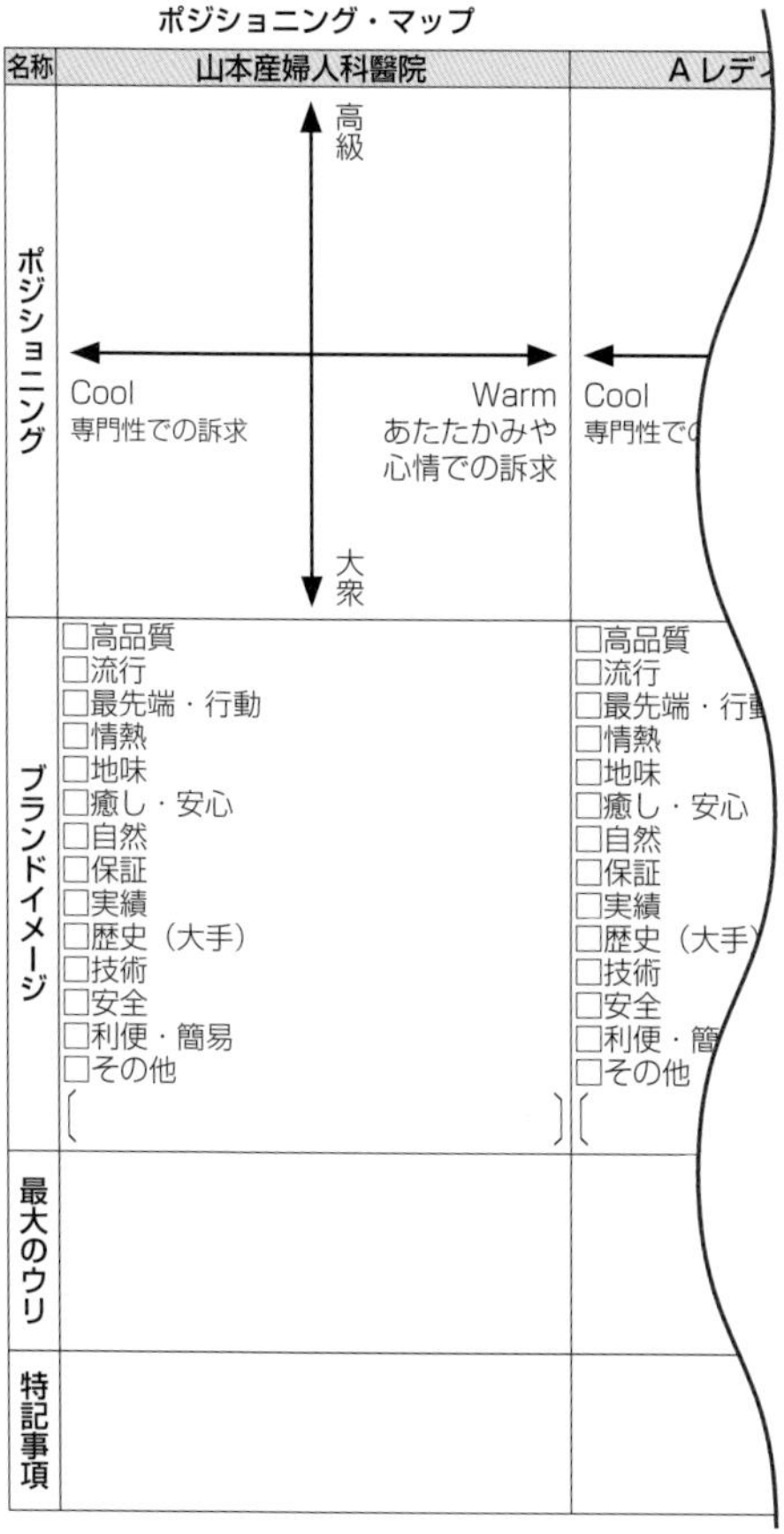
ポジショニング・マップ
名称
山本産婦人科醫院
Aレディ
ポジショニング
高級
大衆
Cool
専門性での訴求
Warm
あたたかみや
心情での訴求
ブランドイメージ
□高品質
□流行
□最先端・行動
□情熱
□地味
□癒し・安心
□自然
□保証
□実績
□歴史（大手）
□技術
□安全
□利便・簡易
□その他
最大のウリ
特記事項

「影虎先生、これで今日の宿題は全部ですね?」美咲が言った。

「はい。皆さん、遅くまでお疲れ様でした」

「ありがとうございました」と、参加者全員が影虎に向かって小さくお辞儀をして散会となった。

「山本先生と美咲さんはもう一仕事あるので残ってください。マーケティングに関する大事な仕掛けがあるので」

三人はミーティングを行っていた食堂から理事長室へ戻ってきた。

「法人用のクレジットカードはありますか？」影虎が切り出した。

「ええ、ありますが…」

「本来は、宿題の分析をしっかりやってからになるのですが、貴院の場合、悠長なことは言っていられません。山本先生にご了承いただければ、先行して仕掛けたいと思います」

「影虎先生、Paidメディアでしょ」美咲が言った。

「さすが美咲さん、正解です。山本先生、Ｗｅｂ広告を始めることをご提案します」

「ペイドなんとか？　なんだそれ？」山本が尋ねた。

「広告ですよ。ついさっき影虎先生に教わったんです」

「お金をかけさえすれば、すぐにターゲットに貴院を訴求できるという特性をこのタイミングで最大限活かそうと思います」

「とりあえずわかりました。それでクレジットカードで何を？」

「グーグル広告とヤフー広告の2つで出稿することをお奨めします。クレジットカードは登録を行う際に使います」

影虎は、山本にＷｅｂ広告の種類と、今回開始しようとしているリスティング広告についての意味や期待される効果について細かく説明した。

「前回、佐藤先生がＷｅｂ広告を出していると話されていました。覚えていますか？」

「ええ、自分で設定もしているとか」

「そうです。貴院の場合は内科より売上単価が高い分、広告費の予算設定は高くなってきます」

「いくらくらい用意すればいいですか」

「Ｗｅｂ広告は競争入札で決まり、自費診療は広告内でも他院との競争が生じる可能性が高くなります。競争状態やＷｅｂ広告の出稿状況から総合的に判断すると、月20万〜30万円くらいの広告予算は必要かと」

「じゃあ30万円でやっちゃいましょう」

「Ｗｅｂ広告の管理はプロの業者に任せましょう。その額をかけるならば広告の効率が上がれば、業者へ支払う管理代行はペイできてしまうはずです」

「管理はお任せすることにします。ただ、やっちゃいましょうとは言ったものの、それなりの額ですね」

「広告って、効果によってその費用も決まってくるものなんです。内視鏡をやられている佐藤先生の場合、新規患者を一人獲得したとしても、レセプトの平均単価は1万円ほどですから、そこで何十万もかけても効果は生み出せません」

「ちなみに彼はいくらの設定ですか？」

「最近競合ができたので今後はもっと上がるかもしれません。今のところ6万円です。貴院の場合、妊婦さんがこちらで健診して出産すれば、期待収入は１００万円です」

「1人でも増えてくれればと考えると安いもんですね。もっと額を上げてもいいですけど」

「たくさん掛ければいいってものでもないので、30万円から始めましょう。――ところで美咲さん、スマホで最寄りの駅名と産婦人科をグーグルで検索してみてもらえますか？」

「はい、出ました。あっ、近くのクリニックが広告を出しています。ちょっと見てみようっと」

「美咲さん、今、その広告をクリックしました？」

「ダメですか？」

「この1回のクリックで、そのクリニックはグーグルにいくら支払っているかわかります？」

「あっ、そうか。気にしていなかったけど広告ですものね。10円くらいかな」

「数百円は掛かっています」

「え、そんなにするんですか」

「そうですね。ちなみにクリック単価はキーワードで変わります。山本先生も［医師　求人］で検索してみてください」

「医師の紹介会社がたくさん出てきますね」

「こちらはワンクリック1000円になることもざらです。紹介会社経由で常勤医師一人を雇えば、ウン百万円といった紹介手数料を得られます。それだけの効果を生み出すので、広告の費用もその分上昇してくるんです」

「何でも需要と供給で相場は形成される。そういう仕組みなんでしょうね。僕らは競争入札なんて、それこそできそうにないですよ」

「そこでWeb広告管理の専門業者にお願いしますが、その場合の代行費用は、広告出稿費の10～30％が相場です。最低金額を設けていたり、出稿金額によってパーセンテージを変えていたり、あと契約期間に縛りを設けていたりします。契約前に見積りを出しますので、ご確認ください」

「すぐに始めたいので、よろしくお願いいたします」

「了解しました。来月訪問する頃には何らかの反響があるはずです」

「期待してます」

身支度を調えて挨拶を終え、三人は外へ出た。

「雨もすっかりやんで、星も見えてますね」と影虎は夜空を見上げた。

「清宮さん、遅くまでありがとうございます。美咲と一緒に宿題に取り組んでみます」

影虎の車は、二人に見送られながらクリニックを離れた。空には三日月が浮かんでいた。

反応

―2019年11月某日―


「昨日都内のクリニックに伺ったらインフルエンザが急に流行りだしてきたということです。貴院ではどうですか?」影虎が佐藤に尋ねた。

「あぁ、増えています。予防接種もピークなので、外来はバタバタしています」

影虎は直近の状況をヒアリングしながら、資料に目を通していった。総点数、新規患者数、レセプト枚数、延べ患者数は軒並み増加していた。

「診療単価のみが下がっていますが…」影虎が言った。

「10月は体調を崩されてくる患者さんが増えるので、点数自体は低くなってしまうんでしょう」

「内視鏡検査数も先月時点だとまだ影響が出ていないようですね」

「でも、今月は胃カメラが減ってます。1カ月待ちの予約だったのが、今はすぐできちゃいますから」

「そうでしたか。感染性胃腸炎はどうです？」

「この辺りでも流行っているようですが、その割には今年は数字が伸びていないように感じます」

「リスティング広告がうまく機能していないのかと。この時期って、インフルの予防接種とインフル感染患者が同時に増えます。予防接種も感染疑いの患者も医療機関を検索するとき、受診対象が成人なら［内科］、子どもならば［小児科］で検索するので、どうしても内視鏡分の広告費まで喰われてしまうんです」

「なるほど」

「それを防ぐために、先生がご自身でエキスパートモードを使ってキャンペーンを分けて広告を走らせてみることにしたはずですが」

「実はやり方がよくわからなくて、スマートモードに戻してしまったんです。予算を上げたほうがいいんでしょうか？」

「消化器の患者が減っていますから、上げることには賛成です。ただ今の設定のままではね」

「やっぱりスマートモードでは限界ですか」

「広告効率は落ちますし、実際落ちてますからね」

「わかりました。もう一回勉強し直してエキスパートモードに切り替えてみます」

「広告予算が10万を超えるようなら、プロに任せてもいいタイミングかもしれませんね。競合もかなり予算をかけている印象です。向こうも代行業者に頼んでいるなら競り負けてしまいます。結果が出なかったことも想定に入れて、選択肢に入れておいてください」

「わかりました」

「それと気になるのは、アクセス解析の結果をみると、コンバージョン率も低いし、アクセス数もこの時期にしては伸びていません。あと、オーガニック検索（自然検索）のキーワードをチェックしてみると、大半がクリニック名なんです」

「それってどういうことなんです？」

「『さくら交差点　内科・消化器内科クリニック』という固有名詞を使っているということは、つまり貴院を知っているユーザーです。貴院を認知していないユーザーに訴求したいのですが、今は広告でしかそれができていません。感染性胃腸炎など消化器疾患が増えていない一因でしょう」

「どういったキーワードであればいいのでしょう」

「これから説明しますが、その前に先月対策したグーグルマイビジネスの反響はどうですか？」

「訪問数や電話ボタンを押した数は増えています」

「それならば、ホームページのコンテンツ力を上げていきましょう」

影虎が提案したコンテンツを武器にしたマーケティングは、今多くの企業などが取り入れている。ターゲットとなるユーザーへ価値あるコンテンツを発信することでタンジェントポイントを増やし、消費行動の機会を増やすこと、これがいわゆるコンテンツマーケティングの目的となる。

「グーグルに好かれればビジネスはうまくいくと言われています。つまり検索で上位に表示されることがどれだけビジネスに影響を及ぼすかは、先生もすでに理解できたと思います」

「そういえば、競合のホームページがうちよりも検索上位に来ていました」

「ついに来ましたか。コンテンツの量も質も明らかにあちらが勝っています。それこそコンテンツマーケティングは、自分たちでコンテンツを作ればコストはかかりません。また良いコンテンツはグーグルに評価されることになって、検索上位表示されますから」

「文章を書くのが大変そうですけど」

「確かにそうなんですが、一度公開してしまえばオンライン上に残り続けてくれますし、そのコンテンツは貴院の営業マンとして24時間365日働いてくれるんです」

「確かにね」

「今後貴院にとってコンテンツは重要なデジタル資産となってきます」

「書けば書くほど資産が増えると考えればいいのかな」

「そうです。SNSで拡散して、いつのまにか資産価値が膨らんでいることだってあるんですよ」

「わかりました。頑張って書いてみます。ちなみにどのようなテーマで書けば効果的でしょうか？」

「まずは、一般的に知られている病名をまとめてください」

「例えば、高血圧とか糖尿病などですか？」

「はい。それと消化器内科なので、感染性腸炎や逆流性食道炎、過敏性腸症候群などでしょう」

「要するに、受療率の多い疾患から書いていけばいいということでしょうか？」

「そうしてください。テクニックとしては文章に、HbA1c、homa-β、尿潜血○+、尿蛋白○+、中性脂肪○00、クレアチニン○など、健診結果の用語を入れておくと引っかかる可能性が高くなります。特に○と言った数字の部分は経過観察以上のレベルで設定してください。例えば尿蛋白だと2、血清クレアチニンなんかは女性が0・8でしたっけね」

「そうです」

「あと、便潜血とかペプシノゲン検査なども＋とあると、我々のような医学知識のない人にとって異常値と言われれば気になって、すぐに検索するんじゃないですか」

「それも意識してみます」

「それと主訴や症状で検索する人も多いので、そういった表現も入れるよう意識してみてください」

「わかりました」

「あと消化器内科が主標榜だと、特定疾患が増えにくいというお話をしたことを覚えていますか？」

「高血圧や糖尿病は循環器や糖尿病内科を受診しがちだということでしたよね」

「ええ。そこで直接ではなくこれら生活習慣病につながりやすい患者のニーズを集めてみようかと。例えば消化器内科であれば［逆流性食道炎］といったキーワードでプロモーションをかけていますが、メタボの方が多いと思うのですが」

「はい、悪化させる因子の一つです。胃と食道をつなぐ部分に内臓脂肪がつくことで角度が緩くなって胃酸が多く逆流してしまうためで、内臓脂肪型肥満の方の有病率が高くなるという報告も出ています。生活習慣病を患っている患者さんも確かに多いですね」

「それと、生活習慣が深くかかわっている疾患で、あらためて受診ニーズを拾っていきたいと思っている、ある疾患があるんです」

「禁煙外来を作って喫煙者を狙ってみるとか？」

「それもいいですね。ただ今回考えているのは痛風です。確か発症要因に暴飲暴食、肥満、激しい運動、過度のストレスなどがあったかと記憶していますが？」

「あっています。高尿酸血症つまり痛風は、糖尿病、高血圧症、脂質異常症などを合併しやすいです。ただ、痛風はどこでも診ているんじゃないでしょうか?」

「ですよね。だから逆に医者でない私からしてみると痛風の専門って何科なんだろうって思うんです」

「内分泌とか腎臓ですかね」

「整形外科でも時々痛風の患者が来ますし、内科でもどの内科に受診すべきかよくわかりません。先生は、どのタイミングで痛風について勉強されました?」

「大学病院ではやっていなかったから、バイト先の病院で一般内科の外来を担当した際ですかね」

「他の先生もそんな感じで回答されますよ。だからなのか、意外と痛風の専門家を謳っている医療機関は少ないんです。また先生によっては、脂質異常症つまりコレステロールよりも痛風のほうがコントロールしやすいって言われますし、患者数も60万から70万人と言われ、困っていらっしゃる方も少なくありません」

「でも、症状が落ち着くことでなかなか継続して受診する患者さんも少ないんですよね」

「確かに定着率はよろしくはないですが、あまり他が狙っていないところで勝負するという点や、経営の安定化に欠かせない特定疾患のゲートウェイ群をどう定めるかといった、マーケティングの観点から発想してみましたが、いかがでしょうか」

「わかりました。血中の尿酸値7㎎／dl以上が高尿酸血症の状態ですから、この表現も入れておきます」

「コンテンツマーケティングは結果が出るまで時間がかかりますが、一度結果が出れば効果は長く持続してくれます。中期的な視点で取り組んでいただければと思います」

その後、財務諸表やアクセス解析やリスティング広告の結果、グループマイビジネスのインサイト（分析機能）など一通りチェックを終えた。

「さて、では人事にテーマを移しましょうかね。その後何か動きはありましたか？」

「新しく加わってくれたスタッフさんもだいぶ仕事を覚えてきました。繁忙期に間に合って良かったですよ。そうそう、そこで、冬の賞与を夏よりも上げようかなと思ってみたのですが」

「どれくらいです？」

「1カ月分にしようかと」

「最終的には年間で何カ月にしたいとか希望はありますか？」

「逆にどれぐらいがいいんでしょうかね」

「一般的には年間2から4カ月程度にしています。雇用情勢や近隣相場からすると2から3カ月でしょうか」

「であれば、まずは冬から1カ月で次の夏も1カ月の年間2カ月でしばらくいこうかと」

「それで様子を見ていきましょう」

「以前に教わった人事評価や定期昇給の制度は、来年に安定してからと思っています」

「競合進出による影響はまだ見えていない部分もあるので、良い判断だと思います。ところで9月に導入した自動精算システムの効果はどうですか？」

「患者さんからも概ね評判は良いです。業務改善ができてスタッフさんたちからも好評です。そういえば、患者さんから時々、キャッシュレス決済が利用できるか訊かれることが増えたんですよね」

「自費診療や自動精算システムを導入した病院などだと、オンライン決済は普及してきていますが、保険診療のクリニックなどではまだ少ないですよ」

「理由は、手数料ですか？」

「ええ、3％前後取られますからね。導入に際してはそのコストをどう見るかです。患者がオンライン決済の有無で医療機関を選択したり、業務効率が上がって残業代含めて人件費が削れると考えられれば、導入ですかね。電子マネーの普及率とのにらめっこでもよいかと思います。でも最近、そういうことに興味を示されるようになりましたね」

「はい。自動精算システムの導入やデジタルマーケティングに取り組んでいると、クリニックでもデジタル化は必須なのかなと考えるようになりました」

「デジタルトランスフォーメーションに興味が沸いてきたようですね。では、［DXプレイブック］（※）について解説しましょう」

※『第二章　プロコラム　医業版DXのプレイブック』参照

こうしてその日の面談を終えた影虎は［さくら交差点　内科・消化器内科クリニック］を出て、［山本産婦人科醫院］に到着し足早に理事長室へ向かった。

ノックして中に入ると、スーツ姿の二人の男性が山本と話していた。一人は、影虎が紹介した弁護士で、医業や医師に関する法律問題に強く、今回の懸案事項であった医療法人の出資持分対策にも精通していた。またもう一人は税理士で、相続を専門としていた。影虎は二人とは何度も一緒に仕事をしており、信頼を寄せていた。

この日は四者で出資限度額法人への切替え、想定されるトラブルやその対処法など、それぞれの専門の立場から意見を交わした。そして方針がまとまり、影虎以外の二人は帰っていった。

図表34　経営データ

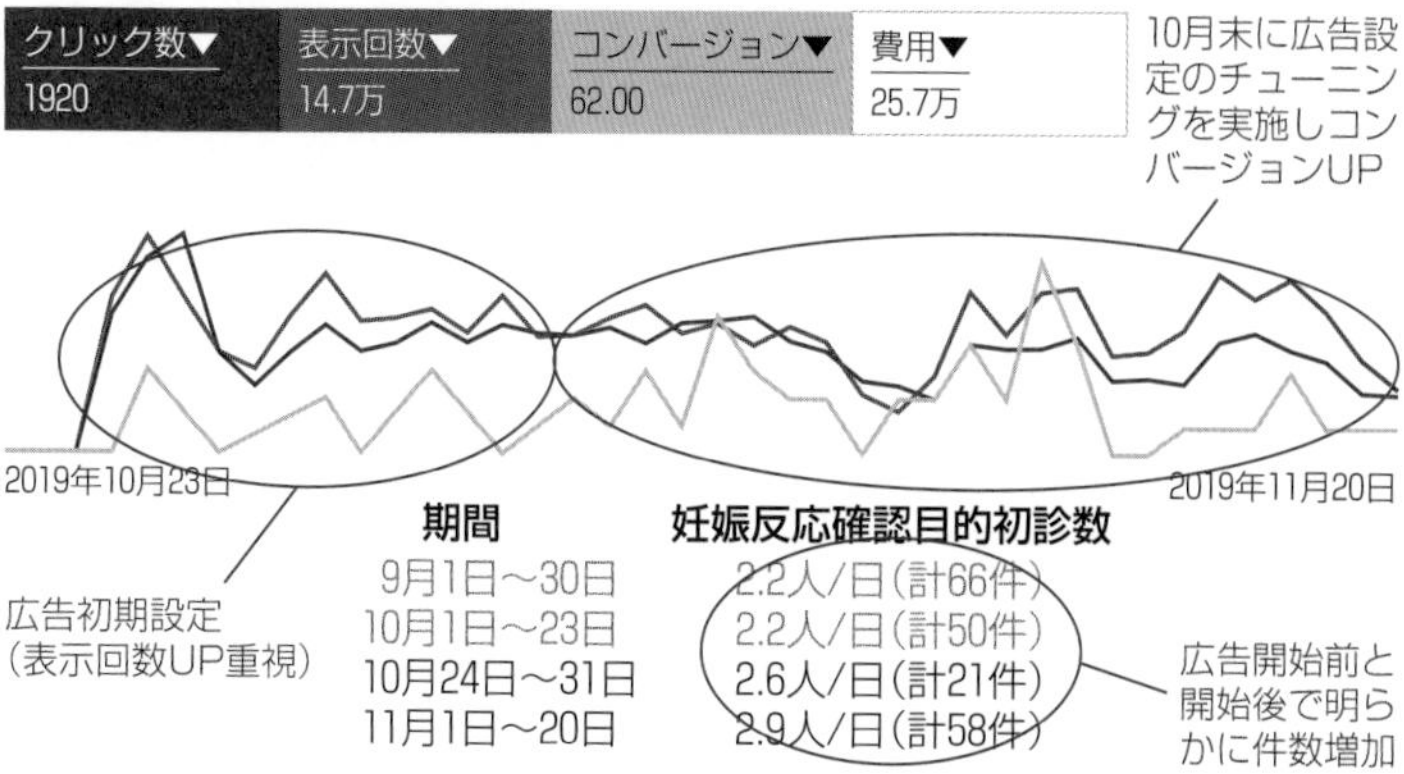

期間	妊娠反応確認目的初診数
9月1日〜30日	2.2人/日（計66件）
10月1日〜23日	2.2人/日（計50件）
10月24日〜31日	2.6人/日（計21件）
11月1日〜20日	2.9人/日（計58件）

「彼らの印象はどうでしたか？」

「すごかったです。何を言っているのかわかりませんが、優秀な方たちであることはわかりました」

「方針が固まったので、すぐに彼らも動き出してくれるはずです」

「知らないまま放置していたらと思うとゾッとします。心強い限りですよ」

「銀行の追加融資を含めた一本化も決定しましたし、生命保険も見直し、資金繰りの面でも今のところ計画どおりに進められています。これでほぼ〝守り〟は固まりました。あとは〝攻め〟ですね」

「それなんですが、清宮先生の予測どおり、リスティング広告が効いているんじゃないかと思います」

「それは良かった。さっそく、検証をしていきましょうか」

「それでは美咲を呼びますので、少々お待ちを」

美咲が理事長室へやってきて、抱えていた各種経営データをまとめた資料を手渡した。それに一通り目を通し終えると、影虎はパソコンを開いて二人に見せた（**図表34**）。

グーグル広告の管理画面から広告を開始した日からの広告

表示回数、広告クリック数、そしてコンバージョン数（広告を経由して電話もしくは予約へ進んだ件数）を合わせたグラフとともに、今日までの妊娠反応確認目的初診数の1日平均値が記されていた。影虎は広告開始時点の折れ線グラフを指し示した。

「広告の表示回数を増やせば、クリック数も上昇します。最初はとにかくリスティング広告の表示回数を上げていくために、検索キーワードを絞らず幅広く設定するようにしています」

表示回数とクリック数が開始早々から一気に上昇して、折れ線グラフは最初の山を形成していた。

「この2つの折れ線は相関しています」

「3本目のコンバージョン線も後半から反応していますね」山本が言った。

「10月末に、数日ですがデータも取れてきたので、コンバージョンにつながらないキーワードを外して、反応の良いキーワードに絞っています」

「その分精度が上がっているということですかね」

「ええ。その証拠を見てもらうために、妊反初診の動きも調べてみたんです。見てください。以前は平均2・2人だったところが、広告を開始した10月24日を境に増えているのがわかります」

「本当だ」山本がうれしそうに言った。

「開始当初は良く出る傾向にはありますが、一応結果が出せました」

「こんなに増えるとは驚きです」

「ただ、広告のチューニング精度をいくら上げても、それだけではすぐに限界が来ます」

「〝ポジショニング〟でしょ？　影虎先生」美咲が言った。

「正解」

「［ポジショニングマップ］を作っているときにさんざん考えましたから。［ペイシェントジャーニーマップ］も理事長と一緒に考えたんですよ」

「やってみて、いかがでした？」

「そうですね」山本が答えた。「これまで患者さんの立場になって物事をよく考えろって、職員には偉そうなこと言ってましたが、僕自身も全然考えられていなかったことに気付きました」

「理事長だけでなく他のみんなで一緒に遅くまで残って考えたんですよ。影虎先生が意地悪したせいです」美咲が言った。

「清宮先生に何されたんだ？」

「完成例を見せてってお願いしたのにダメだって言われた」

「確かに答えがあれば楽だったな」

「ハハハ、決して意地悪していたわけではありませんよ」影虎は言った。「例を示せば、発想がそれに引っ張られてしまいます。このマップは作成が目的でなく、頭を使って考え抜いて作成するそのプロセスそのものが重要なんです」

「よくわからないけど、今でも頭の中には別の桜井美咲が存在してるから、マップはいつでも修正できますよ」得意気に美咲が言った。

「別の桜井美咲って。あぁ、そうかペルソナか。よくペルソナを自分の名前にしたよな」

「私も、自分の名前をつけた方は初めてですよ」影虎が言った。

「でも、ペルソナが自分ならわかりやすいと思ったから」

「美咲さんご自身がターゲットと被っているので理にかなっていますよ。――それでは宿題を拝見していきましょうか」

影虎は、［競合分析表］、［ポジショニングマップ］、［患者ペルソナシート］、［ペイシェントジャーニーマップ］、［As-Is & To-B メディアマップ］のそれぞれについて書き方に誤りがないか、できるだけ考えを巡らせた内容であるか、それぞれが連動性をもっているか、そのうえで全体的に筋が通っているかなどを確認していった。

確認後、加筆や修正が必要な部分を指摘し、そのつど3人で議論しつつ加筆修正を加えていった。

「これで貴院のターゲットユーザーが分娩施設に対してどんなことを求めているのか、また分娩施設を選ぶときの具体的な要素と優先度が明確になってきました」影虎が言った。「どんなメディアからそれらの情報を得ようとしているか、そこに至るまでの導線がこれで明らかになってきています。——今度は、最重要メディアの貴院ホームページを見直していきましょう」

山本と美咲が頷いた。

「貴院のホームページは、正直とても使いにくいです。それはグーグルのアクセス解析でもはっきり示されているんです」

影虎は、クライアント先の同業他院と比較しながら説明した。閲覧数となるページビューは広告で引き上げているが、そもそも少ない。コンテンツの改善をメインとしたSEOが必要だと話した。

次に、サイト内の1ページしか見ないで離脱する割合となる直帰率の高さを指し示した。直帰率の高さの原因としては、①ページの読み込み速度の遅さ、②デバイス（スマホ用の画面）への未対応、③ユーザーニーズとコンテンツの不一致——が考えられるが、影虎は事前に前者2つはクリアしていたのを確認していた。だが三つめについては、トップページにおいて訪問したユーザーの求める情報が不足しているうえに、その配置や情報導線もわかりにくいため離脱してしまっているのではないかと指摘した。

また、ユーザーがサイト内で滞在する時間も他のクライアントと比べて短くなっており、その点からもコンテンツの見直しの必要性を強調した。

「山本先生、貴院のホームページはご覧になられたことはありますか」

「もちろんです」

「でも、ご自身で予約を入れるわけではないですから、実際に使ってみたことはないですよね？」

「言われてみればそうですね」

「では、実際に使ってみましょう。ペルソナで設定した桜井美咲になりきってください」

「わかりました」

「この桜井美咲は、夜中に市販の妊娠検査薬で陽性反応が出てすぐに駅名と産婦人科で検索しました。ローカルパックといわれる地図とグーグルマイビジネスで登録した店舗情報が掲載された画面から、貴院のトップページへたどり着いたという設定で始めます」

影虎は自分のパソコンの画面にクリニックのトップページを表示した後、影虎のもっていたマウスを山本へ渡して操作をお願いした。

「美咲さんも自分のスマホでトップ画面を表示してください」

「わかりました」

「この女性は、まずどこを探しますか？」

「まずは場所と診療時間かな？」

「すぐに結果を知りたくて、いつ受診できるか調べたいんじゃないかな」美咲が言った。

「そうだな、で、そのページってどこにあるんだっけ？」

「理事長、ここです」美咲が示した。

「わかりにくいな。予約枠が産科と婦人科に分けられてるけど、どっちなんだろうって迷わないかな」

その後も、山本と美咲がその人物になりきってあれこれ話しながら、翌日のＷｅｂ予約を取る画面までたどり着いた。

「ようやくここまできたな。じゃあ明日の婦人科の枠で診療予約をしよっかなと」

「ＩＤがない方は、予約できないんですけど」美咲が言った。

「えっ、そうなの。何で？」

「システム上、仕方ないんです。新患でも予約できるんですが、新たにＩＤを発行するために、一度当院へ連絡を入れてもらう必要があるんです」

「それじゃ面倒だろ」

「新しい予約システムに変えるしかないですよ」

「見積もり取っておいてよ。――さて、こうして桜井美咲は予約が取れませんでした。そこで、ＩＤをもらうために電話をかけるとしようか」

「理事長、明日の予約枠はすでになくなっています」

「そうなの？」

「前日だと枠が少ないんです」

「仕方がないから、桜井美咲さんは予約しないで午前中仕事を休んで来院するということで――」

「理事長、予約優先なので、かなり待ちますが」

「どれくらい？」

「隙間に入れるか診療の最後になるので、明日だと時間帯によっては2時間は待たせしてしまうかな」

「話にならないな…」山本はソファーに深く沈み込んだ。「清宮先生がこれを僕らにやらせた意図がわかりましたよ」

「それでは、こちらのホームページで同じことをやってみてください」

「どこかの産婦人科のページですね。うちとは違って整然としていて、きれいで見やすい」

「あっ、「妊娠したかも？」ってボタンがすぐに見つかった」美咲が言った。

「押してみてよ」

「予約画面が開いたわ」

「「24時間Ｗｅｂ予約」というボタンもあるぞ。おおー、受診の目的を教えてくださいって聞いてきたぞ」

「チャットボットというＡＩを使った自動会話プログラムです。ただ正直言えば、このプログラムは進化の過程で定型での回答しかしないので、使いにくいところもあります。ＡＩがもっと進化すれば患者の意図を汲んで答えてくれる時代が来るのでしょうが、現時点での技術においての選択肢の一つでしょうかね」影虎が言った。

「そうなんですね。あっ。美咲これ見てみろ。妊娠チェックや妊婦健診、婦人科やピル外来が案内されているぞ」

「「妊娠チェック」をクリックしてみて」

「ネット予約画面が開いた」

「私のスマホと同じ画面だ」

「予約は全部空いているようだな。清宮さんのクライアント先ですよね、ここ？」

「そうです。先方には許可をもらって事例として使わせてもらってます」影虎が答えた。

「こんなに予約枠が空いているってことは、こちらはけっこう暇なんですか？」

「理事長、失礼ですよ」

「そっかな」

「逆に大盛況です。無理繰り予約枠を空けているんです」

「そんなことできるんですか？」

「現場の皆さんには当然協力していただきました。予約される方は産婦人科にとって経営的に最も重要ですよ。予約が取れなければ他に流れてしまいます。それって大きな機会損失ですよね」

「もちろんです」

「経営的に最も重要な顧客の入口は常に開けておきたいものです」

「なるほどねー。だけどホームページ一つ取ってみても、盛況なところとこれだけ違うとはね」

「デザインからユーザーの導線を意識したレイアウト、そしてコンテンツにおける改善の必要性はこれでわかっていただけたかと思います」

「もう一度ホームページをリニューアルしたほうがよいですか？」

「本当はゼロからホームページを見直したいところです。ただそれだと時間もお金もかかります。ここは効率を優先して、既存のサイトを見直していきましょうか」

「わかりました」

「美咲さん、ユーザーが求める情報だと思うものすべてリストアップしておいてください。それとホームページを制作した業者に連絡して、すぐ作業に入れるよう段取りをつけておいてください」

「はい」と、美咲はスマートフォンに指示内容をメモした。

「それと他の産婦人科のサイトをできるだけ多く閲覧してみていただけますか」

「わかりました」

「それで真似できそうなところをすべて書き出してください。とにかくこの使いにくいホームページから改善していきましょう。宿題こなせそうですか…」

「はい。大丈夫です」

「おお、頼もしいね。でも、案外楽しそうにやっているようだからいけるか」山本が言った。

「うん。実は楽しくなってるんだ。疑問に感じていたところや変えたほうがいいなって思っていたところをクリアできるんだからさ」美咲が答えた。

「美咲さん、もう一つ宿題いいですか？」

「えっ。でもこうなったら、もう何個でもどうぞ！」

「デジタルマーケティングの効果は出始めていますので、そこで、前にお話しした二の手となる『分娩施設選択の意思決定プロセスの長さという特性を活かした［流入増加］、［予約促進］、［離脱防止］を目的としたプロセスマーケティング』を仕掛けていきます。そこで、業務プロセスを可視化するための質問をしますが、よろしいですか？」

「むずかしいことには答えられませんけど」美咲が言った。

「大丈夫です。ただ毎日やられていることを尋ねるだけですから」

図表35　山本産婦人科醫院　業務フローチャート（4～8週）改善前

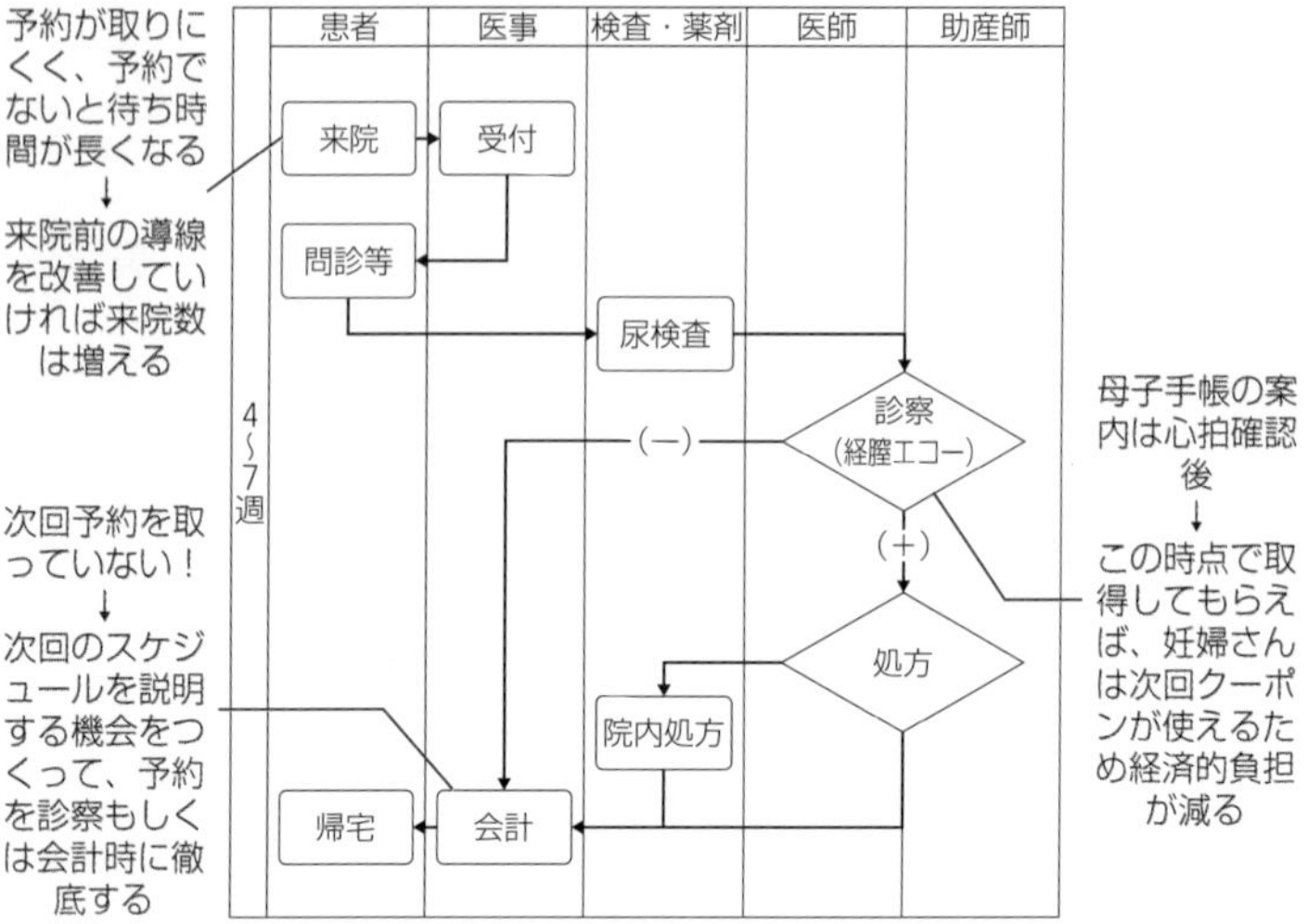
予約が取りにくく、予約でないと待ち時間が長くなる
↓
来院前の導線を改善していければ来院数は増える
次回予約を取っていない！
↓
次回のスケジュールを説明する機会をつくって、予約を診察もしくは会計時に徹底する
患者
医事
検査・薬剤
医師
助産師
4～7週
来院
受付
問診等
尿検査
診察（経腟エコー）
（－）
（＋）
処方
院内処方
帰宅
会計
母子手帳の案内は心拍確認後
↓
この時点で取得してもらえば、妊婦さんは次回クーポンが使えるため経済的負担が減る

影虎は二人に、妊娠反応目的で来院した患者が受付するところから帰宅するところまでの院内の業務の流れを順番に尋ねつつ、パソコンで何かを操作していた。

「簡単ではありますが、業務フローチャートを作りました」（**図表35**）

「これから何がわかるのでしょうか？」山本が尋ねた。

「まずはAs-Is、すなわち現状を可視化しました。母子手帳の取得タイミングや次回の心拍確認予約の未実施、各種説明の未徹底、心拍確認時の検査項目の前倒しができていないことによる離脱といった問題点を挙げさせてもらいました」

影虎は「流入増加」、「予約促進」、「離脱防止」それぞれ欠けている点を図中にまとめた。

「では、妊反初診から8週前後の心拍確認、10週前後の最初の妊婦健診、そして2回目の妊婦健診までのいわゆる妊娠初期と言われている期間について、実際行われている業務の流れをこの業務フローチャートみたいに描いておいてください」

そう言って影虎は美咲へフローチャートの描き方を教え、打合せを終えた。

「そうだ、美咲さん。この前、大量の宿題が終わったら自分へのご褒美チョコを買おうと言ってましたが、買われたんですか？」

「いえ、忙しくて」

「プチ贅沢になるかわかりませんが、これ買ってきたので食べてください」

影虎は、小箱を美咲に渡した。そして山本と美咲に見送られながらクリニックを離れ、東の空に浮かんだ淡い光の下弦の月に向かって車を走らせていった。

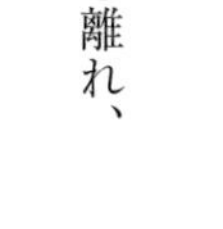

未知のウイルス

―2019年12月某日―


「今日もレギュラー満タンで？」

「はい。カードでお願いします」

影虎は、佐藤のクリニックへ向かう前にいつものガソリンスタンドに寄った。

「だいぶ寒くなってきましたね。昨晩は特に」と店長が話しかけてきた。

「この時期はエンジンもかからないし、やっとかかっても10分ほど暖気運転しなきゃいけないから面倒ですよ。ヒーターがあるとはいえ、隙間だらけだからめちゃくちゃ寒いし」

図表36　さくら交差点　内科・消化器内科クリニック　内視鏡検査推移グラフ

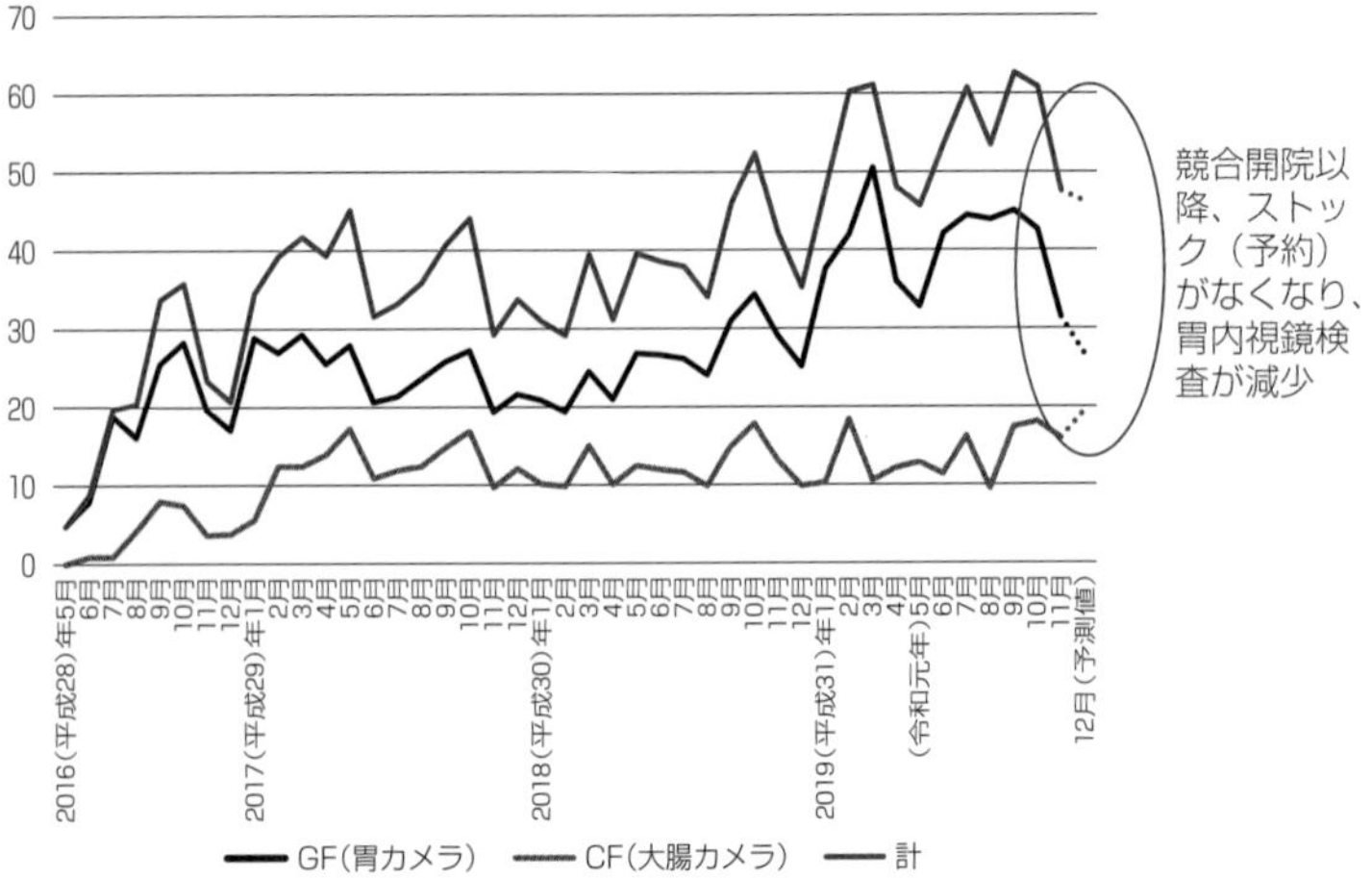

「まぁ、その車の愚痴を言っているお客さんの顔は嬉しそうですけど。はい、ガソリンキャップＯＫ！。毎度あり！」

店長の元気な声に見送られて走り出し、しばらくすると、奇跡的に動いている何十年も前の純正カーラジオから、昼のニュースが流れてきた。

【中国湖北省武漢市で原因不明のウイルス性肺炎の集団感染が発生したことが保健当局によって報告されたとの情報が…】

『また新種のインフルエンザかな？』

影虎は10年前の新型インフルエンザ流行時を思い出したが、しばらく運転しているうちにそのニュースのことはすっかり忘れていた。

「今日も診療が押していたようですね」

「インフルエンザの患者さんが多くて」佐藤が答えた。

年末は例年以上にインフルエンザが猛威を振るっていた。それによって新規患者と延べ患者数も増加し、総点数も上がっていった。ただ一方で、診療単価やレセプト単価は夏から減少が続いていた。

「点数は上がっているのですが、内視鏡検査数はついに減少してしまいました」佐藤が言った。

影虎は手元の資料に目を向けた（図表36）。今月も先月を下回る予想となっており、佐藤から確認した現在の予約状況から1月もその傾向は続くと予想した。そこで先月に引き続き、Ｗｅｂ広告のチューニングを再び行った。一方で、佐藤自身でＷｅｂ広告の管理をすることは明らかに非効率となっていた。結局、佐藤からの申し出によって、リスティングの管理を代行業者へアウトソーシングすることとなった。

「リスティング広告の精度向上のほかに、内視鏡検査の減少を止める方法としてアプリを使った囲い込みを検討してみたいと思っています」影虎が言った。「内視鏡検査実施者への定期検査を促すための〝リコールはがき〟は継続して送っていますか？」

「実は、夏に退職したスタッフさんが担当してくれていたんですが、引き継ぎできないままになっていまして、今はできていません。再開させたいんですけど、手が回らなくて」

「先生は、LINEって使われています？」

「ええ。LINEだけは普段から個人的な連絡手段に利用しています」

「日本だと人口の7割くらいが使っているメジャーなプラットフォームです。それを使ってみてはいかがでしょう」

影虎はTwitterなど他のＳＮＳとの違いやLINEのビジネス活用の事例を説明した。

「へぇー、リピーターを増やすには良さそうですね。言われてみればこの前、居酒屋で割引できるからって友達登録したんですけど、時々居酒屋から生ビール無料券が送られてきます」

「しっかり囲い込まれていますね」

「ですね。自然とそれにつられて足を運んじゃいましたから」

「LINE同様新しいデジタルプラットフォームやメディアを上手に使うことができれば、自院の経営を有利に展開させることができるんです。とはいえ、アナログな〝はがき〟にも良さがあります。はがきであれば、送った先の家族が手に取ることもあります。LINEだと他のメッセージに埋もれてしまいがちで、反響率が落ちてしまう可能性もあるので、効率と効果の両面から検討してみてください」

「さっそくスタッフさんと相談してどうするか決めたいと思います。LINEを導入するならば、清宮さんから教えてもらったDXプレイブック（※）にも追加しておきますよ」

※『第二章プロコラム　医業版DXのプレイブック』参照

その後も影虎は、経営データをチェックしてリスク要因やリスク因子を探っていきながら、顕在化した課題とその対策について話し合っていった。

「清宮さん、今年も1年大変お世話になりました」

「もうそんな時期ですか。来年も今年よりもっと良い年になればいいですね」

佐藤と別れたあと、その足で山本のところへ向かった。

胎動

山本、影虎、そして弁護士と税理士の4人が応援テーブルを囲み、会議が始まった。

最初に弁護士から、山本や両親の根回しと協力の甲斐あって、臨時社員総会にて出資限度額法人への移行議決が無事に取れたという報告が行われた。

莫大な払戻請求権を失った事務長は、弁護士を立てて訴訟を起こすと声を荒げてまくし立て、総会の場は相当荒れたと、当日の様子を伝えた。事務長の反発をあらかじめ想定していた弁護士は、過去の帳簿や議事録を事細かに調べ、大きな額ではないが長年にわたる経費の私的流用と判断できる事案を見つけ出していた。当日それらをリストアップした紙を事務長へ示し、その場が収まったことも付け加えた。

「その後、事務長からは何か?」影虎が弁護士に尋ねた。

「反応はありません。山本先生とお父様とお話して、こちらから役員に掛けた生命保険で賄える範囲内で退職金を提示しました。そのうえで私から事務長へ文書で退職勧告を行っているところです。回答はまだありません」

弁護士からの報告が終わり、次に相続専門の税理士から山本へ医療法人の切り替えに絡む部分についての説明が行われ、会議は終了した。影虎を残して二人は退室した。

「山本先生、事務長は出勤されていらっしゃるんですか?」影虎が尋ねた。

「いえ、総会以降欠勤しています」

「院内のマネジメントを一手に引き受けておられた方ですよね。大丈夫ですか?」

「お金の部分は僕のほうで対応しています。それ以外は美咲にやってもらっています。でもこうなることを見越して事務長に美咲を補佐役として帯同させていたので、なんとか乗り切れそうです」

「美咲さん、大活躍ですね」

「まだ若いですが、新しい事務長に抜擢しようかと思っているんです」

「その能力は十分あると思いますし、さらに経験を積んでいけば敏腕事務長に必ずなってくれますよ」

「現事務長からの退職の意向を取ったら本人に打診しようかと」

その時、ドアをノックし美咲が入室してきた。

「今、私を見て、なんか二人とも笑いませんでした？」

「そんなことないよ、ねえ、清宮先生」

「ええ、そんなことないです。さあ、始めましょう」

美咲は、小首をかしげつつソファーに座り、整えてきた各種データや資料一式を机に置いた。それを影虎は一つひとつ丁寧に確認していった。特に資金繰りについては直近の状況を山本に確認しながら、影虎が策定したシミュレーションとの差異を洗い出していった。

「一本化をお願いした銀行も契約後にすぐ動いてもらえてよかったですね」

「助かりました。これでしばらくは耐えられそうです」

「ええ、しかも妊反初診数はすごく増えたじゃないですか」

「はい！」美咲が嬉しそうに答えた。

妊娠反応確認目的初診数は、昨年は月平均63件だったが、直近の11月には88件と急増していた（図表37）。また、その増加に引っ張られるように、来年5月以降の分娩予約も早いペースで入り始めていた。予測値ではあるものの、7月までの月平均予測が当面の採算ラインとなる月平均53件と同数を示しており、この結果には、影虎も戦略実行における胎動を感じていた。

「喜ぶのは少し先にして、妊反初診の増加要因をきちんと分析しておきましょうか」影虎は言い、リスティング広告を管理する担当者が作成したレポートを開き、Ｗｅｂ広告が機能しているか解析を始めた。

「再チューニングしたリスティング広告も今のところうまくいっています。今後さらにデータが集まってくるので、より精度も上げられるかと」

図表37　年間妊娠反応確認目的初診数推移

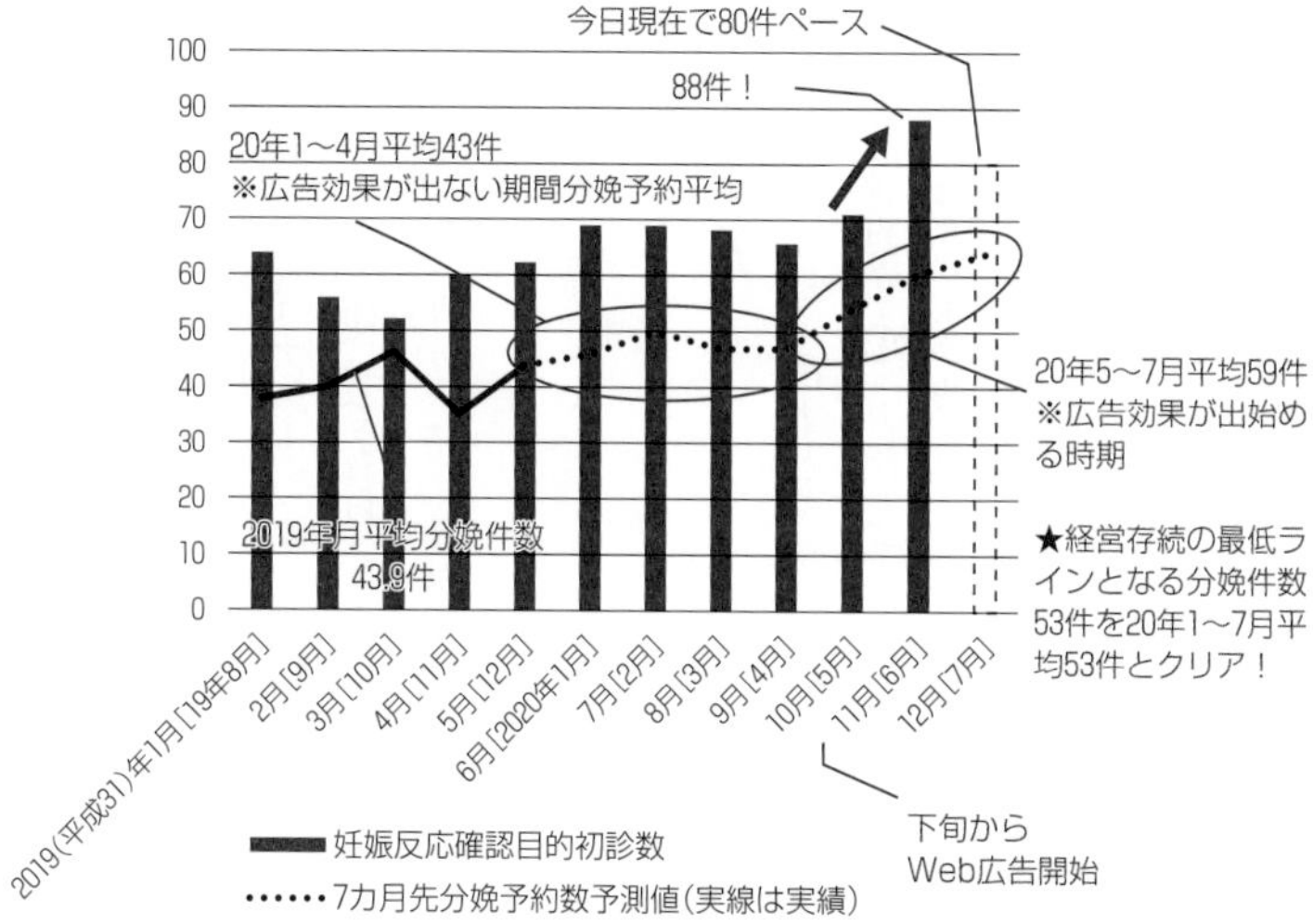

「期待してます」山本が言った。

「とはいえ、近いうちにコンバージョン数は頭打ちになります」

「やはり理由はうちのホームページの質ですよね」

「おっしゃるとおりです」

「影虎先生の指示どおり、トップページのレイアウトを先に変更するよう依頼しました」美咲が言った。

「他院ホームページの事例調査はしていただけましたか？」

「はい。とっても参考になりました」

美咲は、お手本となりそうな内容をびっしりと書き込んだA４用紙数枚を影虎に手渡した。影虎は、その用紙と一緒に作成済みの［競合分析表］、［ポジショニングマップ］、［患者ペルソナシート］、［ペイシェントジャーニーマップ］を机に並べた。そこで二人に対して、設定したペルソナが必要とする施設を選択する要素となる情報や、自院で現在実施中もしくは実施可能な各種サービス内容について、選択決定に与える影響が大きい順に並べていくよう指示した。

「影虎先生、できました！」美咲が言った。

「お疲れ様です。そこで次は改めてユーザビリティテストをやっていきます」

「何テストですか？」と美咲が聞き返した。

「ユーザビリティテストです。実はすでに一回やってもらっています。貴院のホームページをユーザーになったつもりで使ってもらいましたよね」

「ああ、あれですか。そのテストで妊婦さんにとって必要だろうと感じた情報については指示どおりまとめておきました」

「ではそれを横に置きながら、山本先生と一緒に再度ユーザー目線で、ホームページを使ってみてもらえますか」

「わかりました」

そうしてしばらく山本と美咲は、いろいろ意見を言い合いながら、使いやすいかどうかの観点でホームページの改善点をあぶり出していった。それが終わると――。

「終わったばかりで恐縮ですが、次は競合のホームページでも同じことをやってみてください」

山本はノートパソコンで、美咲はスマートフォンでアクセスしながら、競合する医療機関のホームページのユーザビリティテストを行った。

「終わりました？」

「はい。一応一通りは」山本が答えた。

「お疲れ様でした。ところで、10月の差別化の話は覚えていますか？」

「鉗子分娩のことですか？」

「いえ、ＬＤＲのほうです」

「そっちですね」

「一通り競合のサイトを閲覧した結果、ＬＤＲでの差別化は可能ですか？」

「この近辺は導入しているところが多くて、ＬＤＲをやっているだけでは差別化にはならないんじゃないでしょうか」

「ちなみに競合のサイトでは、ＬＤＲについてどの程度表現されていました？」

「あまり覚えてないですね。どうだった、美咲？」

「2年前にＬＤＲ室を1部屋開設した病院だと、ＬＤＲの簡単な説明とメリットが書いてあったくらいです」美咲が答えた。「ただ、そのページにたどり着くまでに、何回もクリックしないといけなかったし、ＬＤＲ使用の場合は、個室料だけでなく利用料も追加でかかるようです」

「その点、うちは全室個室で希望者全員ＬＤＲは使えるし、個室料も利用料も出産費用に含まれています。これって差別化ですよね、清宮さん？」山本が尋ねた。

「差別化ですけど、妊婦さんに訴求ができていなければ意味がありません」影虎は答えた。「ＬＤＲがありますよ、追加料金もありませんよ、陣痛室から分娩室へ移動しなくて母体にとって楽ですよって書いてみたところで、なかなか伝わりにくいと思うんです」

「まぁ確かに」

「美咲さんも出産時は、ＬＤＲは利用されたんですか？」

「いえ」

「もし次があったら利用されますか？」

「100％利用します。私の場合、陣痛のピークのときに分娩室に移動したんですから」

「辛そうですね」

「思い返したくないです。でもLDRならベッドがそのまま分娩台に変わってくれるからその場で分娩できるし、産後も自分の部屋に移動することなく休めます。それに、移動がないことでプライバシーも保てるし、家族の立ち会いもスムーズにできるし、LDR絶対使います！」

「では、今の話をどう表現するか、美咲さんのほうで考えてみてもらえますか？」

「動画とかでもいいんですか？」

「もちろんです」

「要するに、優れている点やアピールポイントがあったとしても、ネット上で表現できてなければ無に等しいということか…」と山本が自分に言い聞かせるようにぽつりと言った。

「検索時代ならではですね。——次に、競合の予約の導線はいかがでしたか？」

「使いやすいとまでは言えません。うちよりマシくらいなレベルです」美咲が答えた。

「そういえば美咲、先月清宮先生が紹介してくれた予約システムは契約したんだろ？」山本が尋ねた。

「はい。カスタムしてもらっている最中です」

「僕たちも真似をさせてもらって、妊反初診枠を常に空けておくことにしました」

「いいですね。では予約システムが完成したら、導線を考えてホームページのどの位置に予約ボタンを配置するか決めていきましょう。——他に気付いた点はありますか？」

「はい」と美咲が手を挙げた。「競合分析表の作成に当たって、ホームページから他院の料金を調べてみたんです。すると、一見するとうちよりも安いんだけど、実際には個室料の部分の表示が曖昧だったり、費用が安くなる経産婦の金額だけが書かれていたりして、なんかずるいなって感じてしまうところも多かったです」

「まぁ、経営者としてはわからないでもないな。少しでも安く感じさせたほうが予約につながると思っちゃうからな」山本が言った。

「山本先生、料金の後出しは不信感のもとですよ」影虎がたしなめた。

「ですね。うちは明朗会計でいこうな」

プロセス攻略

「実はこれは大事なポイントです。ほとんどの人にとって費用は、施設選びにおいて最も重視する要素の一つです。とはいえ、多くの人が単純に高いか安いかだけで判断しているわけでもありません。美咲さん、先月決めた貴院のポジションは何でしたっけ?」

「プチ贅沢な出産ができる産婦人科です」

「そういった支払う費用に対して、受けられる医療以外の体験や価値にとても敏感な層がターゲットになってきます。ですが、その費用体系は産婦人科分娩施設の場合、週数によって妊婦健診の費用も変わり、出産費用も部屋の種類や分娩方法で異なってくるので、とても複雑です」

「まぁ、他院の料金が不明瞭なのも、全部が全部意図して何かを誤魔化そうとしているわけじゃないんだろうね」

「山本先生も、例えばプチ贅沢するために、値段の書いていない時価表記の寿司屋には行きます？」

「行かないですね。それはプチではなく贅沢で、そういった高級店を選んだ時点でコスパは求めてませんから」

「そこで費用対価値に敏感な層を惹きつけるために、提供する医療や付帯サービスに対する費用がわかりやすく伝わるように、貴院のホームページにある費用ページの作り込みを行います。もちろんユーザビリティ向上にもなりますし、料金が明確に掲載されているということだけでも差別化の要素の一つになり得ると考えています」

影虎はそう言って、二人へページの構成と書き方について指導した。

その後休憩を取り、影虎が理事長室へ戻ってくると、前回の宿題の一つであった妊娠初期（4～15週くらいまで）の業務フローチャートが配られていた。他の二人が戻る前に、影虎は赤ペンでフローチャートに何かを書き込んでいった。

三人が揃い、美咲が業務フローチャートの各業務について説明を行った。

「さて、美咲さん。改めて聞きますが、プロセスマーケティングの目的は何でしたか？」

「えーと、確か、流入増加、予約促進、離脱防止です」

「正解です。これからプロセスマーケティングにおける対策は必ずこの3つの観点で考えていきますので忘れずに。では美咲さん、また質問です。これまで私は、プロセスについていくつか指摘していますが、覚えていますか？」

「予約が取りにくいこと、母子手帳の取得タイミングが遅いこと、心拍確認直後に予約をしていないこと、人によって説明がバラバラで未徹底なことです」

「それらとは別に、私から一つ提案したこともあると思いますが」

「あっ、そうか。心拍確認時に初回の妊婦健診の検査を前倒しで行えないかとの提案をもらいました」

「そうですね」影虎が頷いた。

「美咲、よく覚えていたな」山本が感心して言った。

「フローを描いていたら自然とね。そうだ、もう1枚フローを描いてみたんですけど、見てもらっていいですか？」

美咲は別の業務フローチャートを二人に配った。

「こうなったら良いかなと思って描いてみました。変更した部分は色を変えています。備考欄にも現状と改善案がわかるように細かくメモしておいたのでそこも見てください」

「しっかり要点をつかめていますよ」と影虎は言い、休憩中に影虎が赤ペンで書き込んだチャートを美咲のチャートと並べて見せた。

「あれ、フローがほとんど同じだ」山本が言った。

並べられた2枚のフローチャート、影虎の赤入れしたフローと美咲のフローはほぼ同じ形をしていた。

「私も美咲さんと同じことを考えてました」と影虎は言い、美咲のフローを用いながらプロセスにおける改善策について説明した。

まず離脱防止策としては、離脱防止のための母子手帳の早期取得案から取り上げた。現状では、心拍確認後に母子手帳を取得するように説明していたが、妊娠反応チェックで陽性と判定された段階で母子手帳取得を説明する流れを追加した。

次は、妊娠反応確認から心拍確認までの期間の短縮化に言及した。昔からの慣例で現行は2週間後に来院するよう診察中の医師が口頭で伝えていたが、ケースによって3、4日後に来院するよう促すことを提案した。数日後に来院を促している競合の産婦人科が複数あり、おしなべて山本のところの離脱率よりも低く出ていた。また陽性反応が出た妊婦へ行う助産師の面談も、助産師の手が空いているときだけ行っていたが、全員に対して必ず助産師が面談するよう提案した。併せて、母子手帳取得理由や次回検査や料金など、話す内容を統一することも奨めた。

さらに検査プロセスの前倒しによる離脱防止策を進言した。初期検査で行う一部の検査を心拍確認が取れた当日に前倒しで行うというものである。

「美咲さん、出産に伴う検査と料金の載った一覧表ってありますか?」

「はい。すぐに影虎先生のメールに送ります」(図表38)

影虎は届いた検査項目を山本に示した。

「山本先生、前倒しできそうな検査はありますか?」

「そうですね。血液型からHIVまでなら保険も使えるし、やっておいても良い検査項目だから、無駄にもならずいいんじゃないでしょうか」

「他でもこのあたりは心拍確認時に検査しています。こうやって検査を前倒しにすれば、検査結果を聞きに来るでしょうから離脱率は必然的に下がってくるはずです。また、妊反チェック時の母子手帳取得の意図はここにもあるんです。美咲さん、母子手帳発行時にもらえる助成券を使えば、心拍確認時の支払いはどれくらいになりますか?」

「8000円です。今が6000円なので2000円アップで済みます」

「離脱防止の観点からすれば、初期の段階で窓口負担が大きくなると、このクリニックは高いと思われ

図表38　妊婦健診項目一覧表

目安の週数	検査目的	基本検査項目（　）妊婦によって追加	通常料金	合計（　）含めない	助成対象	助成利用時
6週	妊娠反応陽性確認	初診料	****	6,000		6,000
		経膣エコー	****			
		尿	****			
		（妊娠反応検査）	****			
		（風疹抗体価）	****			
8週	胎児心拍確認	再診料	****	6,000		6,000
		経膣エコー	****			
		尿	****			
10週	初期検査	妊婦健診	****	35,000	○	18,000
		尿	****			
		経膣エコー	****			
		血液型	****		○	
		不規則性抗体 Rh 因子	****		○	
		風疹抗体価	****		○	
		HBs 抗原	****		○	
		HCV 抗体価	****		○	
		HIV-1/2 抗体価	****		○	
		膣培養	****			
		トキソプラズマ	****			
		HbA1C	****			
		HTLV-1	****		○	
		クラミジア抗体	****			
		経膣細胞診	****			
		子宮頸が	****		○	

ガイドラインで18週以降もしくは検査を外せる？

枠内の検査を心拍確認後に前倒すれば検査結果確認の必要性が発生し離脱防止につながる

母子手帳取得時についてくる助成券を利用していけば公費負担との差額分の＋2,000円で心拍確認時の支払いが可能

てしまって離脱の要因になりかねません。そこはできれば低く抑えたいところです」

「まぁ、それくらいだったらいいんじゃないですか」山本が尋ねた。

「理事長、それくらいって。2000円は私たちにとって大きいですよ」美咲が言った。

「確かに、人によっては負担に感じてしまうかと思います。そこで、妊反確認時でも助産師さんの面談を徹底していただき、次回の検査内容や料金まで漏れなく説明して納得感をもたせるようにしていただきたいんです」

「美咲、師長さんとすぐ話そうか」

「明日にでも打合せの予定入れておきます」

離脱防止策に絡めながら、予約促進策についても影虎は山本へ提案した。胎児心拍確認時に行う助産師指導において、里帰り出産希望かどうかは確認していたものの、まだはっきりと決まっていない妊婦に対して当院での出産を促している助産師もいれば、やっていない助産師も

いた。また、初回の妊婦健診の予約確認も徹底されていない状況もうかがえた。

「この件も併せて師長さんと話してみます」山本は言った。

「自院施設の説明と見学推奨のルール化も同時に行ってください。助産師さんが営業っぽいことを嫌がるのも理解できますので、妊婦さんにそう感じさせないもっていき方も研究してみてください」

「わかりました」

「それとあと気になるのが、分娩予約の最終期限が22週であることです」

「ちなみに他院ではどれくらいなんですか？」

「12週目くらいじゃないでしょうか。なぜ貴院では22週なんですか？」

「ちょうど中期指導が行われるあたりだからじゃないですかね。まぁ、これも昔からの慣例で特別な理由があったわけではないかと思いますが」

「期限を早めることによって、予約促進になりますし、離脱も防げます。早期に予約した妊婦さんには特典を付けているところもありますけど」

「妊婦健診を割引してみたらどうかな？」美咲が提案した。

「割引か…」

「山本先生、他院でも早期予約割引制度を導入しています。離脱率が下がれば割引分くらいはすぐにペイできます。シミュレーションしてから、合理的にここは判断していきましょう。——さて、次は三つめの流入増加策ですが、美咲さん撮影できました？」

「撮影？」山本が尋ねた。

「実際の施設見学の様子を撮影する件ですよ。理事長にも許可取ったでしょ」美咲が言った。

「あっそうか、あれね」

美咲はスマートフォンで撮影した動画を二人に見せた。動画が終わると影虎が美咲に尋ねた。

「施設見学の案内をする担当は決まっているんですか？」

「いえ。手が空いている人が担当しています」

「見学案内の手順は決めていますか？」

「いえ、特には。月に1件あるかないかなので、手順を作るほどじゃないかなと」

「ただ最近は、施設見学者数も増えていますよね」

「はい。影虎先生の指示で施設見学の申込みフォームをホームページに設置したところ、すでに20組以上は見学しに来てくれています」

「そこから分娩予約につながっていますか？」

「2、3件くらいです」

「まぁ、あの対応じゃ仕方ないよな」山本が言った。「今、初めて施設見学の対応の様子をみたけど、電気もついていない何もない個室に呼び入れて、見学者が入ってから電気をパチッとつけて、どうぞじゃね。それと新生児室はカーテンが降りていて外から見られないし、他の部屋も使用中で見られなかったんじゃ、何を見学しているのかわからないよな」

「美咲さん、撮影時の対応者はどなたですか？」影虎が尋ねた。

「今年入職した新人の子でした」

「不慣れな感じでしたね」

「まだ3回目くらいですから」

「わかりました。――せっかく施設見学者数を増やせても、予約につながらなければ意味がありません。そこで、モデルルーム作戦といきましょうか」と言いながらスマートフォンを操作し、画面を示した。

「新築マンションの広告用のサイトですね。きれいに作っていますよね」美咲が言った。

「お二人は、新築マンションの見学に行かれたことはありますか?」

「僕はないな」

「私は行きました」

「おっ美咲、マンション買う予定なのか?」

「そんな余裕はないよ。でもいつかはと思って興味本位で何回か見学に行ったんだ」

「つまり、冷やかしか」

「まぁそんなとこ」

「美咲さん、見学した感想は?」

「素敵なインテリアで、家具などが揃っていて、丁寧に説明もしてくれます。夢が広がって、めちゃくちゃ欲しくなるんですよね」

「そのとき、ダイニングテーブルには高級レストランばりにクロスや食器類が配置されていて、花瓶やキャンドルまで設置されていたりしませんでしたか?」

「はい。小物類もすべて素敵な感じでした」

「ご存じのようにモデルルーム設置の目的は販売促進です。非現実な空間を演出することで、購買意欲を高めるよう設計されていますから、美咲さんが欲しくなるのは当然です。ちなみに普通の家には置いてあるのにモデルルームに置いていないものがあるんですけど、気づかれました?」

「まったくわからないです」

「正解は、洗濯機や炊飯器、レンジです。テレビや冷蔵庫なども置いていないことも実は多いです。理由は、生活感が出過ぎないようにするためです。あと家具類も普通の家にあるものとは違って、一回り小さい特注の家具を置くことが多いんです」

「何でですか？」

「そうすることで空間が広がった感じに映るんです。ベッドなんかは実際寝っ転がってみてサイズ感を確かめたほうがいいですよ」

「騙された感じがしますね」

「空間演出って奴ですよ。クリニックではもちろんそこまでやる必要はありませんが、快適な入院をイメージできるような演出ができれば、見学者の印象はまったく変わってきます。こだわっているとおっしゃられていたアメニティ類も配置して、通常用意されているマタニティパジャマやタオルなどもセッティングしておくといいでしょうね」

「赤ちゃんの人形を準備して、プレゼントしているおくるみを着せるのはどうでしょう？」

「いいんじゃないでしょうか」

「それとお祝い膳の食品サンプルを作ってもらうか」山本が言った。「そうした演出をしたうえで、入室の時もあらかじめ部屋の明かりをつけておけば、入った瞬間盛り上がってくれるんじゃないかな」

「空間演出については貴院で決めていただいて結構です。あと大事なのは見学者への対応です」

「そうですよね」美咲が言った。「この前は新人の子のたどたどしい説明にヒヤヒヤしながら撮影していました。それで、みんなで院内見学のマニュアルと説明用の台本を作ろうってことになってます」

「いいですね。あとは、見学できないエリアなどは、事前に映像を準備してタブレットに入れておくといいかもしれません。皆さんでいろいろアイデアを出して改善してみてください」

「はい。モデルルーム作戦さっそく試してみます」

「山本先生、施設見学以外にも流入増加策はありますが、やってみますか？」

「もちろんです」山本が言った。

「妊婦さんの妊娠途中からの流入経路としては、どんなものが考えられますか？」

「ここが地元の妊婦さんで、こっちへ里帰りしてくる逆里帰り出産と、分娩を取り扱わない産婦人科や不妊治療クリニックからの紹介があります」

「だとすれば、まず逆里帰り出産については、専門外来の専用ページを作ってください」

「専門外来といっても、特別なことはやっていませんが」

「先ほど申し上げたように、当たり前のことでもネット上で表現していけばいいんです。里帰り出産受け入れに優しい安心できるクリニックであることを伝えるためにも、当たり前のことを細かく丁寧に説明するよう心がけてください」

「私のほうで一度作ってみて、清宮先生にチェックしてもらえばいいですか？」

「そうしてください。あと紹介件数を増やすためには、紹介状の返信の徹底と、定期的な訪問による連携強化が必要です」

「美咲、できそうか？」

「うん。時間を作ってみる」

「お中元やお歳暮のときだけでもいいですし、近隣で初めて紹介をいただいたところには挨拶にいくとか、まずはそのくらいからでいいので始めてみてください。訪問時には紹介元の分娩施設などに対する要望や不満などを吸い上げられるよう、相手とのコミュニケーションも大事です。自院の特徴もしっかりアピールできるよう事前に練習してください」

「でも私、営業っぽいこと苦手かも」美咲が言った。

「営業が不慣れだと不安で喋り倒してしまいがちです。営業って結局は相手のニーズに応えることですから、相手が話す時間が多いほど良い結果につながるものです。相手に7割方しゃべらせるように意識してみていただくといいんじゃないでしょうか」

「できるかな」

「トレーニングは必要なので、今度、いくつかのケースでロールプレイングをやりましょう」

「よろしくお願いします」

「あと、流入強化策として外せないのがリピーターです。このまえ調べていただいたら、5％も減っていましたよね」

「あの数字は結構ショックでした」山本が言った。「それで先日、接遇向上委員会を設置したんです。職員みんなで取り組んでいきます」

「妊婦健診から入院、退院後の貴院と妊婦のタンジェントポイントすべてにおいて質を上げていってください。それとともに感動演出法でより印象に残るようにしていくと効果的です。――美咲さん、ご自身の出産経験のなかで、妊反確認から退院後までで覚えている瞬間ってありますか？」

「もちろん赤ちゃんを取り上げてもらった瞬間です」

「そうですよね。出産時の映像を収録したＤＶＤをプレゼントしているクリニックもありますが、これも、あとから何度も感動を思い起こすことができる演出です。当時のことを思い出してもらえれば、クリニックについても良い印象が残るんじゃないでしょうか。他にはありますか？」

「お祝い膳は印象に残っています」

「入院時の食事は重要です。今はどこも食事に力を注いでいます。特に産科では、フレンチとか非日常なメニューを用意するところも多くなりましたね」

「うちも栄養士さんに頼んで豪華なやつを要望してみるか」山本が言った。

「いいですけど…」美咲が言った。「ただ、私も前に、もうちょっとインスタ映えして気分も盛り上がるような豪華メニューができないか聞いてみたことがあって――」

「ダメだって？」

「いや、産後に脂っこいメニューだと乳房が張って痛みを感じてしまう方が結構いるんだって」

「逆に、豪華にしないコダワリを伝えたらいいんじゃないでしょうか。味はもちろん、あとは演出で勝負です。皆さんと相談して食事改善のアイデアを出してみていただけますか」影虎が言った。

「宿題ですか？」

「それは事後報告でいいので、良いアイデアがあればどんどん取り入れてください。それでいいですか、山本先生？」

「予算がかかるところは相談してよ。あとは美咲に任せるから現場レベルでどんどん進めてみてよ」

美咲は頷いた。

こうして、その日のコンサルティングは終了した。

第四章 プロコラム デジタルマーケティング概論

オフラインからオンラインへ

「〝集患〟プロフェッショナル」初版は２００９年だが、そこで載せている内科クリニックにおける**平均来院回数**（延べ患者数÷レセプト枚数）は１・６回前後となっている。本書では１・２回前後に減らした。処方日数制限の緩和や医療費の自己負担割合引き上げなどの諸要因もあって、長期処方を求める患者は確実に増えている実態を反映した。また**新規患者経路分析**（「第一章　患者、競合、自院」参照）は、当時のモデルケースにならい、新規患者の44％が人伝てのクチコミ（友人知人からの紹介）で、看板などのアナログメディアが38％、インターネットは14％に設定した。しかし２０２２年現在、クチコミとアナログメディアを合わせても１／３にも満たないクリニックが多い。ほとんどがインターネット経由となっている。これらの事象からも10年足らずで患者の受診行動が急激に変化していることがわかる。

そもそも、なぜ人伝てのクチコミが減ってしまったのだろうか。コロナ禍で人との接点が減っていることには違いないが、パンデミック以前から人伝いのクチコミは減少傾向にある。

その理由を知る鍵は「パルス消費」にある。これはグーグルが独自に提唱する消費者の行動パターンの一つで、スマートフォンを見ているなかで購買意欲が高まり、瞬間的に購入行動に移るというものだ。ちなみにパルス（Pulse）とは、短い時間の間に急な変化をする信号を意味する。ただしパルス消費はいわゆる「衝動買い」とは違って、パルス発生から購入までには時間差があり、この間に検索で情報を集め（さぐる）、そして購買決定のための材料を再び検索する（かためる）という「さぐる」と「かためる」を行ったり来たりするバタフライ・サーキットなるものを繰り返しているのだと言う。

例えば、明け方になって心臓あたりが痛みだした。でも救急車を呼ぶほどの症状ではない。でも心配だからすぐに診てもらいたいと思って、スマートフォンを手に取り「内科　心臓」でグーグル検索する。すると画面にはマップと共に次の医療機関が表示された。

○○循環器内科
2.7 ★★★☆☆（16）200.0m

△△内科・循環器内科クリニック
4.8 ★★★★★（7）450.0m

××駅前内科医院
3.4 ★★★☆☆（25）320.0m

とりあえず、グーグルに投稿されたクチコミ点数の一番高い2番目に表示された「△△内科・循環器内科クリニック」をクリックしてクチコミや診療時間をチェックし、直後にウェブサイトを閲覧する。よさそうではあるが、一応クチコミ点数が次に高くかつクチコミ投稿数が最も多い3番目に表示された「××駅前内科医院」もチェックする。結局最初に閲覧した医療機関を選択し、Ｗｅｂ予約を入れる。自宅から最も近い

「〇〇循環器内科」はクチコミ点数が低いだけの理由でチェックすることもなかった。

　このようにして現在多くの患者はパルス的に医療機関を選択していると想定できる。真偽はともかくネットのクチコミで情報としては間に合ってしまう。だからわざわざ身近な友人や家族でさえその情報を求める必要もなく、結果、人伝てのクチコミが激減しているということになる。

　この事象もしかりで、スマートフォンの普及に伴い、オフラインよりもオンラインによって医療機関と多くの患者同士が接続性を持ち始めた。そのため伝統的マーケティングからオンライン上における接続性を重視したデジタルマーケティングへとアップデートすることの必要性が生じたのである。だからと言って、伝統的マーケティングが廃れるわけではない。コトラーも、『デジタルマーケティングは、伝統的マーケティングにとって代わるべきではない。この二つのアプローチは、カスタマージャーニーの全行程にわたって、役割を交代しながら共存すべきものだ』と述べている。

　本書でも**タンジェントポイント戦略**という用語が何度か使われている。これは『〝集患〟プロフェッショナル』で私が提唱した経営セオリーである。簡単に言えばこれは医療機関とのあらゆる接する（Tangent）瞬間（Point）を最適化するためのマネジメント強化策モデルだ。小説でも語られているとおり、戦略の原理原則は変わらない。基本の部分から機能向上させるアップグレードではなく、あくまで基本的な部分は変えずに最新の状態に更新するという意味でアップデートなのである。

ローカルビジネスにおけるデジタルマーケティングの事始め

　デジタルマーケティングに似た用語に**Ｗｅｂマーケティング**がある。これはＷｅｂサイトを媒体としてＳＥＯやＷｅｂ広告といった対策強化を図ることにより、コンテンツやユーザビリティの質を改善し、ユーザ

図表39　マーケティング領域

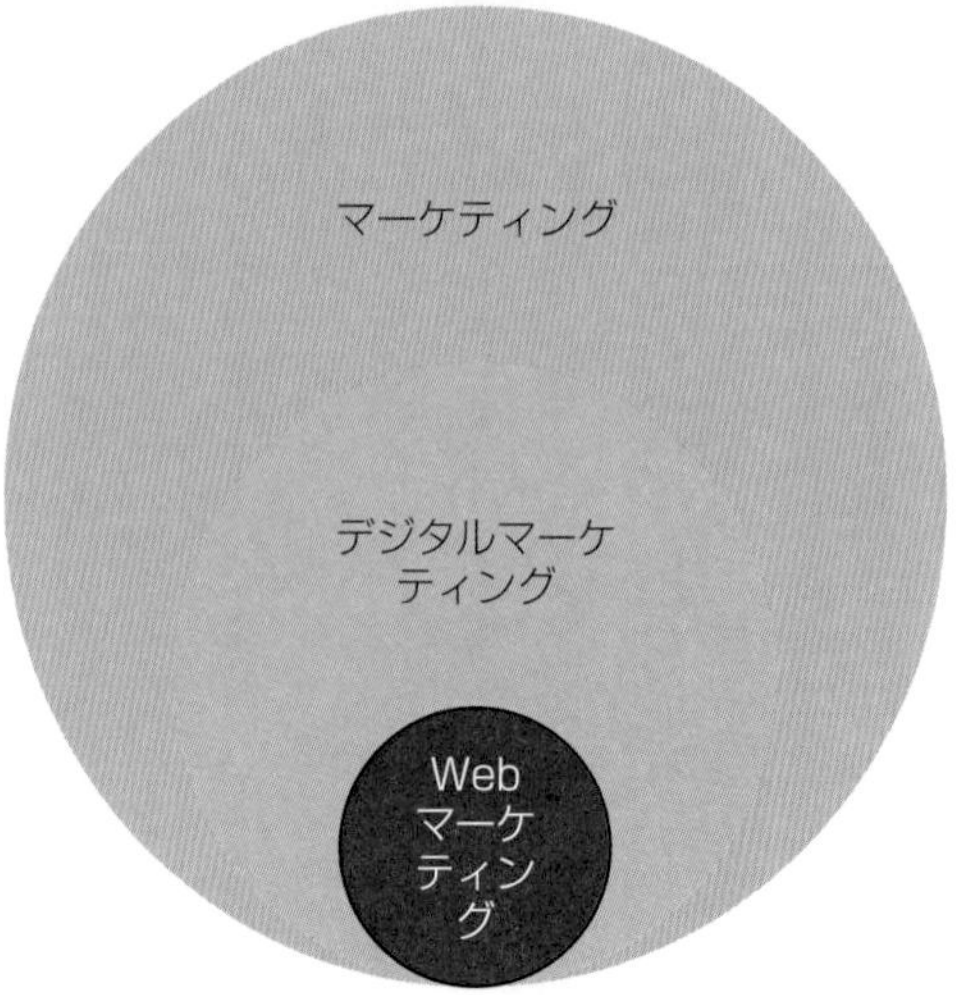
マーケティング
デジタルマーケティング
Webマーケティング

ーの**コンバージョン**（消費行動の結果）を増やすことがその目的となる。

一方でデジタルマーケティングは、デジタル化されたオンライン上に存在するあらゆる媒体を連動させ、ユーザーの**エンゲージメント**（企業やブランドの関係性・共感度の深さ）を高めていくことがこの目的となる。Ｗｅｂサイトを含むスマートフォンのブラウザやアプリ内でのアクセス履歴、**ＩｏＴ**（家電や自動車などの〝モノ〟をインターネットに接続する技術）経由のデジタル化された包括的な利用履歴といったデータ活用もデジタルマーケティングを構成する要素の一つとなる。

つまりＷｅｂマーケティングがコンバージョンに特化したものであり、デジタルマーケティングはエンゲージメントにまで踏み込んだものである（ただし本書では混乱を避けるためにデジタルマーケティングに統一させている）。デジタルマーケティングはＷｅｂマーケティングを包括した概念と言える（図表39）。

また、デジタルマーケティングは伝統的マーケティングやその他のマーケティングの一部である。そもそもマーケティングとは需要と供給の最適化のための方法論である。デジタルマーケティングだからといってその組み立てが変るわけではない。STP分析なるものがある。「セグメンテーション」「ターゲティング」そして「ポジショニング」の頭文字から取ったもので、市場に効率的・効果的にアプローチするためのフレームワークとして使われる。次にSTP分析からのデジタルマーケティング導入のための基本的なプロセスを描いた（**図表40**）。

□Step1　セグメンテーション

セグメンテーションとは、需要という観点から市場を細分化することである。一般的には地理、人口動態、心理、行動などの属性によってセグメントしていく。医業では、すでに機能分化が進んでいる。そのため実のところあまりこれを意識せずに経営していることは少なくない。しかしながらマーケティング導入の起点ともなるので、改めて意識していくことが大切だ。医療ニーズ（疾病や専門）という属性をベースにしながら前述の地理など4つの属性を切り口に設定していけばよいだろう。

□Step2　ターゲティング

細分化したセグメントのなかから、どれをターゲットとするか決定していく。狙い方としては、主に3つのパターンがある。1つ目は単一のセグメントに集中させる方法だ。小説において、佐藤の競合医療機関として登場している立花内視鏡クリニックは消化器内科でも内視鏡を用いた検査&手術需要に狙いを絞り込んでいるが、このパターンの典型になる。2つ目が、複数の類似するセグメントを選択する方法である。佐藤のクリニック形態がこのパターンである。つまり消化器内科を標榜し内視鏡設備も有しながら、内科かかりつけ医としての機能を有している。そして3つめのすべてをカバーする方法である。いわゆる一昔前の総合病院であるが、細分化された昨今では非効率化は避けられず、また資本力も必要なため、今の多様性の時代

図表40　デジタルマーケティング導入の基本プロセス

Step1　セグメンテーション

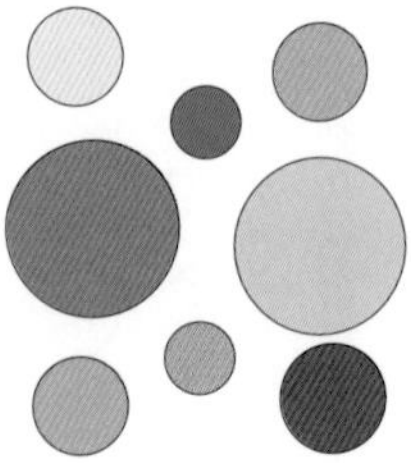

Step2　ターゲティング

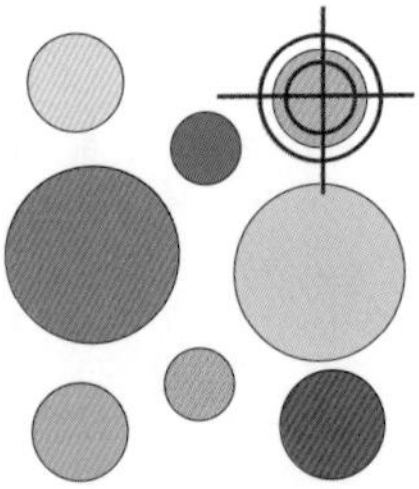

Step3　ポジショニング

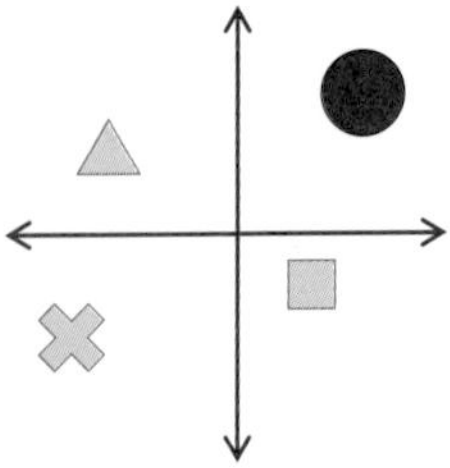

Step4　マーケティングミックス（7P）の設定（図表14）

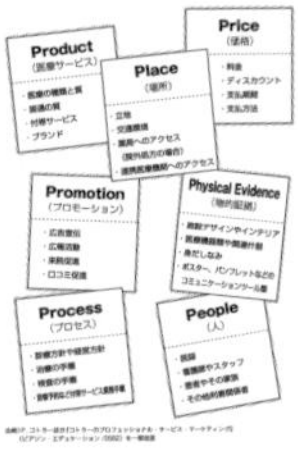

Step5　カスタマー（ペイシェント）ジャーニーの設計（図表29）

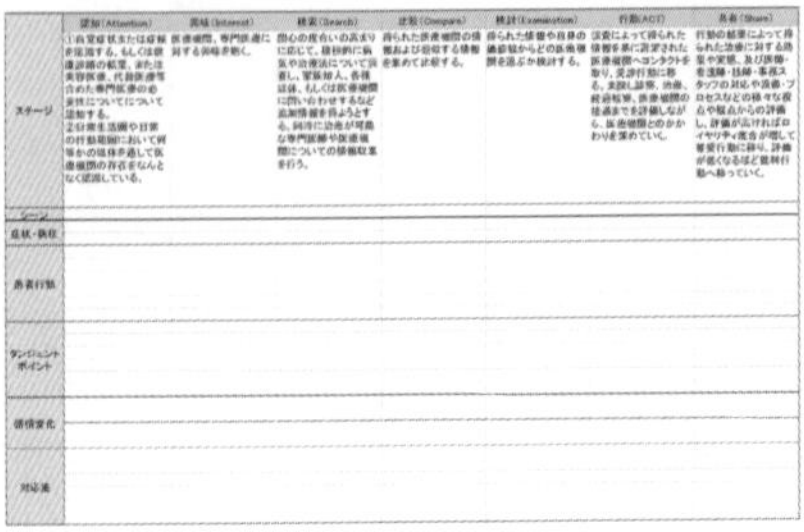

Step6　プロモーションミックス（メディア選択）

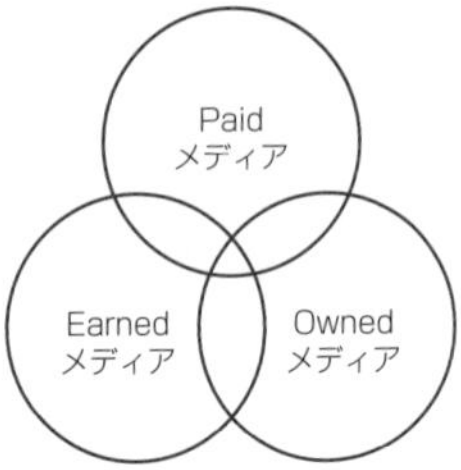

にそぐわないとされている。

□Ｓｔｅｐ３　ポジショニング

文字どおり、選択した市場における自院の立ち位置を決めることである。これは、自院の医療と競合の医療を相対的に比較し、自院にどのような優位性があるのかを理解する作業でもある。小説でも山本らが「競合分析表」や「ポジショニングマップ」を作成するシーンがあるが、まさに自院を地域内の分娩施設における差別化を図っている。

□Ｓｔｅｐ４　マーケティングミックスの設定

サービスプロフェッショナル領域におけるマーケティング7Pの設定を行うプロセスである（**図表14－91頁**）。ポジショニングによって設定した自院の立ち位置を確立しそして維持していくために必要となる７つそれぞれの要素について設定していく。

□Ｓｔｅｐ５　カスタマー（ペイシエント）ジャーニーの設定

患者視点でユーザーの受診までの施設意思決定における行動を考えるプロセスである。カスタマージャーニーという考え方は、デジタルの普及にともない供給側と需要側のコミュニケーションが複雑化したことで広まっていった。ペルソナという具体的なターゲットを想定して、その視点からのタンジェントポイントを洗い出していく。

図表41　デジタルメディアのフレームワーク

○Paidメディア
・グーグル広告などのWeb有料広告媒体
【メリット】
・ターゲットへの到達率が高い
・即効性が高い
・意図した情報を発信できる
【デメリット】
・医療広告規制など表現制限が多い
・費用がかかる
・医療機関との親和性が気になる

○Earnedメディア
・信頼や評判を得るSNSやレビューサイト
【メリット】
・信頼性が高い
・患者の声が届く
・広告ではないため規制対象外※例外を除く
【デメリット】
・コントロールできない
・ネガティブリスクが高い
・医療においての適切な評価が得られにくい

○Ownedメディア
・ホームページやブログなど自院所有のWeb媒体
【メリット】
・自分で行えば費用がかからない
・医療との親和性が高い
・専門家の信頼性が高い
【デメリット】
・運用負担が大きい
・即効性が低い
・到達率が低い

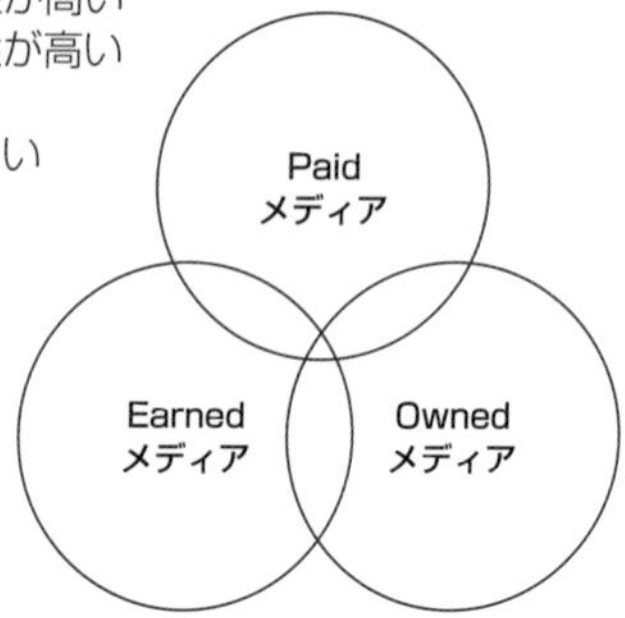

□Step6　プロモーションミックス

７Ｐの要素の一つであるプロモーションを定義したカスタマージャーニーに基づいて、媒体（メディア）を選定していくプロセスとなる。デジタルメディアには、**Ｐａｉｄメディア**、**Ｅａｒｎｅｄメディア**、そして**Ｏｗｎｅｄメディア**に分類される（**図表41**）。

Ｐａｉｄメディアとは支払いの発生するＷｅｂ上に存在する有料広告全般を表している。コストはかかるがターゲットへ到達しやすく即効性が高いのが特徴である。またＥａｒｎｅｄメディアとは、ユーザーからの信頼や共感の獲得を目的として、レビューサイトや他人のブログ、そしてTwitterやInstagram、そしてFacebookなどのSNS等のメディアで、客観性があるため信頼性が高く購買決定の重要な情報となっている。ただしこのメディアはコントロールできずネガティブなコメントによって被害を受ける可能性もある。Ownedメディアとは、代表となるのがホームページで完全に自分でコントロールができるため、ユーザーのニーズにマッチした情報を発信することで強力なマーケティングツールとなる。

第二章の「アップデート」でも触れているが、通常の医療機関は典型的なローカルビジネスだ。美容室などのサービス業、工務店などの住宅・不動産業、スーパーなどの小売業、そして飲食業といったユーザーが生活圏内で利用することが多いビジネスのことで、その地域になくてはならないものである。読者の皆さんもすでに幾度となくスマートフォンからインターネットを介してカスタマージャーニーをして最終選択もしているであろうから、その重要性は理解できるはずだ。ローカルビジネスにおけるマーケティングだからローカルマーケティングと言うこともあるが、やたら○○マーケティングが多くなるので本書ではそのような表現は控えている。ただし、やっていることはまさにこのデジタルマーケティング導入の基本プロセスである。なお、デジタルシフトしている今でも、地域密着ゆえにローカルマーケティングでは新聞折り込みチラシや看板などのアナログ媒体を利用するのが有効なこともある。イベント開催や人を介した紹介などオフラインのプロモーションも組み合わせながら、核となるデジタルマーケティングを取り入れてみてほしい。小説では、この基本プロセスどおりの順番では行っていない部分もあるが、各ＳＴＥＰと照らし合わせながら読んでいただければと思う。

第五章

デジタルの効能

人生という本には、うしろのほうに答えが書いてあるわけじゃない

チャールズ・シュルツ（漫画家）

手応え

――2020年（令和2年）1月某日――

〈中国湖北省武漢市当局は、1月23日午前から武漢を出発するすべての航空便や列車を運航停止にすると発表しました。春節に伴う大型連休を前にして1千万人を超える住民の移動を遮断し、武漢で発生した新型コロナウイルスの肺炎の感染拡大を封じ込める異例の措置を取りました〉

いつもよりも早く到着した［さくら交差点　内科・消化器内科クリニック］の駐車場に停車させた車内で、影虎は地デジ放送のニュースを観ていた。武漢滞在歴のある国内発の感染者がその時点ですでに確認されていたが、SARSやMARSなど重症化すると言われた新型のウイルスは、国内で感染拡大につながらず、影虎はその時点では同じような経緯をたどるであろうと対岸の火事くらいに思っていた。

いつもの診察室で影虎が佐藤に言った。

「昨日、クライアントの感染症内科を標榜したクリニックへ伺っていたんです」

「感染症内科とはめずらしいですね」

「武漢のニュースはご存じですか？」

「知っています」

「感染症内科のその先生、通常のマスク以外にもN95マスクや医療用防護服など、感染症対策のための備品を買い集めたそうですよ」

「へぇ、準備がいいですね」

「10年前の新型インフルエンザや新種の感染症が何度か流行した時の経験からだそうです。先生のところはどうされますか？」

「そうですね、考えておきます。そうそうインフルエンザといえば、年末の流行がどこへやらです」

「ここ最近は春先におきる2度目の流行もあまりないですから、今シーズンの流行はこれで終わりでしょうかね」

「確かに自分が開業してから3月頃に流行った記憶はないですね」

「一説によると、２０１５／16年シーズンに4価ワクチンが導入されたからとのことだそうですが」

「よくご存じで。今まではA型株2種類と、Ｂ型株2種類のうちどちらかで3価でしたが、Ｂも2種になったので、確率的に株が当たるようになったんじゃないでしょうか」

「私も各地域の医療機関を回っているおかげで、感染症の流行状況が売上からなんとなくつかめるようになったんですよね」

「感染流行は我々内科の売上に反映しますからね。――そうだ、自分でこんなグラフを作ってみたんです」（**図表42**）

「総点数の推移ですか」

「ええ、競合の開業後の影響と月の傾向を見てみようと思いまして」

「先月も過去最高を更新中じゃないですか」

「インフルの患者さんが多くて」

図表42　さくら交差点内科・消化器内科クリニック総点数推移

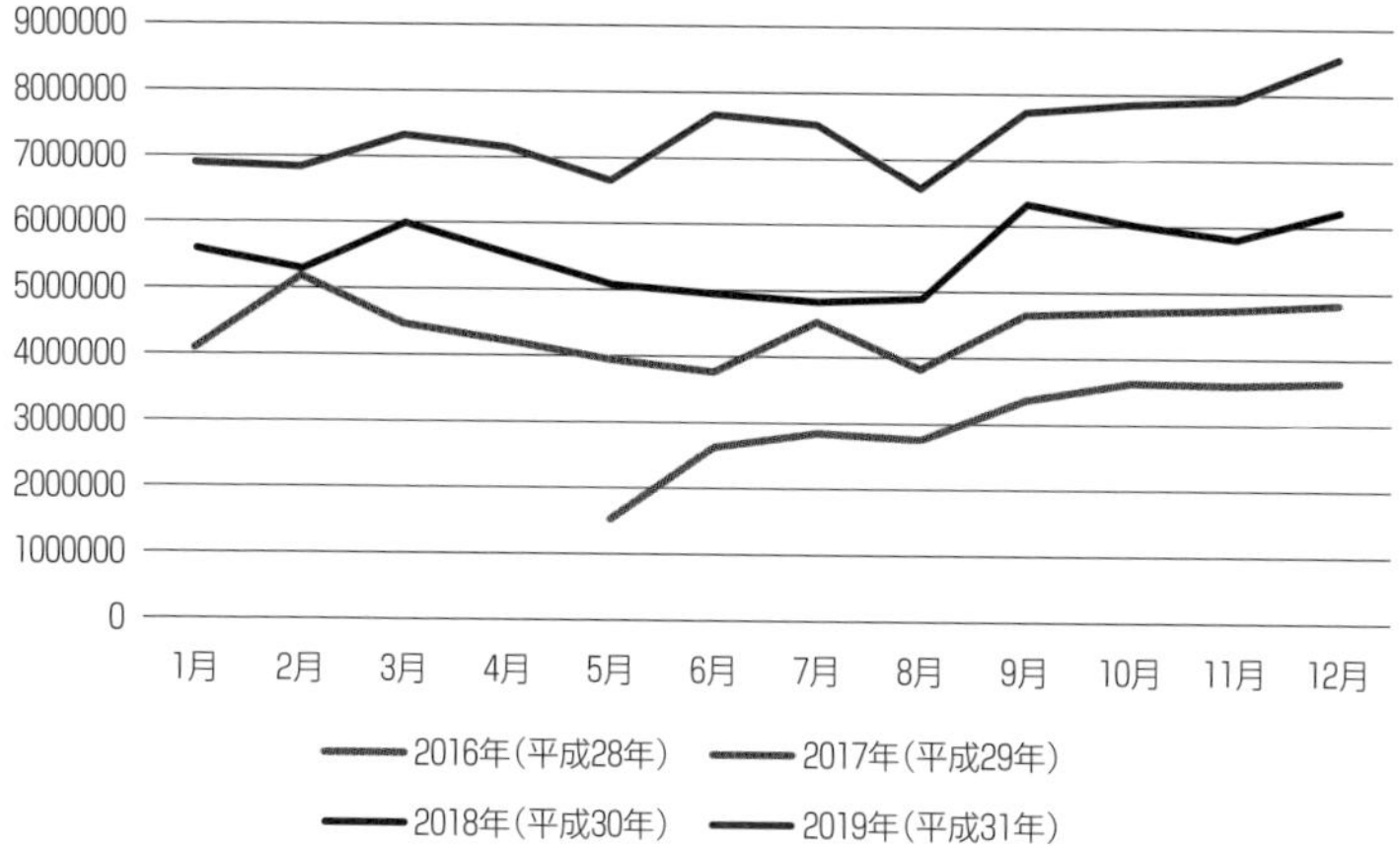

「内視鏡検査はどうですか？」

「12月が胃カメラ27件、大腸カメラ20件です。ただ、あいかわらず胃カメラが減ったままです」

「今月はどうですか？」

「ほぼ同じくらいになりそうです」

「Ｗｅｂ広告もプロのＷｅｂ広告の予算を月10万円に上げて、リスティング広告をお願いしましたが、反応はいかがですか？」

「そこの感触はよくて、予約が増えてきているように感じています。１月後半から２月にかけて予約が入るようになってきました」

「実は、その業者と打ち合わせをして、内視鏡検査関連にキーワードも絞り込みをかけています。アクセス解析してみましょうか」

グーグルアナリティクスへログインして、年末年始の休みを挟んでアクセス情報を比較してみると、明らかに新規のユーザー数が増えていた。

「では次に、サイトへの流入経路で確認してみましょう」

サイトの流入元は主に6つの経路があると影虎は説明し始めた。
①グーグルやヤフーなどの検索エンジンによる（Organic Search）、②リスティング広告（検索連動型広告）からの流入（Paid Search）、佐藤はまだ未実施だが③ディスプレイ広告（画像バナーなどの広告）からの流入（Display）、④ブックマークやURLを直接打ち込んでアクセスしたユーザーと流入経路不明なユーザーからの流入（Direct）、⑤SNSからの流入（Social）、⑥他のサイトや個人のブログなどからの流入（Referral）——である。
「清宮さん、ここ見てください。Paid Search がすごい増えていますよ。広告費用を上げたからでしょうね」弾んだ声で佐藤が言った。

「そのとおりではあるんですが、質が変わっているはずです。お話ししたように今月中旬から内視鏡関連にWeb広告のターゲットを絞っていて、そのコンバージョン率も先月より良くなっています」

狙ったユーザーがホームページへアクセスして、何らかのアクションを起こしているということがこのデータからも読み取れた。今月後半にかけてすべてのデータが上昇していて、検査予約が増えてきたというその感覚とタイミングとも一致していた。

「ただ、逆に今まで一番だった Organic Search が少なくなっちゃいましたね」佐藤が言った。「せっかく年末年始の休みで、頑張ってコンテンツを書き込んでアップしてもらったのに」

「そのうちユーザー数は上がってきますよ」

「そうですね。コツコツ増やしてみます」

「グーグルマイビジネスからのアクセスはどうでした？」

今度は、インサイト（グーグルマイビジネスの分析機能）へアクセスして、グーグルマイビジネスの改善によりＭＥＯによる効果もそこから確認できた。

そのあと、財務諸表やマーケティングに関するデータのチェックや、マネジメント上の小さな諸問題について対処方法などを話し合い、コンサルティングは終了し、佐藤のクリニックを離れた。

山本のクリニックへ向かっている道中、カーラジオから中国のニュース報道が繰り返し流れてきた。その時ちょうど進行方向にドラックストアの看板が見えてきた。

『買っておくか』

影虎は、マスク一箱と携帯用のアルコール消毒液１つを購入して再び目的地へ向かった。

山本産婦人科醫院へ到着して理事長室へ向かった。前回と同様、山本とともに弁護士と税理士からの報告を受け、その後対応を協議したのち、弁護士と税理士は退席した。

「ついに事務長みずから退職の申し出をされたんですね」

「僕が子どもの頃はよく遊んでもらった方だったので、今回の件はとても辛かったです」

「そうでしたか」

「ただ、経営者としてこのクリニックを守るためだと言い聞かせて、腹をくくりました」

「今回の決断は、貴院が存続して初めて、それが正しかったと証明されますからね」

「まだまだ道半ばということですね。――そうだ、清宮先生に報告があります。今回事務長の退職を発表した際に、同時に美咲の新事務長就任も職員全員に通達しました」

「皆さんの反応はいかがでしたか？」

「まだ若くて職歴も短いのでどうかなって心配していましたけど、今のところ僕の耳には否定的な意見は入ってきません。さて新事務長を呼びますか」

美咲が、理事長室に入ってきた。

「桜井事務長、こんにちは」

「影虎先生、急に何ですか」

「新事務長就任だと伺いました。おめでとうございます」

「理事長から聞いたんですね」

「重要な任務ですけど、引き受けることに迷いはなかったんですか?」

「もちろんありました。けど理事長や影虎先生とこうやって経営のことをいろいろ変えようとしていて、こういうのって楽しいなって思ったんです。もちろん家族とも相談してお引き受けしました。でも事務長になったからって、先生の宿題は手を抜くつもりはありませんからね」

「それは、とても心強い。では事務長、宿題の確認の前に先月の実績確認から始めましょうか」

「わかりました。ただ私を事務長と呼ぶのは照れくさいのでナシにしてください」

「では美咲さん、いつもの経営資料をお願いします」

「よろこんで!」

「やけにうれしそうですが、どうされましたか?」

「自分たちのやったことの結果が出てきているので」

美咲の言うとおり、妊娠反応確認目的初診数が11月に続いて高い数字をキープしていた。また施設見学者数も順調に数を増やしていった。

「施設見学者からの予約も増えたんです」

「さっそくモデルルーム作戦を開始したんですか？」

「はい。完全な形ではありませんが、見学者の方々の帰られる時の顔が違っているので、手応えはありました。それともう一つ、外来も増えてきたんです」

「婦人科外来は忙しくなりましたよ」山本が言った。「ただ、その分患者さんの待ち時間が増えてしまって…」

「Ｗｅｂ広告はターゲットの絞り込みはできますが、〝妊娠したかな？〟と思って医療機関に受診しようと考える、つまり妊反目的だけに絞ることはむずかしいんです」影虎が言った。

「婦人科でも検索する際には［産婦人科］と入力するユーザーが多いので、そこで被ってしまうんです。産婦人科ですから婦人科の患者さんも診るのは当然なんでしょうが、分娩施設の場合は婦人科が増えてくると、どうしても妊反初診や妊婦健診の枠も取られてしまいますからね」

「妊反初診が増えたおかげで、それに伴って最近は妊婦健診も増えてきています。妊反初診の予約枠はできるだけ空けておくようにして、飛び込みで来た妊反初診も待ち時間を少なくするようにしているんですけど、今のシステムのままでは不満につながりかねません」

「新しく導入する予約システムは、患者さんや妊婦さんのニーズに応じて予約を入れる仕組みでしたよね」

「はい。これで予約のほうはコントロールしやすくなるので、多少は改善できるかと思います」

「美咲さん、その新しい予約システムは実際に使えますか？」

「はい。アップはまだですけど、ほぼ完成版です。来月から稼働できると思います」

「トップページの変更は済みましたか？」

「ちょうど昨日、ホームページ業者さんから案が届きました。前回のユーザビリティテストの改善案も可能な限り反映してもらっています。新システムとの連携も取れています」

そこで、さっそくユーザビリティテストを行い、修正点をいくつか挙げていった。

戦略実行の成果は、12月の1カ月間で入った予約数にも表れていた。11月の予約数は37件だったが、Web広告開始から1カ月を過ぎた12月の数字は62件と、予想を上回る伸びを示していた。先月の時点でも伸びていることは確認していたが、最終的な結果をみて影虎もほっと胸をなで下ろした。

「来年5月以降の分娩予約が確実に積み上がっていますね」

「はい。6月は60件を上回るペースで予約が入っています」

「理事長、60件超えるなんて2年ぶりです」美咲がうれしそうに言った。

「そうか、2年ぶりか。忙しくなりそうだな」と山本もまたうれしそうに言ったが、「ただ、これで安心というわけではなさそうです。競合の一つがホームページをリニューアルしたんですが、デザインも今風ですし、写真の撮り方も上手なんです。もう建物自体は古いんですけど、撮り方がよくてきれいに映って見えるんです」

「今、アクセスしました。確かに建物も古くは見えないですね。貴院が増えれば、どこかが減ります。そうなれば普通は対策を打ってくるでしょう」

「リスティング広告も始めますかね?」

「可能性は高いです。先手を打って広告の設定を少々いじっておきましょう」

「先手といえば、SNSの活用も十分アリだと思うんですが?」美咲が提案した。

現在、主なＳＮＳには、画像や動画が投稿できるInstagram、１４０文字以内でつぶやくTwitter、実名で知り合いとネット上で交流することができるFacebook、日本でのユーザー数が最も多いコミュニケーションツールのLINEがある。Instagram とTwitter は利用年齢層が低く、Facebook は比較的年齢の高いユーザーの割合が多く、LINE は各世代使われているメディアとなっている。

「確かに美咲さんの世代はＳＮＳを当たり前のように使いこなしていますし、その世代にとっては影響力が大きく、デジタルマーケティングの最重要メディアといってもいいでしょうね」

「だったらやりましょうよ。頑張ってインスタも更新しますよ」美咲が言った。

「ただ、実のところ分娩施設マーケティングでは、ＳＮＳはまだ十分効果を出せるメディアにはなっていないんですよね。もちろん医業マーケティングでＳＮＳを活かせるかどうかで試行錯誤してはいるんですが、今のところは、診療圏が広くないと効果が出にくいんです」

「産婦人科だと狭いんですか？」山本が尋ねた。

「例えば美容クリニックなどは、施術によっては全国から来ることもあります。大手の美容クリニックは乗降客数の多いターミナル駅でよく展開してるのを見かけますよね」

「大きな駅では必ずありますね」

「首都圏ですと、新宿、池袋、渋谷、横浜、大宮、千葉駅などです。ちなみに、私の知る限りでは、どのチェーンクリニックも新宿の売上がトップになります。それだけ広域から人が集まる立地だからです。でもそれは逆に言えば、広範囲で集める必要があるということでもあります。そうなるとターゲットの母数が多くなりますから、影響力の大きいメディアを使う必要性が出てくるんです」

「ＴＶでＣＭもやってますものね」

「SNSの影響力はTVを見ない若い世代にはCM以上です。もちろんWeb広告も使いますが、やはりSNSやYouTubeなどの動画メディアの影響力のほうが高いので、月にウン百万、ウン千万もの広告費を投入しながら活用するメディアになっています」

「そんなに広告宣伝費を使っているんですか?」

「その何倍何十倍の売上につながるから使うんですけどね。もし分娩施設で何千万かけて広域で広告を打ったとして、毎月分娩予約の上限まで予約が埋まっても広告宣伝費は回収できませんよね」

「はい。遠くから通院しないでしょうし、里帰りの人は別ですが、居住地がそもそも遠い人は受け入れしてませんから」

「貴院の場合は、駅徒歩5分という立地です。とはいえ電車利用者でも5キロ圏内に集中しています。つまり手間やコストをかけてSNSで全国に影響力を高めたとしてもあまり意味がないんです。地域密着型のビジネスでは、なかなかSNSの良さを活かすことができないというわけです」

「では、インスタもやめたほうがいいでしょうか?」美咲が質問した。

「いえ、やめる必要はありません。プロモーション目的ではなくて、情報発信を目的として利用することを考えてみてください」

「であればTwitterはやったほうがいいんじゃないでしょうか?」

「炎上リスクもあるので、Twitterに関してはまだ止めておきましょう」

「LINEは?」

「囲い込みのツールとしては非常に優秀なコミュニケーションメディアです。初来院から退院、そして第二子以降とユーザーとの接点がとても長期間となる分娩施設では、LINEを効果的に使えたら武器となってきます」

「YouTube はどうですか?」

「動画コンテンツを活用するという意味でも、積極的に使っていきましょう。デジタルマーケティングは、オンライン上にあるものを使っていかに効果を生み出すかですから、常にアンテナを張って活用法を考えていきましょう」

この日は、そのほかにもいくつかの対策や改善点などについて打ち合わせ、散会となった。

未曾有の事態

翌日のニュースでは、WHO（世界保健機関）は13カ国で1320人、そのうち中国本土で1287人の新型コロナウイルス感染者が確認されたという報道が流れていた。

その後、日本国内でも人から人への感染事例が発表されるなど、もはや対岸の火事ではなくなり、この新たな脅威によって日本のみならず世界中がむしばまれていった。クルーズ船で起きた集団感染の話題が連日報道され、またマスクや消毒液が市中から消えた。影虎も違和感を覚えながらも、面談時にはマスクを着用するようになった。とはいえ、この時点で新型コロナウイルスが経営に影響を及ぼすほどではなかった。

佐藤のクリニックでは、インフルエンザの流行が昨シーズンの約3分の1であったにもかかわらず、1月の総点数が前年同月比で10％増えていた。内視鏡検査件数も、デジタルマーケティングの効果によって2月に入って予約が埋まり、以前の状況に戻ってきていた。

一方、山本のほうも妊娠反応確認目的初診数と分娩予約ともに順調で、波はあるものの、デジタルマーケティング、プロセスマーケティングの効果は確実のものとなってきていた。

3月に入り、世界全体の新型コロナウイルスの感染者数は9万人を超し、それはとどまるところを知らなかった。日本では全国一斉休校が始まり、マスクの転売行為が禁止されるほどマスクの供給が完全にストップした。その後も世界中でパンデミックが加速し、国内の各種スポーツ・イベントは軒並み中止となり、スポーツジムや大型商業施設なども営業時間が短縮されるなど、自粛の波が押し寄せていた。そして、東京オリンピック・パラリンピックの1年延期も発表された。

まだ新種の感染症に関する情報が乏しく、医療機関はそれぞれ、手探りの状態で感染対策を行っていた。影虎も訪問先の医療機関の感染対策について情報共有に努めた。一方で、感染対策における認識の差によって、その取組みにはかなりのバラツキが生じていた。

この頃から医業への影響が徐々に出始めた。影虎の訪問先でも一斉休校のあった小児科や花粉症シーズンまっただ中の耳鼻咽喉科は患者数が激減し、内科も1割程度の減少を見せ始めていた。しかしながら佐藤のクリニックでは減少は限定的で、内視鏡検査件数は逆に好調に推移していた。

産婦人科では3月後半に入り、山本のところを含めて妊娠反応確認目的初診数の入り方が鈍りだしてきた。それでも山本のところでは、プロセスマーケティングによる効果で離脱も少しずつ抑えられ、また分娩予約の件数も着実に積み上げられていた。

3月も終わりを迎える頃、国民的な人気タレントが新型コロナウイルスによる肺炎により死去した。それによって、国民全体の危機意識が一段上がり、医業経営に及ぼす影響も目立ってきた。

4月に入っても依然として感染対策品の品薄状態が続き、医療機関でもマスクや消毒液などの確保に苦慮し、影虎も訪問先の医療機関同士で融通し合えるよう奔走していた。

世界全体で新型コロナウイルスの感染者が１１０万人を上回ってきた。また国内でも拡大は止まらず、ついに7都府県に1カ月の緊急事態宣言が発出され、繁華街への外出自粛要請やリモートワークへの切替えなどが進められていた。このとき感染防止の観点から初診患者のオンライン診療が特例として容認され、影虎も訪問先でその対応について議論した。

その後、緊急事態宣言の対象地域が全都道府県に拡大した。影虎もこのとき初めてＷｅｂ会議システムを利用したリモートでの面談に切り替えた。診療科で差はあるものの、感染を嫌がった患者の受診控えが多くの科で顕著に出てきて、佐藤も山本もその影響を強く受けた。

5月初旬には緊急事態宣言の延長決定が政府より示された。世界的には感染の勢いは衰えを知らなかった。


―２０２０年5月某日―

影虎「佐藤先生、こんにちは」
パソコン画面に向けて影虎は話しかけた。――が返事がない。
影虎「聞こえていますか？」
佐藤「…、あっ、こんにちは。今月もよろしくお願いいたします」
影虎「先月からリモート面談に切り替えましたが、いかがですか？」
佐藤「最初はどうかなって思いましたけど、意外と問題なくできそうですね」
影虎「私自身はこれまで三現主義を大切にしてきました。机上でなく実際の現場に足を運び、現物を自分の目で観察して、現実を観察し体感することを重視してきたので、実はすごく抵抗があったんです」
佐藤「確かに、違和感はありますよね」
影虎「とはいえ、このパンデミックによって自分の大切にしてきたものを強制的に変えざるを得ない状況に迫られました。こうなると個人レベルの話ではなく、今後の社会構造や行動様式が大きく変わってくることは確実です。歴史がそれを物語っています。例えば14世紀のペストの大流行後に何が起きたのかご存じですか?」
佐藤「封建制度の崩壊ですね」
影虎「さすが、先生」
佐藤「受験のとき選択科目は世界史でしたから。ペストによる人口急減で労働力が不足し、農奴となっていた人たちが流動化したことで封建的身分制度が崩壊したって話ですよね」
影虎「ええ。他にもペストの脅威を防ぐことができなかった教会が権威を失い、ルターの宗教改革につながったとも言われています。また、封建社会から解放されて人々がルネサンス時代を造り上げたとも」
佐藤「数十年後の歴史教科書に今回のパンデミックはどう描かれるんでしょうね」
影虎「今まで当たり前だと思っていた世界とは、異なった世界になっているかもしれません。ただ私たちはこの世界で生きていくしかないので、みずからの想像力をフルに働かせて、先読みしながら異世界に適応していくことが、これから特に大事なんだって、最近自分に言い聞かせているんですよ」
佐藤「異世界への適応ですか」
影虎「はい。そのヒントは身近なところにあると思うんです。例えばこのリモート面談は2カ月前の自分ではあり得ませんでした。この現実はすでに2カ月前の私の思考の壁を越えている状態です」

佐藤「思考の壁ですか」

影虎「思考の壁を越えると、これまで見えていなかった世界が突然現れます。やってみてリモート面談の良い部分にも気付きました。何から何までデジタル化すればいいってもんじゃないですけど、その特性を活かして経営や生活のスタイルを変革できれば、この異世界に適応できるんだろうと思うんです」

佐藤「まさに、清宮さんから教わったデジタルトランスフォーメーション（DX）じゃないですか。自分もオンライン診療なんてあり得ない話でしたが、やってもいいかもしれないって思うようになってきましたからね。自分の思考の壁を越えてきているのかもしれません」

影虎「DXもこれまでとは明らかに違った力が働いています。実際こうやってリモート面談していますからね。この身近なところのヒントをつかんでいくことで、DXが加速した異世界をいち早く予測することができれば、それだけその世界への適応力も上がるんじゃないでしょうか」

佐藤「でもそれがヒントだとはなかなか気付かないですよね」

影虎「ええ。だから普通ならば気付かないような小さな変化であっても、ヒントとして感じられるような受信力を高めていかないと」

佐藤「受信力といえば、自分にはその受信する力が足りなかったって思ってます」

影虎「何かあったんですか？」

佐藤「ご存知のとおり、卸さんからのマスクや消毒液の入荷が完全にストップしてとても困っています。ここ最近になってようやく、お店で少しですが買えるようになってきているので、代替え品でなんとか今はしのいでいます」

影虎「他の医療機関も一緒ですよ」

佐藤「1月に武漢からの第一報が入った際に、清宮さんが、感染症内科の先生が感染症対策備品を買い集めているという話をされていました。――ちなみに清宮さんはマスクなど買われましたか?」
影虎「一応、あの時点でマスク一箱と消毒液を1つだけ購入しました。結果的にはすごく助かっています。先生もあのとき考えておくって言ってましたけど」
佐藤「買っていません。買おうとも思いませんでした。結局、そのときのメッセージを受信できていなかったってことですよ」
影虎「まぁ、でもあのとき、この状況を誰が予想したかですよ」
佐藤「感染症内科の先生は予測していますよ」
影虎「確かに、そうですけどね。まぁ私だって何となく手に取っただけで、リスクマネジメントとか何か深い考えなんてまったくありませんから」
佐藤「かもしれませんが、最近はリスクに備える大切さをひしひしと感じていますよ。なぜなら、患者さんがさっぱり来なくなっているんですから」
影虎「やはり先生のところもですか。レセプト分析表を見せていただけますか」
佐藤の言うとおり、総点数は3月の79万点から58万点へ激減し、1日平均患者数も前月比で10名の減少となり、新規患者数も昨年平均の半分以下となっていた。2月、3月で増えた胃カメラも、感染を恐れてなのか予約キャンセルが続き、3月の2/3程度と1月の状況に逆戻りしていた。競合進出後も減ることがなかった大腸カメラもキャンセル続きで、こちらも2/3に減少していた。
佐藤「清宮さんのクライアントの他の内科はどんな感じですか?」
影虎「レセプト分析表の数字はどこも同じ動きを示しています。健診はどこもやっていないので特定疾患も増えてきません。長期処方を求める患者も増えてくるのではないでしょうか」
佐藤「多いですよ。求めに応じるべきか悩みます」
影虎「長期処方しているところはいくらでもありますから、離反してしまうことを考えると求めに応じざるを得ない状況なんでしょうね。患者さんの病状によって決めることは当然のことですが、そこは患者の思いを推し量って変えていくことになるのかもしれませんね」
佐藤「言われて長期処方に切り替えるのもどうかと思いますけど、そういうことを上手にやっていかないといけなさそうですね」
影虎「クリニックを経営している以上、医療とはまた違ったセンスがあっても邪魔にはなりません。患者さんがどうやったら満足できるか察していく時代なのでしょうかね」
佐藤「そのセンスがあるかわかりませんが、やってみます。それとこれからのクリニックの方針として、発熱の患者さんの受入れをどうするかで悩んでいます」
影虎「現時点ではどのような対応をされているんですか？」
佐藤「今のところ発熱等の症状のある患者さんには、中には入らないで電話するように掲示板を貼って対応しています。スタッフの感染リスクもあるし、基礎疾患のある患者さんも多数来院しているなかで、感染リスクのある患者さんを受け入れていいのかと思う一方、内科で熱発を診ないというのも何だか違うと思って葛藤しています」
影虎「判断が遅れて後悔することにもなりかねません。だからといって、現時点での正解はありません。こういった判断の迷い方をしているときには、優先順位を自分のなかで決めることが大切です」
佐藤「優先順位ですか。やはり第一に考えるべきは、スタッフとかかりつけの患者さんの安全です」

影虎「ということは？」
佐藤「発熱のある方の受入れは現時点ではいったん止めるようにします。ただそれだと応召義務違反にならないですかね」
影虎「厚労省から3月に通知で応召義務違反に関する通達が出ていましたよ。『診療が困難である場合は、少なくとも帰国者・接触者外来や新型コロナウイルス感染症患者を診療可能な医療機関への受診を適切に勧奨すること（※）』というものです」

※　出所：令和2年3月11日「新型コロナウイルス感染症が疑われる者の診療に関する留意点について　3．応召義務について」厚生労働省

佐藤「適切な医療機関へ紹介すればいいんですね。わかりました。でも、ただでさえ患者が減少しているなかで、発熱を受けないとすると、売上げはどんどん下がってしまいそうです」
影虎「優先順位を決めたとはいえ、不安ですよね。そこでまずは発熱患者さんへの貴院のスタンスをホームページで発信してください。また受診控え対策としては、貴院で取り組んでいる感染対策に関する情報を詳細までまとめてアップしておいてください」
佐藤「なぜです？」
影虎「以前説明したサービスプロフェッショナル領域の7P（※参照　第二章　新患が来ない！）、マーケティング実行要素であるフレームワークは覚えていますよね」
佐藤「ええ」
影虎「サービス自体は製品と違って物体が存在していません。そこでPhysical evidence（物的証拠）が一つの要素に入ります。受診控えは、単純に言えばまだ何も解明されていない目に見えないウイルスに

図表43　安全の定義

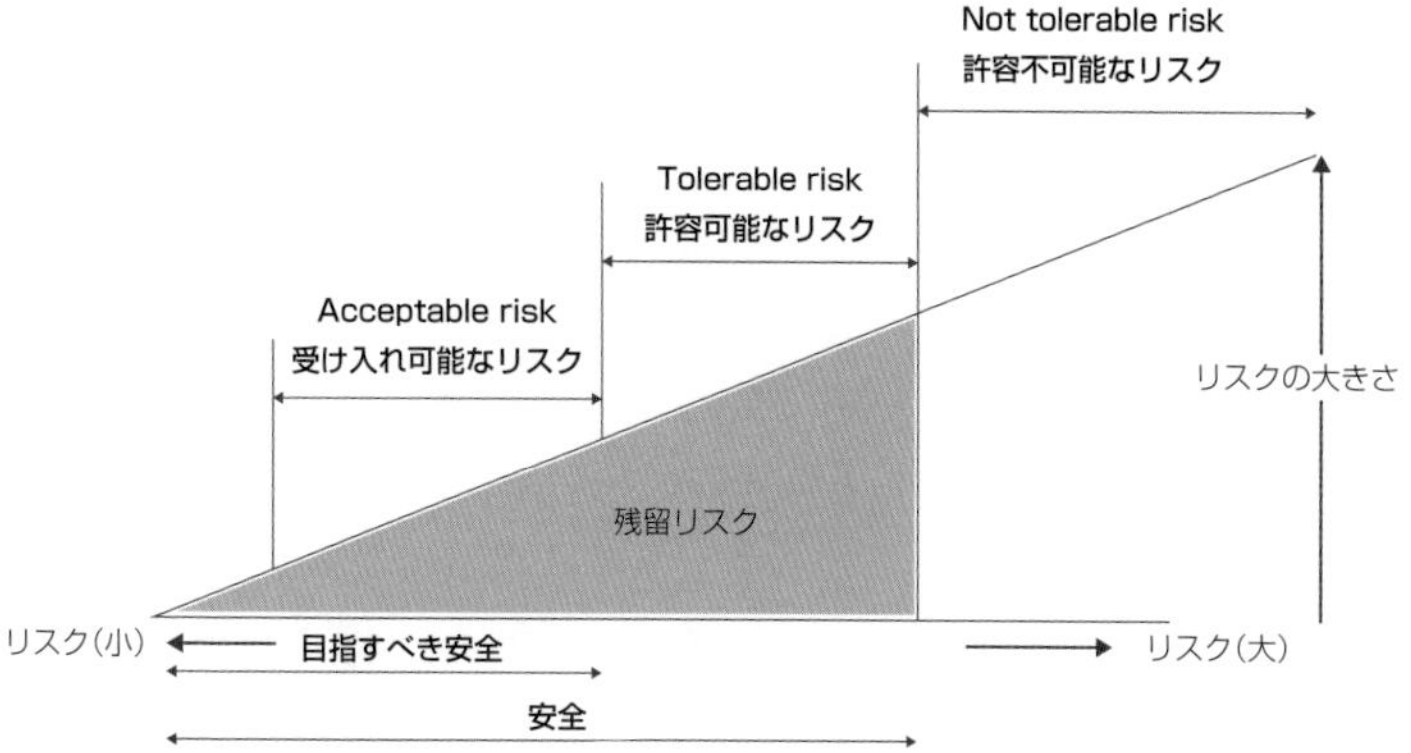

感染されることが怖いからです。安全が担保されて安心感を得られれば、それを理由となる受診控えは必ず減ってきますよ」

佐藤「ただ、感染対策も安全も絶対じゃありませんが…」

影虎「世の中に絶対はないので、絶対安全といったこともあり得ません。国際標準では安全の定義を『許容できないリスクがないこと』（※）としています」

※　ISO/IEC GUIDE 51:2014

影虎は、リモート会議システムの画面共有機能で安全の定義について映し出した（**図表43**）。

影虎「従来の季節性インフルエンザについては、感染者数も死亡者数も明らかに高いのに、流行期でも受診控えは限定的です。それは情報や経験からリスクを許容しているということです。現在、受診控えをしている患者の心理としては、ワクチンも治療薬もない未知のウイルスの感染は、許容不可能なリスクだと捉えています」

佐藤「そうか、感染対策という情報が、リスクが許容可能かどうかを判断する材料となるってことですか？」

影虎「そう考えています。そのリスクについて言えば、受診控えによって確実に生活習慣病の患者さんの状態は悪くなると思うのですが、どちらのリスクが高いのでしょうか？」

佐藤「一概には言えませんが、受診控えだけじゃなくてステイホームで身体を動かす機会が奪われれば、感染よりもそっちのほうがリスクは高くなるかもしれません」

影虎「最も受診控えが顕著な小児科でも同様のことが起きています。コロナが怖くて乳児のワクチン接種を受けたくないという親が増えていますが、小児科のある先生の話では、新型コロナでの子どもの重症化事例はまだないとのことで（※）、乳児がワクチン接種を受けないほうが別の感染症による重症化リスクが高くなるそうです。そうしたことを親にしっかり説明して来院を促しているようですよ」

※　物語は2020年が舞台です。

佐藤「患者さんとしても、なかなかリスク評価ができないでしょうからね」

影虎「致し方ありません。長期処方を求める患者さんには、そのリスクを伝えていけば、あとは自分自身でリスク評価します。また感染対策をきちんとしているという Physical evidence を発信することでもリスク評価の材料ができて、人によっては〝許容できるリスク〟と判断し受診しようと考えます」

佐藤「さっそく、やってみます。——でもリスクを評価するってむずかしいですよね」

影虎「リスクの許容範囲なんて、そもそもどこまでがその範囲なのかはっきりしないものが多いですからね。とはいえ私もしばしば、〝リスク〟という言葉を使います。そのときは、自分のなかの許容範囲はどこからどこまでなのかできるだけ具体的に考えて、自分なりに評価をしています」

佐藤「実は今、患者が減っている現状にとても不安を感じています。競合進出のときも不安に駆られ、それでもなんとか乗り越えてきましたが、これだけ季節性に関係なく極端に売上げが下がってくると、もう患者さんが戻って来ないんじゃないかって。そんな思いに囚われちゃうんですよね」
影虎「それこそ、このリスクの許容範囲を知ることです。実は今日は、その不安への対策をしようかと思っていたんです」
佐藤「是非」
影虎「今、貴院では経営的に売上げが下がるという事態が起きていますが、その後の経営におけるリスクは、今後もこの状況が続くことです。そこで、資金繰りのシミュレーションを行い、貴院の体力の限界を量っておきます。まず4月と5月前半の状況から内科の売上減少幅は2割くらいだと予測しますので、そこでこの状態が1年続いた場合のシミュレーションを行います」
影虎は、表計算ソフトを起動させて、また画面を共有した。
影虎「シミュレーションをやらなくても私のなかでは実は許容範囲内のリスクだと捉えていますが、先生ご自身でリスク評価ができていなければ、安心できないんじゃないかと思うんです。そこで、実際に先生ご自身で数字を入力しながらシミュレーションを行っていただこうかと思います」
そうして佐藤は、影虎の指示で損益収支と資金繰りのシミュレーションを行った。
佐藤「なんとか乗り越えられそうですね。自分で数字をいじくってみたおかげで、余計にそう感じることができました」
影虎「今後この状況がさらに悪化するような異世界があるのであれば、それはクリニックだけでなく、世の中が機能しなくなって世界が破滅しているんじゃないでしょうか」
佐藤「過去の歴史からも、そうはなっていませんものね。ポジティブに考えてみます」
影虎「あとは患者減少リスク以外に、当然ながら感染リスクがあります。こちらのリスクマネジメントも必要です。その場合、一般的な感染リスクだけではなく、経営面でケースを想定する必要があります。例えば、先生ご自身が感染した場合には、重症化しなかったとしても最低10日前後、場合によってはもっとクリニックを閉めなければなりません。そのときの資金繰りや、薬を出さなければならない患者さんへの対応まで想定しておくようにします。——二つめはクリニック内で濃厚接触者が出たときのケースです」

佐藤「明らかに濃厚接触の状況があれば休診と判断するでしょうが、微妙だと判断に迷いますね」

影虎「微妙なケースも想定しておきます。スタッフさんのご家族が感染した場合は？」

佐藤「そのスタッフを休ませるでしょうね」

影虎「ご家族が感染者でなく濃厚接触者ならば？」

佐藤「うーん。それでも念のため休ませますかね」

影虎「では、スタッフのお子さんの保育園で昨日クラスターが発生したとの連絡が入りました。でも他のクラスでの出来事で濃厚接触の判定はまだついていません。でも外遊びではクラス関係なく同じ空間で遊びます。この場合は？」

佐藤「微妙ですね」

影虎「判断に迷うと、自己防衛のためにそれを隠して出勤してしまうようなこともあるかもしれません。その情報がもれたら、それこそ評判を下げて経営が成り立たなくなるかもしれません」

佐藤「SNSの時代ですから、あり得ない話でもなさそうですね」

影虎「ええ。でもこうやってあらかじめその対応を決めておけば、想定外とはならずに対処できる確率は上がります。だからといって実際に起こると、人は冷静な判断ができなくなります」

佐藤「そういう場合は、どうすればいいんでしょう？」
影虎「客観的な立場にある人に意見を求めることです。そういったときは必ず私に連絡してください」
　このような未曾有の事態下で不安を抱えた経営者をサポートする立場では何が最善なのか、正しい解があるかどうかもわからないが、最悪の事態に陥らないためのリスクマネジメントを実施すること、経営者に降りかかる不安要素をできるだけ減らすような情報や判断材料を提供すること、そして未来志向で前向きな話をすること——が大切だと影虎は考えていた。

反撃

影虎「山本先生、こんばんは」
山本「こんばんは。僕の声聞こえますか？」
影虎「聞こえていますよ」
山本「おっ、誠もいたのか？」
佐藤「大輔、久しぶり」
影虎「さっきまで佐藤先生とリモート面談でした。せっかくなので、ちょっと顔を出したいと佐藤先生がおっしゃられて」
佐藤「この前飲んだ時と世界が変わっちゃったな」
山本「だな。どうだ、誠のところは患者さん来てくれてるのか？」
佐藤「いやぁー、減っているよ。お前のところは？」

山本「影響は受けているよ」
佐藤「もともと大変だったから、もっとマズくなるんじゃないか？」
山本「いや、実は今月はめちゃくちゃ忙しいんだ」
佐藤「患者さん減っているんじゃないの？」
山本「今月からいろいろあって、お産が多くなっているんだ。清宮先生のおかげだし、紹介してくれたお前のおかげでもあるよ」
佐藤「立て直しに成功したんだな」
山本「まぁ道半ばではあるけど、おかげでいい方向に進んでいるよ。あのままだったら何とか続けていたとしても、このコロナの影響で一巻の終わりだったろうな」
佐藤「そうか、良かったな。じゃあ飲みに行けるようになったら一杯奢れよ」
山本「もちろん何杯でもいいさ。でもいつになるんだろうな」
佐藤「お前なんか、飲みに行けなくてストレス溜まってきているんじゃないか？」
山本「まぁな。今度リモートで飲むか？」
佐藤「でも、それじゃ奢ってもらえないな」
美咲「こんばんは」モニターに美咲が現れ、会話に加わった。
影虎「おっ、美咲さんも合流されましたね」
美咲「影虎先生、こんばんは。あっ、佐藤先生もいる、お久しぶりです！」
佐藤「お久しぶり。事務長になったんですってね。理事長にこき使われているんじゃないですか？」
美咲「そんなことありませんよ。何してんの、やめなさいってば」

突然、小さな子どもの顔がアップで映し出された。

美咲「すみません。今のうちの子なんです」

山本「今回、美咲は自宅から参加してもらっているんですよ」

影虎「そういうことでしたか」

佐藤「なんか大変そうだから、自分はここでね」

山本「誠、またLINEするよ」

佐藤が退出した後、リモートによる面談が始まった。

4月の実績は、他の産婦人科同様、妊娠反応確認目的の初診数の減少が目立っていた。好調だった2月の月77件が、3月69件そして4月59件とデジタルマーケティング開始前より落ち込み、5月はさらに影響を受けて過去最低の数字を覚悟する状況となっていた。婦人科の外来診療は山本の判断によって受診制限をかけた。また、家族の立ち会い出産、施設見学や各種教室なども軒並み中止とした。

その一方で、緊急事態宣言における県外への移動自粛要請によって逆里帰りや里帰り出産予定の妊婦への対応に追われるなかで、3月から今月にかけて分娩予約数は急激に増えていた。特に、今月1カ月間で入った予約はこれまでの2倍近くとなっていた。その理由としては、近隣の総合病院の分娩制限、病院での感染リスクを考えた妊婦自身による施設変更ニーズの増加、分娩施設を早期に確保したいという心理などが考えられた。

分娩取扱い件数は、先月まではデジタルマーケティング開始前の実績を引きずり低調だったが、今月からマーケティングの効果が出始めて上昇基調に入っていた。

実績確認後、影虎は佐藤のときと同様に感染対策について情報共有を行い、最悪を想定しながらのリスクマネジメントについて長い時間をかけて話し合った。次に不安要素を減らす情報をできるだけ提供するよう努め、最後に未来に向けたデジタルマーケティング強化について話をした。

山本「清宮さん、強化すると言っても妊反初診がかなり減ってしまっています。今だけでもリスティング広告の費用は下げたほうがいいかなって思うんですが？」

影虎「これから世の中がどうなるかまったくわかりません。このまま産み控えが続けば、パイがますます小さくなります。その小さなパイをこれまで以上に獲得しなければ撤退ですよ」

山本「ここは強気で行けと？」

影虎「はい。ただし気持ちだけの話ではありません。確かにニーズ全体が減っているのでコンバージョン数は減ってしまいます。でも、率は下がっていません。むしろ上がっています。つまりここまで皆さんでコツコツとホームページの中身を変えていったことが効果に結びついてきていますので、コンバージョン数を増やす意味でも、費用は下げるべきではないと考えてます」

山本「僕自身が不安もあって弱気になっています。今月からしばらくはお産が増えるので、経営的には一息つけそうですが、このままだと来年以降がかなりまずいんじゃないかと…」

山本の不安は、画面上に映った表情からも伝わってきた。

影虎「その来年以降のために今何をすべきか考えれば、逆に上げるべきなんではないでしょうか」

山本「僕が弱気になっちゃダメですよね」

影虎「ええ、ここは自分たちを信じてください。ただそうはいっても広告費を上げろって言っているだけじゃ不安だと思います。そこで、追加の強化策を2つ用意してきました」

山本「それはありがたい」

影虎「ディスプレイ広告からの流入増加と、ランディングページの設置によるコンバージョン率改善を狙います」
美咲「すみませーん。何を言っているんでしょうか？」
影虎「デジタルマーケティングはまだ歴史も浅く、日々新しい技術や技法とともに新しい言葉が生まれています。一つひとつ説明していきましょう。まずはディスプレイ広告についてお話します」
影虎は、画面を切り替えヤフーニュース（ヤフー株式会社が運営するポータルサイトYahoo! Japanのニュースサイト）を映し出した。
影虎「ここに小さく広告と表記された動画や画像がいわゆるディスプレイ広告です。Ｗｅｂサイトやアプリには広告枠が設けられていて、Ｗｅｂサイトのコンテンツに応じて掲載することができるため、コンテンツ連動型広告とも呼ばれています」
山本「この広告って、時々、過去に検索した商品なんかが出てきたりしませんか？　しかも何度も」
影虎「これはリターゲティングとかリマーケティングと言って、特定のユーザーへ同様の広告を表示する機能がディスプレイ広告にはあるんです」
山本「何度か表示されると、なんとなくポチッとしちゃう時があるんですよね」
影虎「でも先生、残念ながら医業だと繰り返し表示される機能に関しては使えないんです」
山本「残念」
影虎「とはいえ、ディスプレイ広告のクリック単価はとても低くて、広告が出てくる回数は多いので、幅広い層のユーザーに訴求できるんです。しかも広告と関連しそうなサイトに表示することもできるので、潜在的なニーズを掘り起こせるというメリットもあります」

美咲「デメリットもあるんですか？」
影虎「リスティング広告は、キーワード検索した瞬間のユーザーに訴求している広告ですから、コンバージョン率は高くなりますが、ディスプレイ広告はそうではないので、どうしてもコンバージョン率は低くなってしまいます」
山本「これまでコンバージョンを重視していろいろ取り組んできたので、そうなるとデメリットが大きいような気がするんですけど」
影虎「コンバージョン率が低くても、まずは出現回数を増やして、わずかでも広告をクリックしてもらえればいいんです。つまりクリックのリンク先である貴院のサイトへの流入数を低コストで増やすことがあくまで今回の目的ですから」
山本「メリットの一つに潜在的なニーズの掘り起こしができるとおっしゃられていましたが、具体的にはどのようなことですか？」
影虎「例えば、近隣に住んでいる方で［妊娠検査薬］を過去に検索したユーザーや、ターゲットになりそうなユーザーが閲覧していそうなサイト上に出現した貴院の広告に、反応したユーザーがポチッとするようなイメージです。なんとなくポチり行動が潜在的ということになります」
山本「わかりました。ディスプレイ広告をやるにはどうすればいいですか？」
影虎「広告画像などの手配や設定はこちらでやります。金額は月1万円くらいでいかがでしょう？」
山本「リスティングと比べると確かに低コストですけど、お試し価格ですか？」
影虎「お試しでなく、当面はこれくらいの予算で進めましょう。——では次に、二つめの強化策としてランディングページの設置を提案したいと思います。美咲さん、ランディングを日本語に訳すと？」

美咲「えっと、ちゃ・く・ちですか？」
影虎「そうです。着地するページ、つまり特定のサイトの最初に訪問するページのことです。現在はリスティング広告のリンク先は貴院のトップページを指定しています。このホームページについては、ユーザビリティテストを繰り返しながらコンバージョン率を上げるために改善していただき、結果も出ています。そこでさらに率を上げていきたいと思います」
美咲「またホームページを見直すんですか？」
影虎「それはそれで見直しは続けていきますが、今回は別の話です。現状は、貴院のＷｅｂサイトのトップページがランディングページ（ＬＰ）なので、ユーザーがほしい情報を見つけるために各ページを回遊することになります。つまりコンバージョンまでに何回かクリックしなければなりません」
美咲「トップページにほしい情報を載せますか？」
影虎「Ｗｅｂサイトを利用する方は、妊娠反応確認目的の妊婦さんだけじゃないですよ」
美咲「そっか。だったら新しいホームページを作りますか」
山本「美咲、簡単に言うなよ。このホームページだって制作費に１００万円以上払ってるんだぞ」
影虎「いや先生、それをやっていただこうと思います。もしターゲットのユーザーがクリックせずにピンポイントでほしい情報を最後まで読んでくれるようなサイトがあったらどうでしょう。しかも低コストで制作可能です」
山本「それなら最高です」
影虎「そこで１ページのコンバージョンのみを目的としたＬＰを作ります」
山本「１ページだけですか。そんなに情報が入らないんじゃないでしょうか？」

影虎「そこはデジタルなので、スクロールしていけばいいんです」
山本「縦に長い1枚のページにするってことですか？」
影虎「はい、そうです。コンバージョンを促すために必要な情報が上から順に掲載されていて、すぐ電話や予約行動に移せるボタンなどを配置した設計を行います」
LPデザインの基本は、最初に目に留まる最上部には、ユーザーの興味をより喚起させるためのキャッチコピーや画像を配置し、興味が湧いたユーザーがスクロールすると、下に『そうそう』『わかる』と共感できるコンテンツを配置する。そして商品・サービスの説明、その使用・利用によるベネフィット、ユーザーのレビュー、さらには差別化のための情報などを組み合わせながら、離脱させずにいかにしてコンバージョンさせるかということに特化して設計していく。——と影虎が説明した。
山本「費用はどれくらいですか？」
影虎「数万から数百万まで業者によってバラバラです。今回は、コストをかけたくないので、自作できるサービスを利用しましょうか？」
山本「そうしましょう」
美咲「作るのは私ですよね、理事長？」
山本「そうだな」
美咲「影虎先生、私にできそうですか？」
影虎「制作自体はむずかしくありません。それよりも中身が大事です」
美咲「それも私で大丈夫ですか？」
影虎「もちろんです」

美咲「そう言うならやってみます」
影虎は、美咲の高いマーケティングセンスを活かすため、具体的な事例は示さず宿題とした。
影虎「緊急事態下で、宿題どころではないかもしれません。ただ今出している宿題については、何度も申し上げるように来年の収穫のための種まきです。この時期、どうしても緊急性の高い仕事に追われます。だからといって緊急性はないけど重要性の高い仕事をやらなくていいなんて話はありません。緊急性と重要性をはかりながら自分で仕事をコントロールしてみてください」

―2020年6月某日―


4月初旬から続いていた緊急事態宣言は、7週間ぶりに全面解除となった。国内の1日の新規感染者数も6月に入り落ち着きをみせていた。

影虎は、3カ月ぶりに佐藤のクリニックを訪れた。駐車場に車を停め、マスクを付けて車外へ出た。強い日差しと30℃を超える蒸し暑さで、入口までのたった十数秒でもマスクで息苦しさを覚えた。

入口には発熱や海外渡航歴のある患者へ向けた掲示板が張り出され、風除室に消毒液が置かれていた。また受付台にはスタッフと患者の間にアクリル板が設置され、待合室でも椅子が間引かれて密にならない措置が取られ、各所に感染対策が施されていた。

診察室へ入り、さっそく各種経営データに目を通した。4月に続き5月の総点数も前年同月比で約20％の減少となっていて、内視鏡検査も4月同様の落ち込みをみせていた。

「他の先生方の5月の状況はいかがでしたか?」佐藤が尋ねた。

「内科に関してはどこも貴院と似たような状況です」

「そうでしたか。他でもそうだったのであれば、少しホッとしました」

「どこの内科でも特定疾患の算定数が減っていますが、貴院ではどうですか?」

「減っています。長期処方に切り替えた分減っていますし、5月は健診結果をもってくる患者さんはほぼいなかったです」

「健診施設はどこも稼働してなかったですからね。自治体の特定健診もまだ始まっていませんし…」

「ただ、ステイホームが続いているためか、6月に入ってから状態が悪くなって来られる患者さんがぼちぼちおられます。それも去年あたりの健診結果を持ってくるんですよね」

「先月話していたとおりになりましたね。これだけ健診をやらないと、胃がんや大腸がんの発見が遅れて、コロナではなくそっちのほうで亡くなる方も増えるんじゃないでしょうか」

「このままだとそうなるでしょうね」

「そのためにも患者さんには啓蒙していかないといけませんね」

「そうですね。ただ、宣言が明けてからは、出控えていた患者さんも徐々に戻って来ています」

「印象として平常時の何割くらいですか」

「今のところ9割といった感じです。再び感染拡大ってことになれば、また減ってしまうのではないかと…。前回のシミュレーションで当面は耐えられることがわかっているんですが、漠然とした不安ばかりが募ってきてしまいます」

「先がまったく見えない状況ですからね。でも漠然とした不安であれば、その要因は何か、正体をつかんでみるとよいかもしれません。長期化しそうなコロナとの戦いによって自身に降りかかる負の影響を一つひとつ想定してみるんです。それにどう備えるかを考えていくことで、漠然としたその不安はある程度抑えられるかと思います」

「それ、あとで試しにやってみます」

「起こっていない未来に精神を支配されてしまわないよう、コントロールしていくしかないのかもしれません。でもなかなかそうもいかないのでしょう。最近はステイホームでストレスがたまっているためか、グーグルのクチコミ投稿が荒れ出しましたので、貴院もいつも以上に気を付けてください」

「わかりました。去年うちで低評価が付いたあと、その悪いクチコミが一番上に表示されていた間は新患が明らかに減りましたからね。スタッフにも伝えて、気を引き締めていきます」

「そうやってスタッフさんたちと協力したことで、★の数は上がってましたよね」

「5点中3点台だったのが、今はようやく4・2まで上がってきています」

「内科で4点台であれば有利に働きますので、そこをキープしたいところです」

「内科以外では違うんですか？」

「精神科や、山本先生のように分娩を扱っている産婦人科などは、特に低い評価がつきやすいですね。3点台でも良いほうかもしれません」

「そんな低評価コメントばかりだと精神的にダメージ受けちゃいますよ」

「本当に。それもあって実は私も少し前までは、クライアントの先生方には気にしないで無視しましょうって言っていたんです。個人的には、医療機関に医療の素人である患者がこのようなかたちで評価をつけていくこと自体、ナンセンスだと思っています。だからといって影響力まで否定できませんから、最近ではそれを無視しろとも言えなくなってしまっているんですよ」

「クチコミ対策って何かあるんですか？」

「一つあります。投稿に対するオーナーからの返信です。他の業種ではすでに対策の一環で取り組む企業は多いんですけど、医業が他の業種と同じようにわざわざコメントに返信することに私も抵抗がありました。しかも返信によって、さらに批判や非難が殺到する炎上リスクも考えると、これまでは提案してこなかったんです」

「考えが変わってきたんですか?」

「今でも基本的なスタンスは変わっていません。でも、その対策の効果がはっきり見えてきたので、必要に応じて提案するようになりました」

「効果ですか」

「オーナーからの返信欄は、投稿者本人だけでなく他のユーザーも読んでいます。ネガティブなコメントに対して真摯な対応を示すことで、印象がまったく変わってきます。書き方によっては低評価が覆るくらいになることもあるんですよ」

影虎は、クライアント先の実例をいくつか示した。

「本当だ。返信し始めてから、良いクチコミが明らかに増えていますね」

「オーナーもフォローしているといったことで、お礼のような良いコメントも増えているように思います。悪いコメントの後に、それをフォローするかのように応援メッセージ的なコメントもいくつかありましたでしょ」

「この先生のファンなんでしょうね」

「そうだと思います。――クチコミ欄では、良いコメントよりも悪いコメントのほうが投稿されがちです。また荒れっぱなしのコメント欄は管理者が注意を払っていないサインとなってしまいます」

「また悪い投稿が増えて、さらにコメント欄が荒れそうですね」

「ですから、管理者が返信することによって、悪い投稿がされにくい環境を作り出すんです。ただ、投稿の際に一つ注意してほしいのですが、低評価の返信コメントへの反論は絶対に避けてください。投稿内容が事実でない場合はGoogleへ削除を依頼できます。実際に消されることはまれですが」

「ただ、一方的な決めつけや、事実と違う言いがかりもありますから、反論するなと言っても…」

「お気持ちはわかります。カッカするのもわかります。でもそんなときに書いた文章は、炎上リスクしかありません」

「どうすればいいですか?」

「まず返信コメントは投稿したユーザーに宛てたものというよりは、その他のユーザーが閲覧していることを強く意識してみてください」

「なるほど。反撃しようとする気持ちは少しは収まるかもしれませんね」

「返信する一番の目的は、他のユーザーの印象を下げないためです。MEOにもなると考えていて、グーグルマップの上位出現の確率が上がってくるはずです。できれば、ネガティブなコメントに対する返信の前に、私に文章をチェックさせてください」

「ネガティブコメントを読むと、いろいろな感情が出てしまいますからね。そうさせてもらいます」

「まぁ、そんなことも気にしなければならない時代になったということですね」

「上から目線でやっているつもりはありませんが、より謙虚な気持ちで取り組んでみたいと思います」

「返信コメントにはそのお人柄が出ますけど、佐藤先生なら大丈夫ですよ」

影虎は、続けてアクセス解析やリスティングレポートなどマーケティングに関する各種データを一通りチェックして、対策の軌道修正を図っていった。

「あとは様子を見ていきましょう。他に何かございますか?」

「2つあります。一つめはキャッシュレス決済のことなんですが、そろそろ導入しようかなと思うんです」

「最近は、コロナの影響で非接触化が進みそうですしね」

「患者さんとスタッフの接触機会は、去年導入した自動精算機で減っているんですが、今回は患者さん同士の接触機会も減ればいいなと思いまして」

「そういうことですか」

「キャッシュレス決済で会計がよりスムーズになって、会計待ちの患者さんの滞留が減ってくれればいいと思っています。――そして二つめは、オンライン診療の導入を再検討しようかなと考えています」

「オンライン診療の領域が拡大していくまで待たなくてもいいんですか?」

「こういうものはやってみないとわからないので、まずはお試しでやってみようかと思います」

「損得勘定でいったら、現段階では2つとも費用対効果は生み出しませんが」

「ええ、わかっています。ただ、運用コストも許容範囲内ですし、こんな時だからこそ前向きに新しいことに取り組もうと考えたんですよ」

「そういうお考えならば大賛成です」

こうして、その日の面談は終了した。

影虎を玄関で見送りながら、佐藤が言った。

「実は、清宮さんには内緒だったんですが、年明けからジムに通い始めたんですよ」

「山本先生とも話してましたものね。変化はありました？」

「4月以降は緊急事態宣言でジムが休みになって行けてませんが、確実に身体の変化は感じています。前なら薦められてもたぶんやっていませんでした。でも最近、清宮さんと話をしていていろいろ考える部分があって、まずは一歩でも前に足を踏み出そうと思うようにしているんです」

影虎は、山本のクリニックへ向かう車内で、佐藤のその言葉を思い返して、頬を緩ませた。

山本産婦人科醫院も類にもれず、コロナ禍によって様々な影響を受けていた。

5月の妊娠反応確認目的の初診数は、予想どおりデータを取って以来の過去最低の結果となった。外来患者数も、妊反初診以外の婦人科は受診制限によって最低の数字となり、婦人科手術も緊急手術以外は取り止めていた。ただその一方で、5月分の分娩取扱実績は、過去2年間で最高となった。緊急事態宣言下で近隣の病院からの転院受入れとともに、デジタルマーケティングの効果が積み上がってきたことが要因となった。

6月に入り婦人科外来の制限も解除して、外来患者は徐々に戻ってきてはいた。ただ、妊反初診数は依然として低調であった。また6月以降の分娩予約の入り方が鈍くなっていた。山本の判断で家族の立ち会い出産を中止した結果、希望者が他院に流れたことが影響したのではないかと考えた。とはいえ、今月の分娩取扱件数は予定を含めて分娩取扱の上限にまで達しており、10月まではこの好調を維持できる見込みはついていた。

このようなチグハグな状況が続くなかで、ここ数カ月の妊反初診数の低調が11月以降に響くことが想定された。特にこの低調が長引けば、来年1月以降の分娩取扱件数は今月の2／3まで落ち込むと予想したうえで、売上悪化がかなりの確率で起こると山本へ伝えた。仮に20人減となれば、それは売上が単純に約2000万円消えるということを意味していた。

「清宮さん、このままだと運転資金が底をついてしまわないですか?」

「秋までは蓄えができます。ただいつまでこの未曾有の事態が続くかはまったく読めません。現在返済中の借入も銀行に頼めば元金返済を一時的に止めてもらえそうですし、コロナ禍による緊急の制度融資や補助金などを活用しながら乗り越えていくしかありません」

影虎はその時点で使えそうな融資制度と補助金を山本に示し、山本もその場で選択して申込みの段取りをするよう美咲へ指示した。

「他院の状況はどうなんですか?」山本が尋ねた。

「妊反初診は全体的にかなり減っていますね」

「ではどこも同じ状況なんですね」

「ところがそうでもないんです。少なくなったその需要は、従来のシェアで分配されているわけではなく、需要は人気のある分娩施設に集まっています」

「逆に増えているんですか?」

「パイ全体が減っているので、さすがに減少はしています。でも集患対策を日頃から取り組まれている施設ほど減り幅は小さいんです」

「何でも積重ねが大事なんですね」

「そのとおりです。今回の未曾有の事態で、抗えない部分は確実に存在します。一方で抗えている部分も確実に存在しています。コロナ禍なりに動かせる数字もあるんだということなんでしょう」

「こんな状況でもですか」

「はい。ただし、〝それなりに〟ですけどね。だからこのようなときは、ダメージコントロールという考え方をします。受けるダメージをいかに小さくして損害を最小限に抑えるかです。リスティングレポートで報告されていましたが、競合分析で近隣の2つの施設がアウス（人工妊娠中絶）をターゲットに急に舵を切っていることがわかっています」

「このような状況ですから、需要は増えるでしょうね」

「他院も生き残りのために戦略を変えてきています。広告宣伝費用を需要のあるほうへ振り分けたほうが効果的ですからね」

「アウス自体は積極的に受け入れようとは思っていません。清宮先生はアウスをやるべきだと？」

「いえ、誤解しないでください。アウスを増やすことを提案してはいません。これに関しては医師として人としての考え方に触れることです。そんな無礼なことをするつもりはありません。その判断は先生がすべきことです」

「まぁ、確実に困っている女性がいるのは確かですから、その女性の立場になれば医師としては対応するべきなんだとは思います。僕としては、しっかりと命の大切さについて話をしたうえで1度目はやります。だけど、同じ女性で2度目のアウスの依頼がある場合には僕のところではやらないと決めているんです。ですので、アウスはこちらから獲りに行くことはしません」

「わかりました。それを前提とした損益予測を立てていきましょう」

「理事長先生、これ見てください」美咲がスマートフォンの画面を山本へ示した。「試しにアウスで検索したら、競合の2つの施設のリスティング広告が出てきましたよ。しかも2つともクリックしたらそれ専用のランディングページ（ＬＰ）を立ち上げてます」

「これもこれで競合先の経営者もしくは医師としての判断です」

「ですね。経営基盤があってこそですが僕も僕の方針を貫き通してみます」山本が言った。

「ええ」

「一つの山を越えてもまた次の山が現れてくるものですね」

「一つひとつ乗り越えていきましょう。さて美咲さん、先月の宿題の妊反初診専用のＬＰは、短期間で制作から公開までよくできましたね」

「影虎先生に教わったとおり仕事の優先順位を決めたら意外とやれちゃいました」

「先月から始めたディスプレイ広告もあるので、一緒に解析していきましょうか」

ディスプレイ広告については目的どおりサイトへの流入数は増えていた。コンバージョン数も少ないという予測の良いほうに外れ、一定以上の反響があった。ＬＰについてはＡＢテストといって広告のリンク先を従来どおりのホームページとともに、新たに設置したＬＰの２つのキャンペーンにつなげて広告を走らせた。ホームページとコンバージョン率がほぼ変わらないことがテスト結果から判明し、ＬＰ内でのユーザー行動をチェックしながら美咲へ改善指示を出した。また、ニーズが減っている時期とはいえ、広告宣伝費についても反応の程度や他院の状況から判断したうえで、２割程度の増加とその配分について山本へ提案し、山本もその提案を受け入れた。

「影虎先生、分娩予約の入り方が鈍いので何かしたいんですけど」美咲が言った。

「何か仕掛けてみましょうか。美咲さん、すでに何かアイデアがありそうですけど」

「はい。早期予約した妊婦さんへ何かプレゼントしてみたらどうかなって。ネットで調べたら、私たち世代に人気のブランドのパジャマを特典としていた施設があったんです」

「予算はいくらくらいで？」

「買えば5000円から1万円くらいはするんじゃないですか」

「そんなにするんだ。全員か？」山本が言った。

「そこまでは考えていなかったな。影虎さん、どうなんでしょうか？」

「少ないニーズの獲得と予約促進が目的なので、期間限定でキャンペーンを張ってみてはどうでしょうか。例えば、200万円の予算で企画を立ててみるなど…」

「2件予約が増えればペイできる金額ですね」山本が言った。

「はい。それくらいの効果は十二分に期待できるんじゃないでしょうか」

「よし、美咲。それでいこう」

「美咲さん、人気ブランドで在庫確保できそうな商品を調べておいてください。キャンペーンのルールも決めておいてくださいね」

「わかりました。――あと、それとは別の相談なんですけど、SNSからの流入が増えないんです」

「以前、SNSはプロモーションよりも情報発信に比重を置こうということにしたはずですが」

「わかっているんですけど、やっぱり少しでもホームページに来てほしいじゃないですか。だから増やしたいんです」

「わかりました。では、これまでどうやって増やそうとしてきましたか？」

「今はインスタをメインにして、お祝い膳や赤ちゃんの画像のアップ回数を増やしています」

影虎はさっそく、その運用状況をチェックした。

そして、美咲に目的を再認識させたうえで、プロフィールの変更を指示した。また、見込み客となるInstagramのフォロワーを増やすためにアカウント運用の見直し、キャンペーンの実施、Instagram広告の実施を中心に行い、量から質への切り替えを図るための方法を教えた。そのなかでも特に、エンゲージメント（投稿に対するいいねコメントなどの反応）してもらうようなフォロワーを集めるための策を示し、美咲へ指示した。また画像の質を上げるため、専用のアプリを使った食事の撮り方や乳児の映える撮り方なども美咲と話を詰めていった。

次に動画サイトを使ったプロモーションについても攻めの一手として二人に説明した。コロナ禍で施設見学や各種教室も中止せざるを得ない状況となり、順次、動画コンテンツに切り替えを図っていく計画を練った。分娩施設マーケティングのストーリーに動画共有のプラットフォームであるYouTubeをどのように組み込むかを検討し、想定する費用対効果からアウトソーシングせずに極力予算をかけない段階的な導入方法を提案した。美咲や他の職員でできることを整理して、簡単な計画を立てるところまで話を進めて、以降は美咲に任せた。

また、YouTube広告も試験的に行って反応を見ていくことになった。

影虎が今日の面談において常に強調したことが、質の高いコンテンツを形成することだった。この先も続くであろう先読みできない時代において、選ばれる施設であり続けるための最も重要な資産となると考えていたからだ。

第五章 プロコラム 病院における経営戦略論

マネタイズからみた病院の3つの顧客とは

病院における経営戦略は、どこまで機能するだろう。例えば、この地域には○○の医療がない。だから○○のエキスパートを集めた専門病院を創設するかもしくは戦略転換しよう。そう声高に叫んでみても絵に描いた餅でしかない。なぜなら、そういった医師を招聘することは現実的にはむずかしいからだ。ゆえに在籍しない医師を前提に立案した戦略の実現可能性は限りなくゼロになる。だからこそ理想となる戦略構想を描きながらも、現有戦力に基づくマーケティングアプローチが必要で、そのなかで差別化を図った「地に足がついた経営戦略」を立案していく必要がある。

まだ競争の少なかった時代、病院にとっての経営戦略とは、地域内における一定の専門や機能はもちつつも診療報酬に合わせて経営資源を整えることだったのかもしれない。しかし少子高齢化社会に突入して医療財源にも限界が生じてきたことによって、国としてもすべてを守ることができなくなっている。事実、病院数自体は減少の一途をたどっており、とくに、経営資源に幅がもてず、病院経営の健全化や効率化がむずかしい小規模病院の減少率が高くなっている。

このような競争環境で勝ち残るには、戦略的に〝選ばれる病院〟となることである。とは言え、他を圧倒するほどの専門性や医療提供体制を有するブランド力のある病院は一部に限られている。もちろん、そのようなポジションを築けたのは、偶然ではなく戦略に基づいた行動の結果だ。

図表44　利益の因数分解イメージ

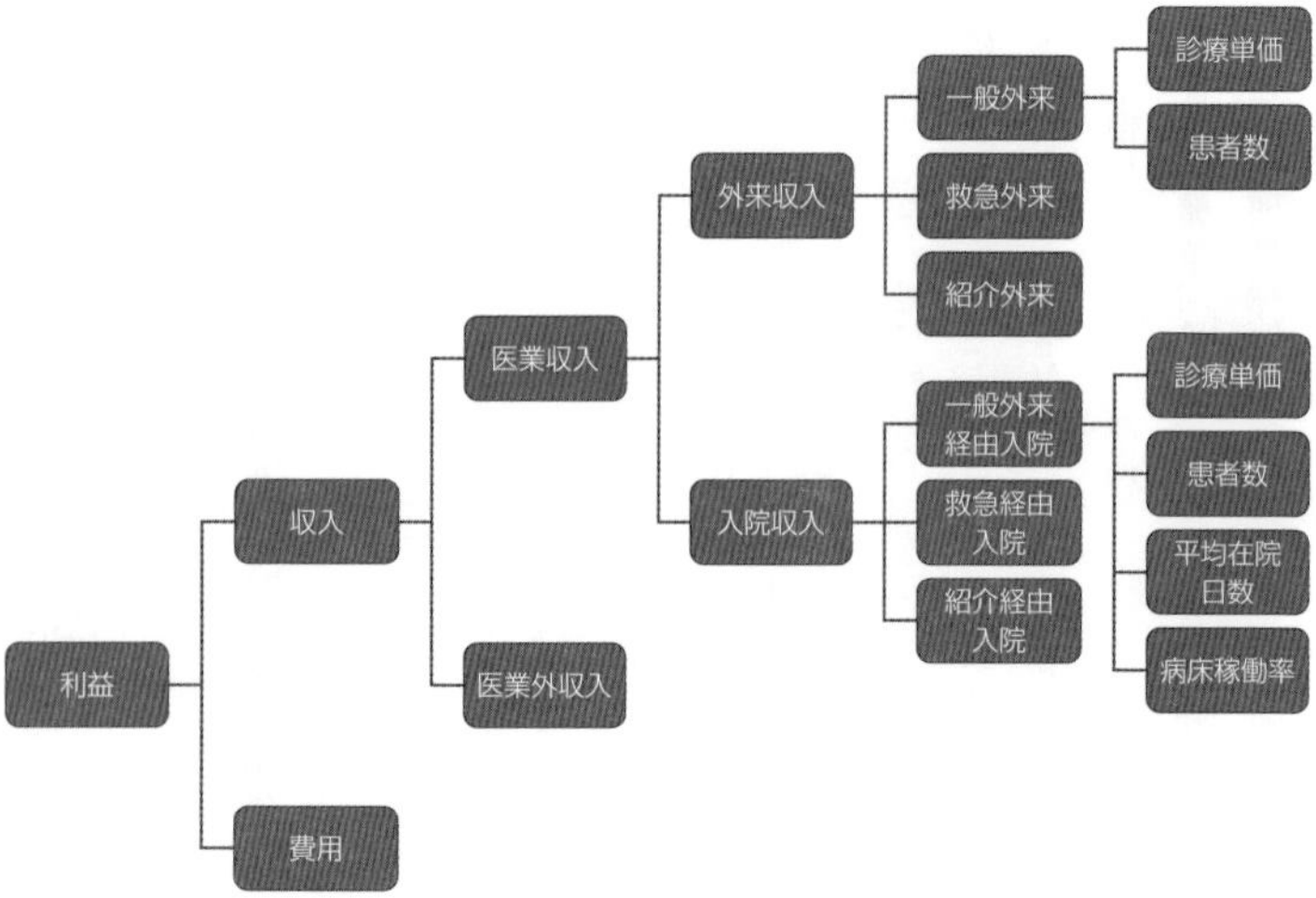

医療機能もセグメントも被る競合する病院のなかから自院が選ばれるためには、経営戦略によって経営資源の選択と集中を図り、かつマーケティング戦略によって地域におけるポジションを確立していく必要がある。その進め方は、本書で紹介している流れとそう違わない。ただし、その中身は病院という機能や特性から変わってくる。

舞台となっているクリニック（診療所）よりは、中小規模であっても病院のマネタイズモデルは複雑になる。またクリニック以上に診療報酬改定を考慮して行う必要がある。

私が病院の経営コンサルティングを行う際には、真っ先に利益の因数分解を行う（図表44）。まず、利益が収入と費用の差額であるところから因数分解し、外来と入院に分解する。さらに、外来では診療科別の単価と患者数、入院では科別もしくは機能や病棟別、医師別、疾病別、術式など、必要に応じて分解していく。病院によって、出来高報酬や包括報酬、規模や専門性、保有する検査医療機器などマネタイズモデルはまちまちであり、かつ複雑なのでこのイメージ図のようにシンプルにはいかない。であるがゆえに徹底的に分解していくことが必要で、その先に、経営の効率化のヒントがようやく見えてくる。そこから経営資源の再配分化策となる経営戦略立案を行っていく。

なお、経営戦略としてこれだけでは片手落ちとなる。当然だが、患者が集まらなければマネタイズにはならない。そこでマーケティングの観点から分解する。一例を挙げれば、来院経路だ。自分自身の足と意思で来院して外来受診する患者もいれば、救急搬送されて救急外来受診する患者もいるし、他の医療機関から紹介されてくる患者もいる。また入院患者も同様にこの外来、救急、紹介の3経路で分解していくことになる。

ここからわかることは、ターゲットはあくまで患者であるものの、プロモーション先は別々だということだ。**外来経路**では、それこそ自ら病院を選んで来院してくる患者自身となる。つまりは潜在的な患者である診療圏の地域住民がプロモーション先だ。また**救急経路**で入院につながるケースの多くは、救急車によって搬送された患者である。つまりは、救急隊が病院を選ぶことになる。よって、プロモーション先は地域の消防署となる。また三つ目の**紹介経路**では、地域の医療機関を経由して来院するため、病院を選ぶのは連携医療機関でありプロモーション先は紹介状を書く医師になる。

このように「患者」、「消防署」、そして連携先の「医師」が病院のプロモーション先となるが、相手が違うためそのプロモーションの方法も当然ながら変わってくる。〝選ばれる病院〟となるためには、その彼らから選ばれるための仕掛けが必要だ。

▶プロモーション先の比重

病床を含む経営資源は、有限である。また経営効率化の近道は〝選択と集中〟である。競争に勝てる自院の医療資源を選択し、そこにヒト、モノ、カネを集中させる。それはプロモーションにおいても同じだ。国も医療機能分化による効率化を図りだしている。一例を挙げれば、高度医療を担う病院では、風邪など軽度疾患の外来患者をいくら診ても点数がつかなくなり、その分、救急医療や手術を伴うような高度医療の入院を手厚くしている。経営者は、自院が地域のなかでどの機能を担うのかを選択し、そこに経営資源を集中させていくことになっている。医療機能の選択そのものがセグメントやターゲットの絞り込みとなり、それ自体が病院経営戦略の根幹をなすこととなる。

急性期医療中心の100床以上を有する一般病院では、入院収入の占める割合が7割前後と大きくなる。このような包括報酬を採用する病院で経営効率をあげていくためには、DPC評価（単価）の高い入院期間Ⅱ以内で平均在院日数をコントロールすることとなる。新規の入院患者数が同じであれば、平均在院日数が短くなるほどに病床稼働率は下がり、経営効率は逆に落ちてしまう。そうならないために新たな入院需要を取り込みながら、病床が効率的に回転するくらいの稼働率をキープしていく必要がある。つまり一般病院の利益は、病床を回すことで生み出される。さらに入院単価は、手術が行われることによって上がる。よって手術ニーズをどれだけ取り込めるかによってこのタイプの病院経営は左右される。

このマネタイズ構造からわかるように、入院（と手術適用）の可能性の高い患者を多く取り込んでいかねばならない。経営効率という視点では、入院の可能性つまりは入院率という指標を意識することがとても重要となる。前述の3つの経路では、市中病院で行う一般外来受診した患者のうち入院適用となるのは100

0人診てもそのうちせいぜいのところ1人程度である。入院率は0・1％以下である。また2次救急の病院における救急搬送して受け入れた患者の入院率は私の経験上30％前後となる。紹介状を持参した患者の入院率は、総合病院クラスでは20～30％程度になってくる（検査目的のみの紹介患者は除く）。つまり効率的に入院ニーズを取り込むためには、救急と紹介経路の患者の割合を増やすことになる。

なお救急医療は24時間365日受入体制を維持しなければならない。一方で紹介患者の受入れは、既存の施設と体制でも可能となる。原価だけを考慮すれば、圧倒的に紹介のほうが効率的だ。現在は、ほとんどの病院で地域医療連携室（課）を設置している。なぜならば、それが病院経営にとって効率的だからだ。その目的は名前のとおり、地域の医療機関や各種施設、救急隊などとの連携を促進させていくことである。病院は経営効率だけでは語れないところもある。どこまで不採算な部分を残しておくのかもこれもまた病院における経営戦略の選択肢の一つである。とはいえ、健全経営のためには病院の機能に合致した入院率や手術率の高い高単価の医療ニーズを戦略的に獲得して経営効率をあげておく必要もある。

私が扱ってきた病院コンサルティング案件のなかで、とりわけ効率化のための地域医療連携活動におけるマーケティングは多くを実践した。クライアントのその数だけストーリーがある。とはいえ、本書でも扱い切れない文量となるため、本書からは外すこととなった。また別の機会で発表したいと思うが、自院の現在地を知るために、地域医療連携マーケティング実践度チェックを行っていただくとよいだろう（**図表45**）。チェックが付いていなければ、それは効率化に向けた伸びしろとなる。

通常100床未満の一般病院では、救急体制を手厚くすることはむずかしい。また紹介ルートも限定されている。そこまで専門特化されてない小規模の病院においては、もはや競合相手は病院ではなく、クリニック（無床診療所）と考えることも一案だ。クリニックよりも標榜科が多く、入院機能を有しているという点で競争優位性を得られる。病床数が少なくなればなるほどに、外来収入が入院収入に近づいてくる。病院で

図表45　地域医療マーケティング実践度チェック

□紹介元医療機関への「ABC分析」を行っている
□紹介状発行件数の多い連携医療機関は、同一の診療科に集中して送っているのか、または複数の診療科に送っているのか把握できている
□地域別の紹介件数を月ごとに把握している
□眼科を標榜している連携医療機関の紹介の目的と疾病名を把握している
□自院の持っている強みや特徴、技術などを30以上すぐに言える
□連携業務は、日ごと、週ごと、月ごと、何を行うか決まっている
□それが文書化されていて、それをもとに定期的に業務の見直しを行っている
□連携機関への訪問件数を週ごとに計画している
□連携機関への訪問の前に伝えるべき情報と引き出すべき情報を明確にしている
□紹介患者の入院率（紹介入院患者数÷紹介患者総数）を把握している

あっても外来経路を強化し、また地域の施設との連携強化を図り高齢者医療の受け皿となったり、レスパイト入院（家族や介護者の休養を目的とした短期入院）といった、クリニックだけでなく中規模以上の病院とは違った需要の獲得によって生き残りをかけている病院も少なくない。

デジタルマーケティングは資本力が小さくても導入可能であり、十分に戦える。まさに中小規模病院には適したマーケティング手法だと言える。デジタルマーケティングは、フロー型（「第三章　産婦人科医の相談事」参照）のターゲットこそその効果を発揮することができる。ここでデジタルマーケティングにどの疾病や疾患、手術等がフィットするのかをチャートに示した（図表46）

チャートの右側に寄ればよるほど新規需要を獲得していくことが必要となる。またチャートの上にいくほどに期待する収入単価が高くなる。ただしその分、一人当たりの獲得コストも高くなる。私見ではあるが、病院はクリニックよりもマーケティングに関しては遅れているように思う。特に規模が小さくなるほど、その傾向が強い。なぜならば、マンパワー不足によって中小病院の経営者ほど最前線で臨床を守っていることや、経営者としてもやることがクリニックよりも多く

なるからだ。そのためこれらのことを考える余裕すら残っていない。また誰かを専業させる余裕もなく人材もいない。

コロナ禍で、病院経営者はクリニック経営者以上に様々な経営判断に迫られたと思う。新型コロナウイルス専門病院に移行した病院まである。時限的措置とはいえ、その間の患者離れのリスクを負うし、職員への説得も必要であっただろう。感染にも波があるし、感染収束後も経営は続く。補助金だっていつまでも出ない。相当な覚悟で望んだ決断であったと想像に難くない。

とはいえ、そのような経営を左右するような決断は、経営者以外は決して行えない。忙しいからと、その決断に必要な情報を準備することを怠ってはならない。経営戦略策定もまさにそのプロセスの一部となる。何かを変えようとするならば、自院の経営戦略とともにマーケティング戦略を可視化してみてほしい。

図表46　DMフィッティングチャート

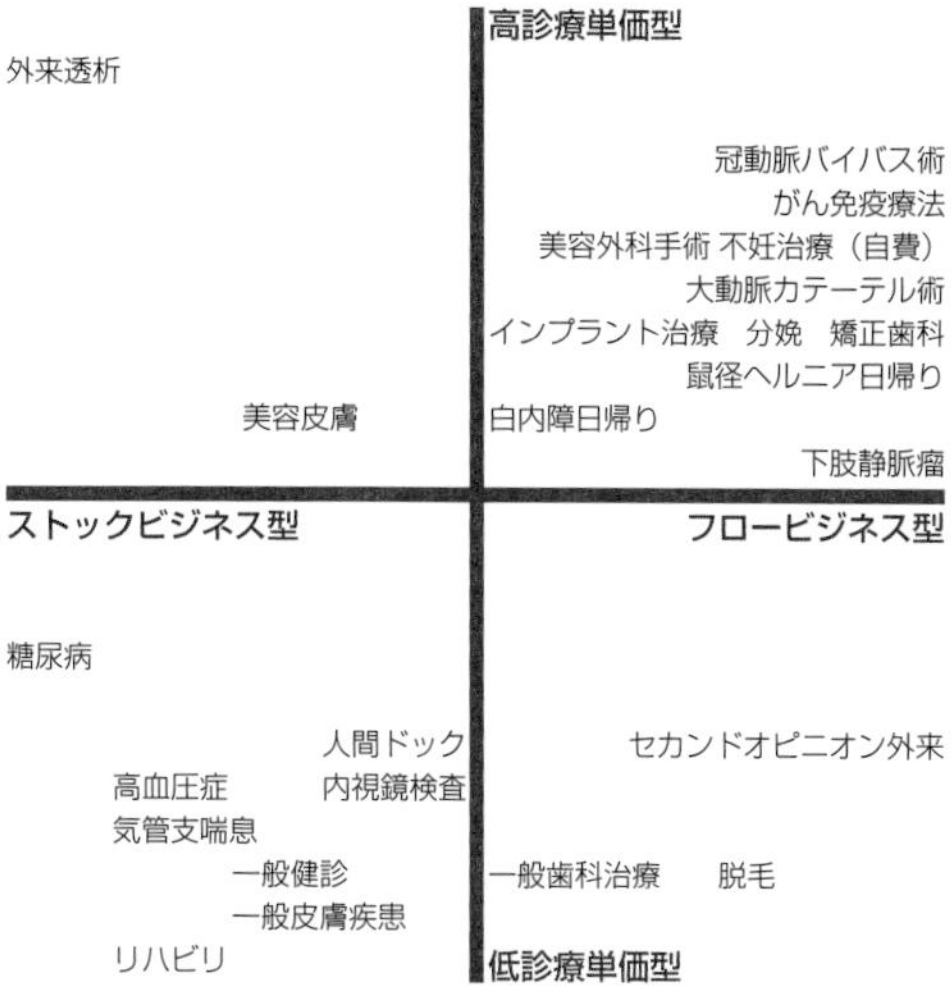
高診療単価型
外来透析
冠動脈バイパス術
がん免疫療法
美容外科手術 不妊治療（自費）
大動脈カテーテル術
インプラント治療　分娩　矯正歯科
鼠径ヘルニア日帰り
美容皮膚
白内障日帰り
下肢静脈瘤
ストックビジネス型
フロービジネス型
糖尿病
人間ドック
セカンドオピニオン外来
高血圧症
内視鏡検査
気管支喘息
一般健診
一般歯科治療
脱毛
一般皮膚疾患
リハビリ
低診療単価型

第六章

ニューノーマル

多くの人々は、われわれの知っている世界が際限なく続いていくと考えている

アルビン・トフラー（未来学者）

新型コロナウイルスの感染拡大は、いったん沈静化の動きを見せたものの、夏場には第２波が襲来した。この時点においても、この新種のウイルスに関する情報はまだ限られており、医療現場でもその対応に疲弊し始めていた。

２０２０年11月には次の波（第３波）が広がり、重症化リスクの高い高齢者の感染者割合が増え、またクラスターが多様化してきた。医療体制の逼迫によって一部地域では医療崩壊という最悪のシナリオも想定しなければならない危機的な状況に陥っていた。

影虎の訪問先の病院でもクラスターが発生し、また同時に大幅な医業収入減にも陥り、影虎も経営面から医療崩壊を食い止めるべく共にその対応に奔走していた。

クリニックでは、診療科によって経営への影響度はまちまちであった（図表47）。小児科や耳鼻科などの医業収入の減少幅は大きく、コロナ禍における各種支援策を利用しながら経営維持のための対策を講じ、時に経営者たちのメンタル面のサポートを行った。

内科では、売上自体は10月にほぼ前年と同じような状況にまでいったんは戻りつつあった。とはいえ、感染拡大後に初めて訪れる冬の時期への備えもあって、インフルエンザのワクチン接種希望者の殺到で現場は混乱し、また発熱外来の設置の有無に頭を悩ませ、例年とは違った先読みできない患者動態に対応しながら、それぞれの方法で地域医療と自分たちの生活を守っていた。

２０２０年シーズンの冬は結局インフルエンザの流行は見られなかった。一方で、新型コロナウイルスは年明けに第３波のピークを迎えて首都圏下で緊急事態宣言が再発令され、対象地域が順次拡大された。その頃、海外では新型コロナウイルス感染症のワクチン接種が始まった。緊急事態宣言が再延長される日本でも、２０２１年３月には医療従事者への先行接種が始まり、ゲームチェンジャーになるとの期待感が

図表47　新型コロナウイルス感染症による医療機関の収入の変化

医科歯科診療所の診療科別レセプト点数の前年同月比

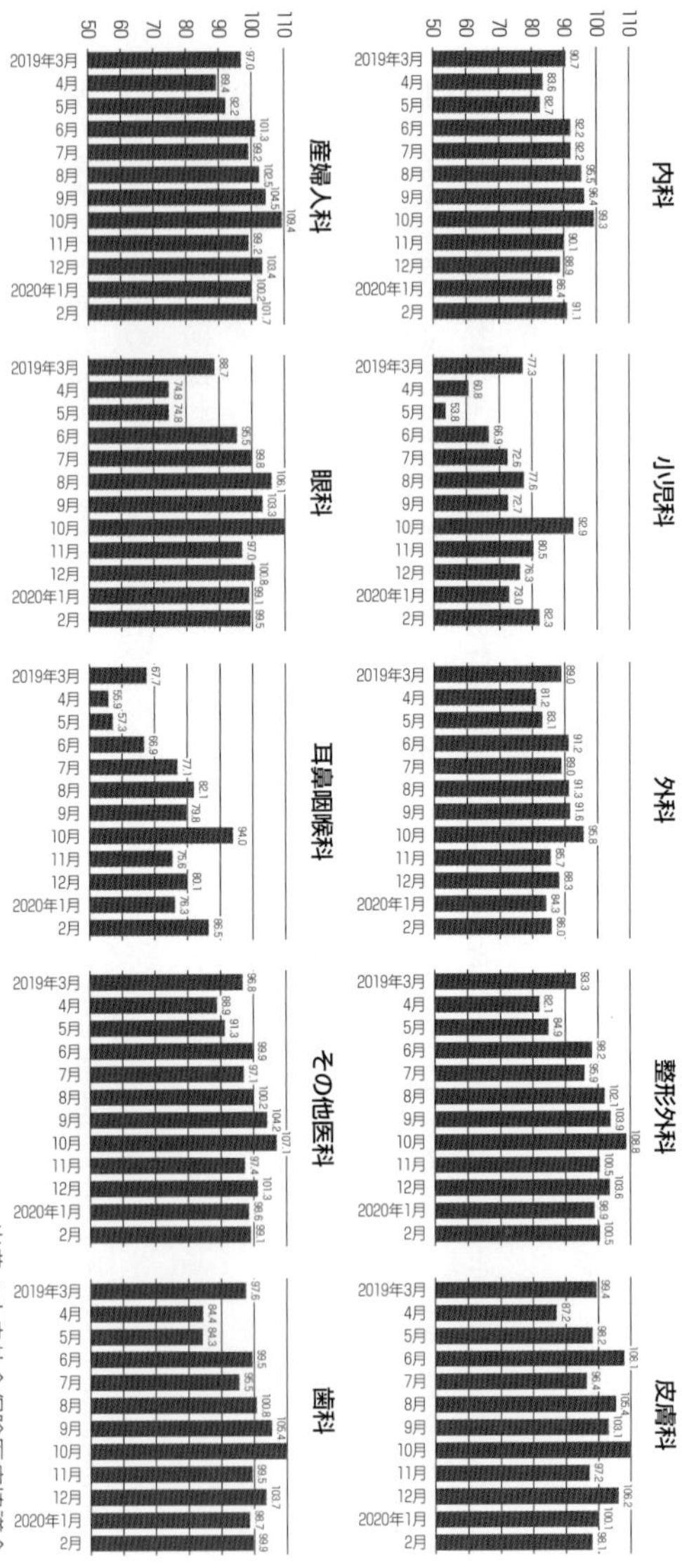

出典：中央社会保険医療協議会

膨らんだ。また翌4月には高齢者を対象としたワクチン接種も始まった。とはいえ、変異株への置き換わりが急速に進み、再び訪れた第4波によって3度目の緊急事態宣言が発令された。

その後2021年夏に、4度目の緊急事態宣言下で、1年延期となったオリンピック・パラリンピックが無観客によって開催された。コロナ禍における医業への影響は、医業収入の減少が続くところや、コロナ関連需要や補助金等により収入が増加するところ、収入面ではほぼ変わらないところなど、各人各様の影響を受けながらも日々医療と経営の維持に腐心していた。

新型コロナウイルスは変異を繰り返し、そのつど感染拡大の波に襲われつつも、影虎、佐藤、山本、そして多くの人々が自分の居場所を必死に守っていた。またワクチンや治療薬も研究が進みアップデートを繰り返しながら、この歴史的なパンデミックを起こしたウイルスと共存をしつつも、行動制限も段階的に緩和され、新型コロナウィルス感染症の感染症法上の位置づけが2類相当から5類へと切り替わり、行動制限の法的な求めもなくなり各種関連支援も終了した。インバウンド需要も急回復するなど経済にも活気が出てきて〝日常〟が戻ってきつつあった。ただしそれは、これまでの日常とは違うニューノーマルな日常への遷り変わりであり、影虎達はそれにどう適応していくべきか暗中模索を繰り返していた。

―202X年9月某日―

「清宮さん、ようやく解禁ですね」鈴木が声を掛けてきた。

「あっ、鈴木先生も到着しましたか。でもこれまでの道のりは本当に長かったですね」

「普段、清宮さんと二人で話す時間とはまた違って、いろいろ他の先生のお話を聞けるこの場が好きなんです。再開を心待ちにしていました」

影虎が主催する医業経営者の定期勉強会［クリニック経営カンファレンス］での年1回の研修旅行が、パンデミック前の2019年以来の開催となった。その研修会開催の場となる、熱海のホテルへ参加メンバーが集まり始めていた。

「あっ、鈴木先輩、お久しぶりです！」佐藤が声を掛けてきた。

「おお、佐藤先生、元気だったか？」

「ええ、なんとか」

「医者としても経営者としても個人としても、大変な数年間だったな」

「まったくです。清宮さんや他の多くの方々に助けられました」

「俺もおまえもメンタルが弱いから、頼るところは頼っていかないとな。ハハハ」

鈴木は佐藤の大学時代の部活の先輩で、佐藤が開業するかどうか悩んでいた時期に影虎を佐藤へ引き合わせた人物でもあった。鈴木自身も開業直後の経営危機を影虎と共に乗り越えた経験をもち、クリニック経営カンファレンスへも参加し、参加者のなかでも最古参メンバーの一人となっていた。

「そうそう、佐藤先生が事例発表するそうじゃないの。楽しみにしているよ」鈴木が言った。

「いつものように諸先輩方のご意見を伺いたいと思います。それと今日、初参加の先生を紹介させてもらっていいですか？――山本先生、ちょっとこっちへ来て」

佐藤が、会場に到着したばかりの山本を呼び、佐藤を介してお互いの紹介を済ませた。

「山本先生、今日は参加できてよかったですね」影虎が言った。

「非常勤の先生に頼み込んで、なんとか今日明日と代診を立てられましたよ」

「今日のプレゼン資料は間に合いました？」

「ええ、ギリギリでしたけど、なんとか」

「大変じゃなかったですか？」

「大変でしたけど、これまでのことを振り返ることで新たに見えてくるものもあって良かったです」

参加者全員が集ったところで、クリニック経営カンファレンスが開催された。冒頭に影虎が挨拶し、各科の経営分析やポストコロナ時代に向けた近未来の医療経営のあり方などについて、事例を交えながら語った。その後、小休憩をはさみ佐藤の発表の順番となった。

「ご紹介に預かりました、さくら交差点　内科・消化器内科クリニック院長の佐藤です」

そして、自己紹介のあと、開業までの道のりと〝戦わない経営〟戦略の成功について話をした。

「清宮さんからのご指導もあってクリニックの経営自体は順風満帆な船出となりましたが、その〝戦わない経営〟によって刺激を失い、自分のなかでマンネリ化してきました」

「それは贅沢だな！」鈴木が茶々を入れて、他の参加者の笑いを誘った。

「今考えれば、鈴木先生のおっしゃったとおりで、恵まれた環境が当たり前となっていました。それと患者さんが増えたのは、すべて自分の実力だとも勘違いしていたのかもしれません。患者数が増えてくると忙しさが少し煩わしくも思えてきました。我が子との時間をもっと大切にしたいと思い、ワークライフバランス重視の経営に舵取りをしようと考えるようになりました。その時期を【順風期】と【無風期】と名付けてみました」

佐藤は、プロジェクターに映された画面を切り替えた（図表48）。

「これは開業から先月までの月の総点数の推移を示したグラフです。しかしそんな無風の環境が続くわけはありません。甘えた考えに浸っていた自分に対する試練なのでしょう。開業して3年が過ぎた夏、ついに競合が進出してきました。内科がかぶるだけでなく、専門領域も同じ消化器内科で、しかも内視鏡検査を前面に打ち出した内視鏡専門クリニックが当院よりも駅に近い立地にオープンしたのです」

画面を再び切り替えた（図表49）。

図表48　さくら交差点　内科・消化器内科クリニックの総点数推移グラフ

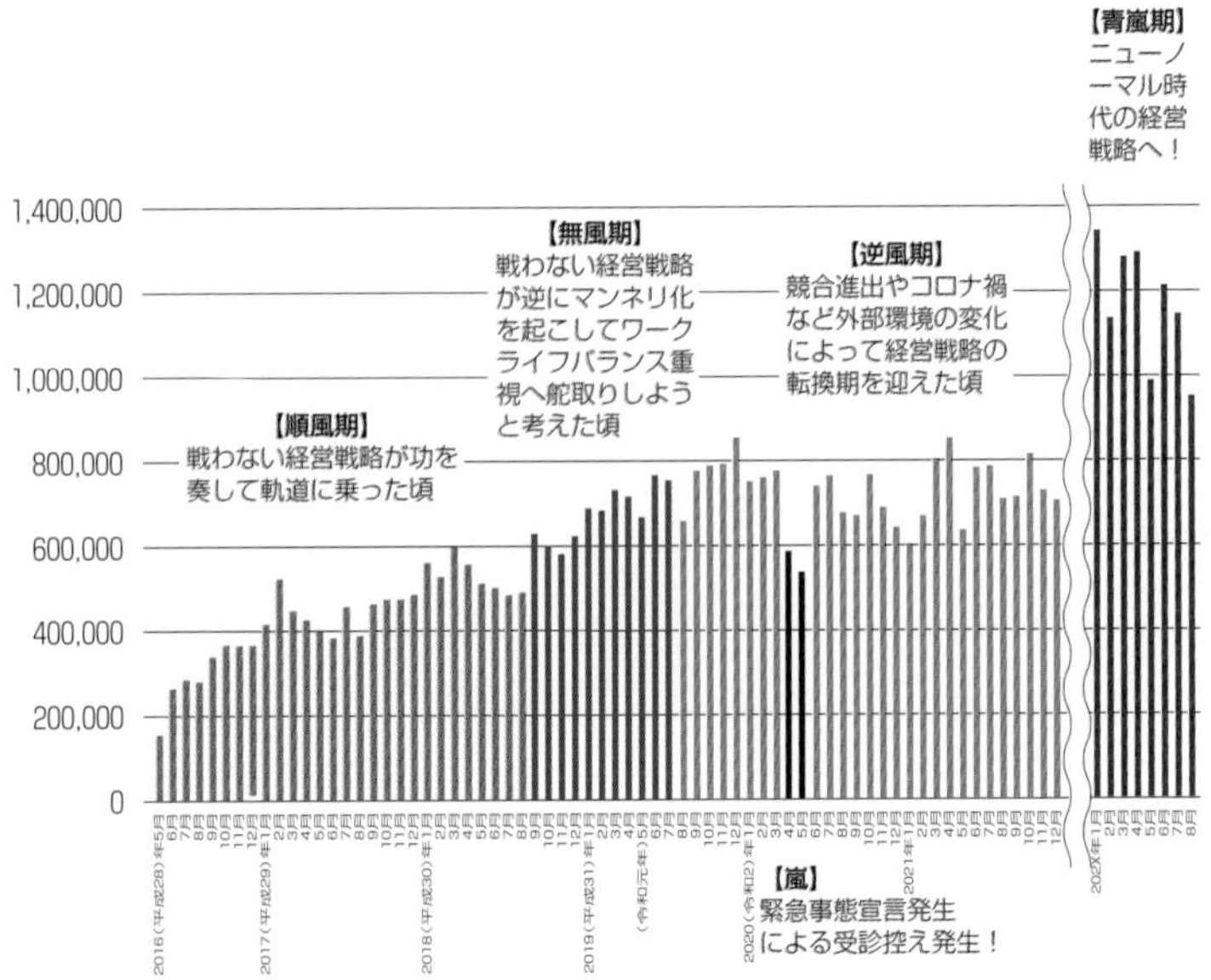
【青嵐期】
ニューノーマル時代の経営戦略へ！
【無風期】
戦わない経営戦略が逆にマンネリ化を起こしてワークライフバランス重視へ舵取りしようと考えた頃
【逆風期】
競合進出やコロナ禍など外部環境の変化によって経営戦略の転換期を迎えた頃
【順風期】
戦わない経営戦略が功を奏して軌道に乗った頃
【嵐】
緊急事態宣言発生による受診控え発生！
1,400,000
1,200,000
1,000,000
800,000
600,000
400,000
200,000
0

「これが当院開業時からの内視鏡検査の推移です。検査数も枠を増やしながら順調に伸びてきました。２０１９年に入ると当時の体制での上限一杯まで検査が入るようになり、その頃は１カ月以上先まで予約が埋まっていました。そんな頃に競合クリニックが進出してきたのです」

「さすが、佐藤先生。競合進出直後にすかさず対策を打っていますね！」鈴木が、映し出されたスライドを見て声をかけた。

「実は、ですね。まぁ正直申し上げると清宮さんから、今のやり方を変えていくべきだと何度か提案があったんですが、何度もその提案を断っていたんです」

「確かに、競合進出は前からわかっていたんだから、もっと前にやるべきだったよね」

鈴木が言った。

「そのとおりです。このデータでは示していませんが、６月に新患数が１７０件あった

図表49　さくら交差点　内科・消化器内科クリニック　内視鏡検査数推移グラフ

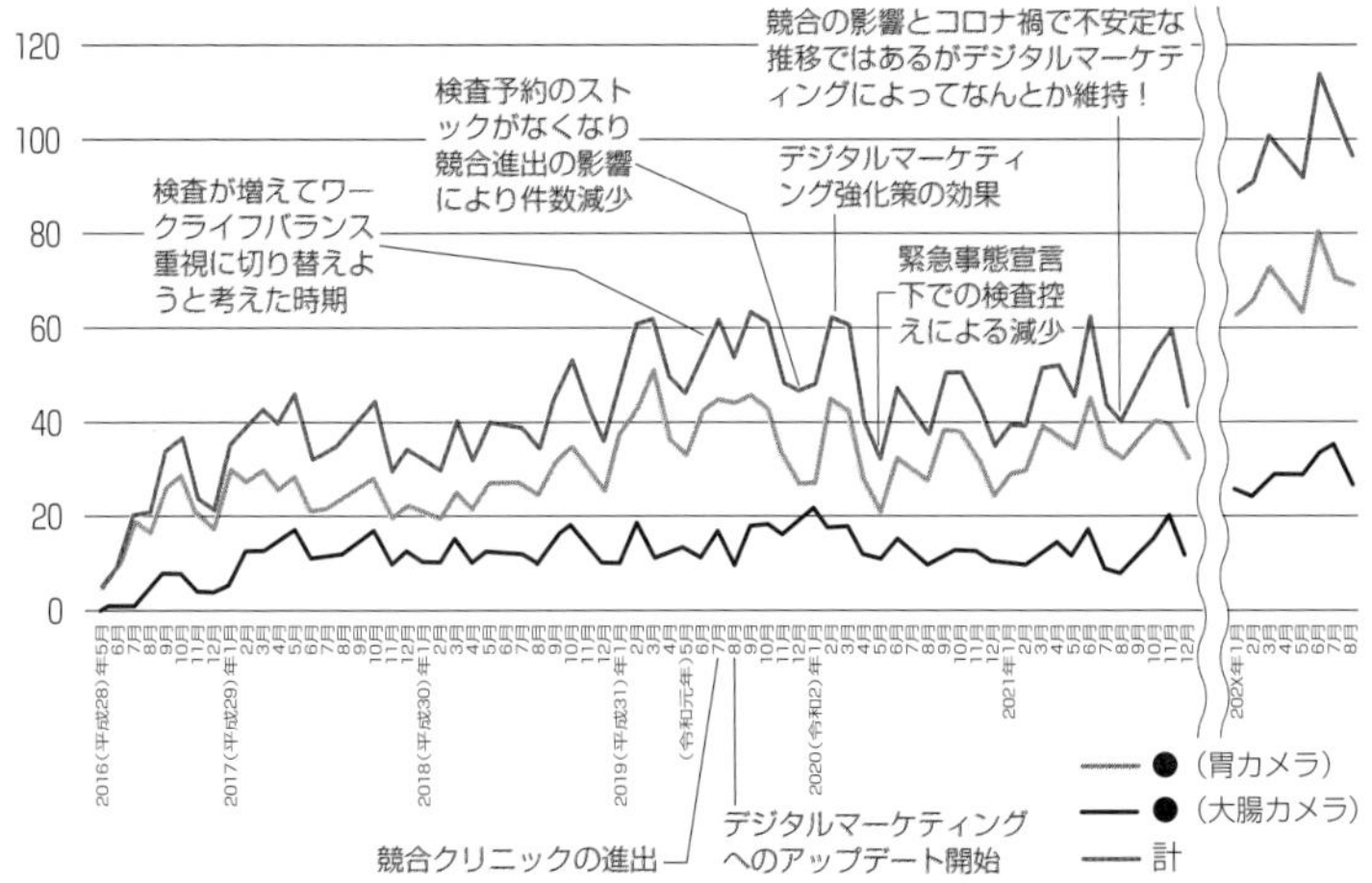

のが、競合が開業した7月には１５０件、8月は１２０件と一気に減少してしまいました」

「でも内科だと夏場は時期的に下がるんじゃない？」

鈴木が言った。

「それもあるのかもしれません。ただ、それでも確実に減っているという実感はありました。その証拠に、8月からお盆休みまでに内視鏡検査の予約が１件も入らなかったんです。そのときのお盆休み中は不安で眠れませんでした」

「相変わらず、俺と一緒でメンタル弱いね」鈴木が茶々を入れた。

「ちょうどスタッフを増やしたタイミングと重なっていたこともありました。無風の状況に慣れていたのか、突然向かい風が吹いてきて動揺したんだと思います。そこでバツが悪かったんですが、何度も断っていた清宮さんのアップデートの提案をここで受け入れました。従来の伝統的なマーケティングからバージョンアップを図りました」

そして、伝統的マーケティングとデジタルマーケテ

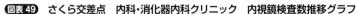

ィングの違いを説明した。

「清宮さんへ質問してもいいですか？」鈴木が手を挙げて言った。「うちでもアップデートの必要はないんでしょうか？」

「鈴木先生のところでは、そこまで必要性を感じていません。伝統的マーケティングのなかでも重要な［患者ロイヤリティーセグメンテーションモデル］戦略（※）が実行されているからです。つまり離反されにくく、来院頻度とレセプト単価の高い生活習慣病の患者が集まるようなマーケティングによって、生活習慣病患者を長年にわたって集めることができていますからね」

※『〝集患〟プロフェッショナル』第4章 患者を平等に扱うべからず!?

「さらにそのデジタルマーケティングってやつを使えばいいのでは？」

「もちろんやられてもいいんですけど、鈴木先生のところは、生活習慣病でも特にレセプト単価の高い糖尿病患者が多く通院されています。しかも近隣の病院から紹介ルートも確立できていますし、経営はとても安定しています。実際、先生のところのようにコロナ禍にあっても売上があまり下がらなかったクリニックはめずらしいと思います。それと、生活習慣病の患者をデジタルマーケティングによって急激に増やすことはなかなかむずかしいんですよ。それで積極的に仕掛けることはしていません。売上げが減ってきたり、競合が新たに出現すれば別ですが」

「そうでしたか」鈴木が頷いた。

「ただ開業歴の浅い佐藤先生のところでは、消化器内科ということもあって、生活習慣病の患者数も鈴木先生のところほど多くはありません。まだまだ不安定な部分が残っていました。またターゲットが、デジタルマーケティングの効果を比較的出しやすい内視鏡検査需要と感染性胃腸炎など急性疾患でした。しかも競合進出という外部環境の変化にも対応しなければなりません。失礼ながら、そのぬるま湯につかっていた思考を、何らかの刺激をもって切り替えることが佐藤先生にとっては不可欠だと考えて、アップデートを強く提案したわけです」

「わかりました。何でもかんでも新しいことをやればいいってわけでもなく、状況に応じてってことですかね」

影虎が椅子に座り、佐藤がプレゼンを再開させた。

「アップデートの効果ですぐに新患数自体は戻ってきました。ただ、競合クリニックは内視鏡専門施設を謳っています。実際明らかに設備的にも体制的にも向こうが有利です。1カ月待ちの検査予約のストックもなくなって、年末から年始にかけて胃カメラの検査が入らなくなってしまいました。そこで、デジタルマーケティングをさらに強化させていきました」

佐藤は、Ｗｅｂ広告費用増額や広告のチューニング精度向上、コンテンツマーケティングへの取組みなど、強化内容について事例を交えながら話していった。続けて、コロナ禍における医師と経営者というそれぞれの立場での発熱外来の設置の可否に関する葛藤と、実際の取組みを紹介した。

「当院でも経営面で、コロナの影響が皆さん同様ありました。ただ競合進出によって取り組んでいたマーケティング強化策が、結果的にはパンデミックへの備えともなって、悪いほうへの影響は最小限に抑えられたように思います。ラッキーでした。もしもその強化が遅れていたら、減少幅はもっと大きかったと思います」

佐藤は、さらにスライドを切り替えた（図表50）。

「まとめに入ります。自分にとって、競合進出から新型コロナウイルスの感染が拡大し始めた当時の

図表50　3C分析からの展開

ニューノーマル時代の経営戦略へ！―1 ●【逆風期】が“戦わない経営”戦略の転機となる ●3C分析で自院を客観視した結果 ・Competitor →外部刺激によって経営者としての意識変革 ・Customer →生活習慣病（特疾を増やす）×専門領域（診療圏を広げる）へのマーケティング展開 ・Company →経営資源のマネジメントへの取組み強化

［逆風期］は、〝戦わない経営〟戦略の転換期でした。そこで3C分析で自院を客観視しました。その結果、競合進出による外部刺激によって、経営者として意識を変えるきっかけをいただいたように思います。また、患者動態から内科クリニックの収益モデルを復習した結果、経営基盤となる近隣住民をターゲットとした生活習慣病中心の特定疾患の患者さんを、時間をかけて増やしていくことの重要さを強く認識しました。また、専門領域を訴求していくことも当院において大きな柱です。この2つのターゲットに照準を絞っていくことが、ここでより明確になりました。他には、自分自身があまり得意でないと感じていたこともあり、院内のマネジメントから目を背けて何もしてこなかった面があります。結局そのツケは自分で払うことになるという当たり前のことに考えが及んでいませんでした。ヒト・モノ・カネといった経営資源マネジメントの重要性がこの3C分析を通じて気付かされました」

再びスライドが切り替わった（**図表51**）

「この2020年4月、5月に最もきびしかった受診控えが起きたときの［嵐］は、自分にとって思考変革のきっかけともなりました。それを、ニューノーマルの時代に向けた第二創業と捉えて、3つの再構築を行いました。一つめの取組みとして、第二創業のための『四つの思考の軸』（※）について考えました。開業意思決定の際に自身の考えを整理するために明確化した目的、意義、動機、時機を改めて見つめ直してみました。整理した内容につ

図表51　**ニューノーマルに向けた経営戦略の再構築**

ニューノーマル時代の経営戦略へ！―2

●【嵐】きっかけのニューノーマルの時代に向けた第二創業への３つの再構築を開始

取組み①第二創業のための『四つの思考の軸』を再構築

- □ **目的**：開業することによって最終的に実現できること
- □ **意義**：開業することで得られたりもたらされたりする価値や大切さ
- □ **動機**：開業するキッカケとなる要因
- □ **時機**：開業するのに適切な機会
  - ・キャリア
  - ・商機

出典：「“開業”プロフェッショナル」

取組み②リーンキャンバス作成してマーケティング戦略を再構築

取組み③自院の成長度にあったDXの推進のための3MPODモデルの再構築

いては恥ずかしいので内緒です。ただ開業前とは軸が変わってきていたことに気付かされました。次にこのスライドをご覧ください（図表52）」

※「〝開業〟プロフェッショナル第一章　決心の時　図表3参照」

「これは、リーンキャンバスといって、新たなビジネスモデルを構築する際に利用するフレームワークです。この９つの要素を明確にしていくことで、マーケティング戦略の再構築を図ることができました」

佐藤は、要素の①から順を追って一つひとつ当時の考えを話していき、それを終えると一つ前のスライドに戻した。

「再構築の三つめは、自院の成長度にあったデジタルトランスフォーメーションを推進するということです。国民の４人に１人が75歳以上となる、歴史上類をみない超高齢社会となるなかで、医療ニーズは増えていきます。一方で働き手となる若い世代は減ってきます。そのうえ医療財源の逼迫によって社

図表52　さくら交差点内科・消化器内科クリニック　第二創業リーンキャンバス

①課題
患者が感じている医療的に解決したい課題

□胃腸の悩みを相談したい
□基礎疾患を持っているがコントロールができていない（続かない）
□アクセスが良くて待たずに診察を受けたい
□ ……………………………………………………………………

④ソリューション
課題の具体的な解決策

□苦しくなく“わかりやすい”内視鏡検査の提供
□“続けられる”診察のための細やかな情報提供
□………………………

⑧主要指標
第二創業に向けた定量的指標

□内視鏡検査数（まずは月100件！）
□総点数
□特疾算定数
□Googleクチコミ評価

③独自の価値提案
課題に対して提供するユニークな価値

□医療のホワイトボックス化（※ブラックボックス化を防ぐ）した診療
□消化器に関するトラブルへの対応や予防医療を提供
□ ……………………………………………………………………

⑨圧倒的な優位性
競合に対する圧倒的な優位性

□オンラインでの情報量
□かかりつけ患者との情報共有量
□………………………

⑤チャネル
新規患者とのタンジェントポイント

□ローカルマップ（グーグルマイビジネス）
□ホームページ
□リスティング広告
□………………………

②患者セグメント
ターゲットイメージとなる患者ペルソナ

□自分の病気についてネットなどで徹底的に調べてくるような人
□自分よりの10歳下くらいの現役世代
□健康投資をしたいと考えている人
□………………………

⑦コスト構造
第二創業によって必要となる獲得コスト、体制整備コスト、その他変動＆固定費

□非常勤・常勤医師給与
□内視鏡技師（技師・看護師）資格者給与
□その他人件費
□内視鏡検査装置やその他医療機器のアップデート費用
□…………………………………………………

⑥収益の流れ　マネタイズモデルとLTV（患者一人当りの利益）

□ストックビジネスのプロモーション展開
□内視鏡検査・特疾算定による単価UP
□定期検査と定期通院による収益の安定化
□ ………………………………………………

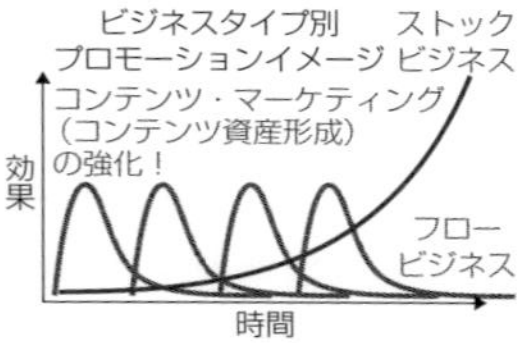

図表53　未来に向かって！

ニューノーマル時代の経営戦略へ！―3

●【青嵐期】となってニューノーマル経営へ

・ポストコロナにおけるライフプラン見直しで医療法人化を実施
・医師を招聘した地域ニーズにマッチした経営展開の実施
・40代最強説から50代最高説への心技体を整える

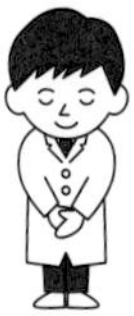

ご清聴
ありがとうございました

会保障制度改革が進み、従来どおりの診療報酬とはならなくなる可能性もあります。つまり現状維持は衰退を意味しているんだと自分は認識しています。そこでDXです。清宮さんに教わった3MPODモデルを常にアップデートして対応していくつもりです」

その後もスライドを切り替えつつ経営への取組みや実績を説明したのち、スライドを総点数推移グラフ（**図表48**）に戻した。

「このようにして、清宮さんや多くの皆さんに支えられて今日という日を無事迎えることができました。第二創業を経てきた今を初夏に芽生える青葉と捉えて、その頃に吹く青葉を揺らすやや強めの風をイメージして【青嵐期】と名付けてみました。過去の教訓から、常に風に吹かれながら成長していくことが自分にとっては良いと考えたからです」

佐藤は、最後のスライドへと切り替えた（**図表53**）。

「そして、ニューノーマルな経営の骨子として、ポストコロナにおける自分自身のライフプランを見直しました。新たな生活様式に合わせて自分の人生設計についてもアップデートしていかなければならないと感じたからです。清宮さんに「お金の授業」というものをしていただきました。そこでも新たな気付きを得ることができました。自分にとって何が幸せな人生なのか、そのために必要な経済力、行動力を考えました。そのうえで子どもの将来のことも考慮し、その一つの行動として医療法人化を決めました。次に、地域ニーズにマッチした経営を展開していくために、非常勤の先生を招聘しました。それによって内視鏡検査もコロナ禍の倍は取れるようになりましたし、売上は今年度は1億5000万円を目標にしています」

佐藤は、ここでフゥーっと大きく一息ついて、再び口を開いた。

「開業前に清宮さんから、〝40代最強説〟(※)という話を聞かされていました。40代はまだまだ未来を感じてキャリア形成に取り組め、技術、体力ともに脂が乗ってくる頃です。心技体のバランスが一番良くなる、キャリア形成にとっては最強な時期なのだそうで、当時自分も納得しました。しかし実際に自分が50代に近づいてくると、今度は人生を逆算するような思考回路に切り替わってきていることに気付きます。別に守りに入っているつもりはなかったのですが、気付かないうちに後ろ向きの発想に陥っていたようです。そのときに、40代が〝最強〟であれば、今度は50代を〝最高〟にしようという発想、そして心技体を鍛えるよりも整えていくという発想を、これもまた清宮さんから教わりました。心を整えること、技術はアップデートして陳腐化させないこと、そして体はメンテナンスをしっかりしながらアンチエイジングに努めていくことを心掛けて、〝50代最高説〟立証のために新たなるステージに向かって一回しかない人生を楽しんでいきたいと思います。ご清聴ありがとうございました!」

※「〝開業〟プロフェッショナル第一章　決心の時　参照」

佐藤が、壇上で深く頭を下げると参加者から大きな拍手が起きた。

そして、檀上から下りる佐藤の肩をポンポンと叩き、少し緊張した面持ちをした山本が次のプレゼンの準備のために壇上へ向かっていった。

図表54　影虎からの倒産宣告

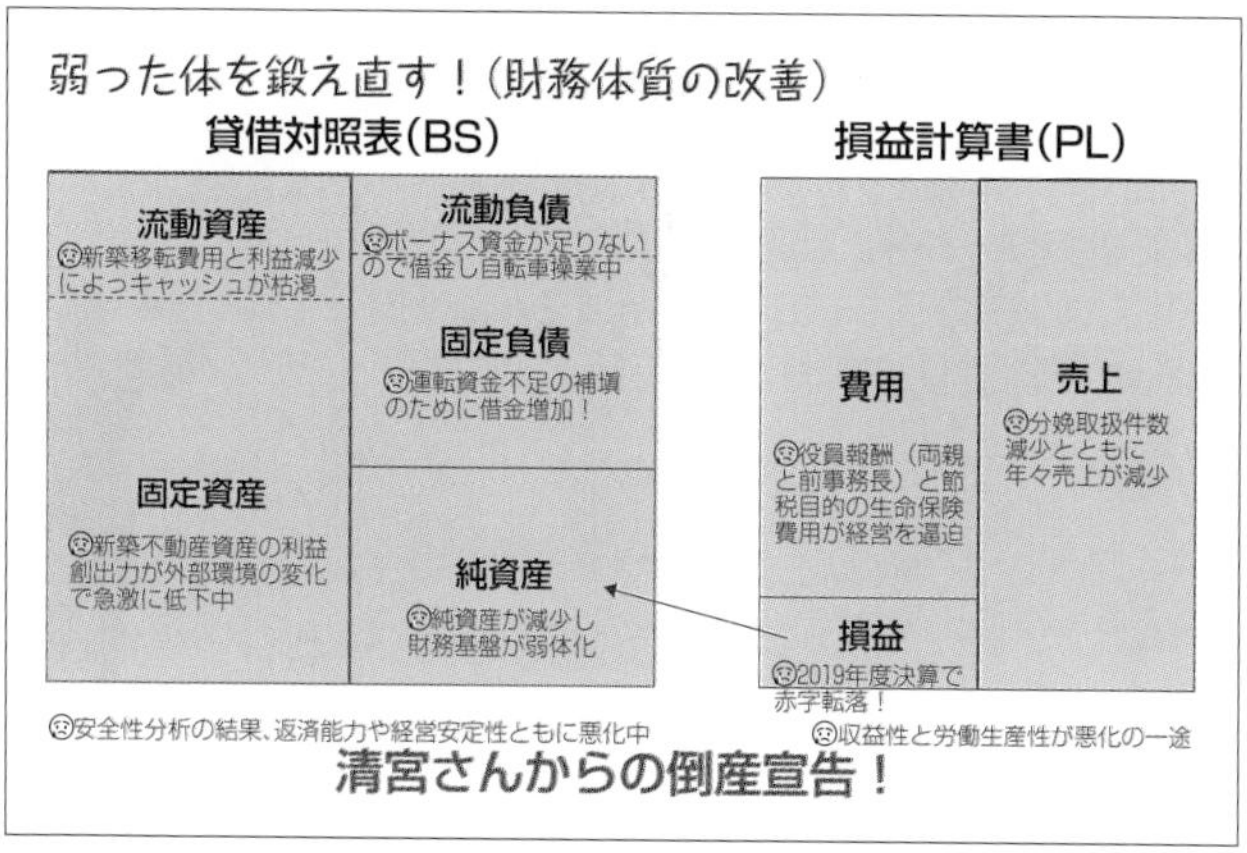
弱った体を鍛え直す！（財務体質の改善）
貸借対照表(BS)
損益計算書(PL)
流動資産
新築移転費用と利益減少によっキャッシュが枯渇
流動負債
ボーナス資金が足りないので借金し自転車操業中
固定負債
運転資金不足の補填のために借金増加！
固定資産
新築不動産資産の利益創出力が外部環境の変化で急激に低下中
純資産
純資産が減少し財務基盤が弱体化
費用
役員報酬（両親と前事務長）と節税目的の生命保険費用が経営を逼迫
売上
分娩取扱件数減少とともに年々売上が減少
損益
2019年度決算で赤字転落！
安全性分析の結果、返済能力や経営安定性ともに悪化中
収益性と労働生産性が悪化の一途
清宮さんからの倒産宣告！

初めて会に参加する山本を影虎が紹介したあと、山本はパソコンを操作してプロジェクターからスライドを映し出した。そこには【放漫経営とパンデミック　二度の危機を乗り越えて】と題目が書かれていた。スライドが切り替わり、山本が話し始めた（**図表54**）。

「実は、清宮先生と最初にお会いしたその日に倒産宣告を受けました。正しくは『このままでは倒産を覚悟しなければなりません』だったと思いますが、そのときのことはショックではっきりとは覚えていません」

少し笑いながら山本が言った。

「そりゃ、山本先生じゃなくてもショックを受けますよね」鈴木が言った。

「お恥ずかしながら、自分ではそれまで決算書なんてじっくり見たことがありませんでした。父からの継承ということもあって、すでに出来上がっていた箱の中に入っていったようなものです。そこに甘えがあったのだと思います」

山本は、そのときの影虎の指摘事項を順に説明していった。

図表55 改革案

守りと攻めの経営改革

●守り

・理事報酬（両親と前事務長）、地代家賃（父個人）の引下げ、生命保険の見直し

・追加融資と融資の一本化による月額元金返済額の見直し

・持分の払い戻し請求対策としての出資額限度法人への切替え

・他人任せの放漫経営からの脱却と経営管理体制の整備

○攻め

・妊娠反応確認目的初診数増加のためのデジタルマーケティングの実施

・流入増加、予約促進、離脱防止のためのプロセスマーケティングの実施

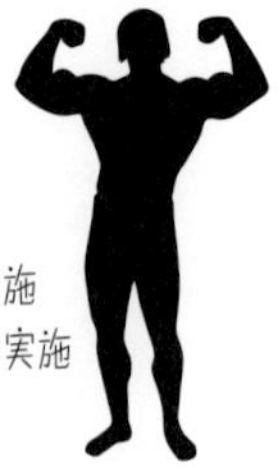

「完全に理事長としての職務を放棄した、他人任せのまさに放漫経営でも、新築移転によって一時的に患者さんは増えました。しかしその強みを活かせずに売上は年々減少していました。父親の時代にやった新築移転費用を、借金を嫌う父の意向で法人に貯まっていた現金で支払ったことも相まって運転資金が底をつき始め、いつの間にか借金を増やしながらの自転車操業となっていたんです。――そこで、清宮さんや弁護士、税理士の方にご協力いただいて、次の経営改革に取り組みました（図表55）」

山本はポインターを使い、まず〝守り〟の項目としての当座のキャッシュフロー対策、持分払い戻し請求リスクへの対応、他人任せとなっていたマネジメントの見直しについて、経緯とともに実際の取組み状況を一つひとつ説明していった。

「こうした取組みによって、なんとか法人を守ることができました。とはいえ、それも延命措置をしただけのようなもので、とにかく落ち込みがはげしかった売上をV字で増やさなければ倒産は免れない状況でした」

山本は、産婦人科分娩施設の経営の特徴やマネタイズについて、他科との違いを交えて参加者へ説明したうえで、２０１９

年までの分娩予約数の実績を示した（図表56）。昔は65件程度だった分娩件数が、少子化の流れと建物設備の老朽化もあって徐々に落ちてきていたこと、父親である前理事長が新築移転したことでいったんは増えたこと、競合施設が経営強化に乗り出した結果、シェアがまた奪われたことなどを時系列に沿って説明した。

「当時の僕は、患者の減少を少子化のせいにして、自分では何も動こうとはしていませんでした。また、周りが何とかしてくれるだろうと、これも他人任せで現実を直視してこなかったのです。これが僕自身の放漫経営による一度目の危機でした」

図表56　デジタルマーケティング実施前までの月平均分娩予約数

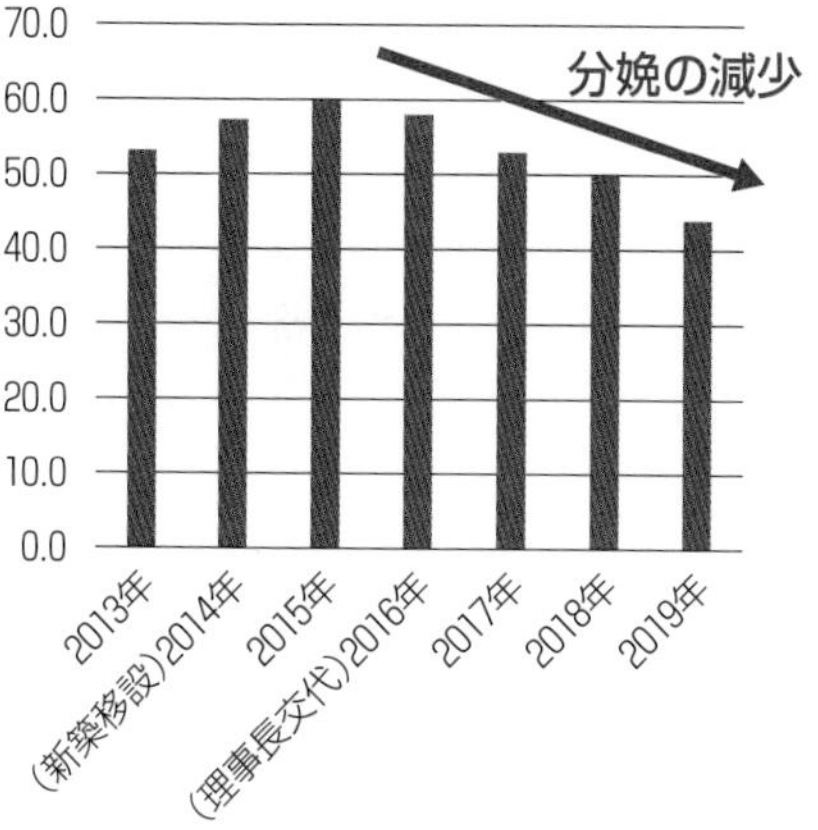

画面が切り替わった（図表57）。

「二度目の危機はご存知のとおり、新型コロナのパンデミック発生です。次の表をご覧ください（図表58）。日本の出生数減少については皆さんもご存知かと思います。僕らのような分娩を扱う施設は、ベビーブーム以降は持久戦のようなものです。分娩減少によって体力のなくなった施設がやむなく閉院したり、その他の理由で廃業したりします。そこで残った施設に分娩が分配され回復するということを繰り返しながら、生き残ってきたみたいなところがあるんです。パンデミック前の数年間、すでに出生数の下がり方が加速していました。そこにパンデミックが起こり、さらに拍車をかけて日本全体で産

図表57　国内の新型コロナウイルス感染者数

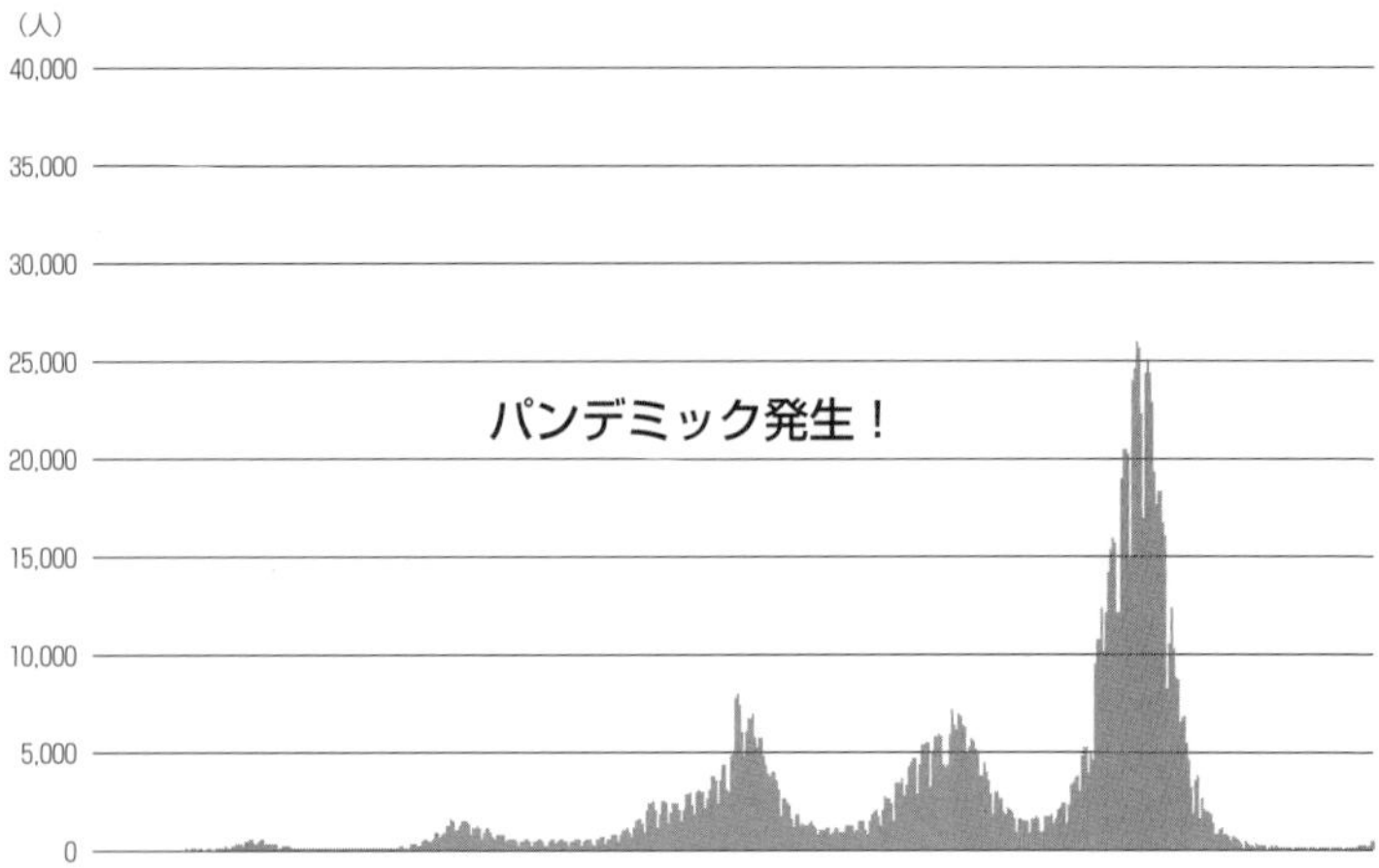

み控えが起きてしまったのです。それと同時に外出制限などで出会いの機会も奪われたためでしょうか、婚姻数も例年以上の減少が見られました」

「そうしたら赤ちゃん生まれないよね」参加者の1人がつぶやいた。

「そのとおりです。だとすれば、分娩施設はこれからもさらにきびしい状況になるでしょう」

「小児科も影響はすごいですよ。どこの小児科でも、乳幼児健診の数が激減していますよ。２０２２年はとうとう日本の出生数が80万人を割ってしまっているんですからね。国が出している推計よりも早まっているくらいですから、国としても深刻な問題ですよね」小児科クリニックの院長が発言した。

「おっしゃられたとおりで、日本国内を見渡せば医師不足だけでなく、ニーズの減少によって周産期と小児医療全体での崩壊が叫ばれ続けています。――そこで、我が地域における周産期医療と自院を守るために、僕は〝攻め〟の経営改革となるデジタルマーケティングとプロセスマーケティングに取り組みました。その取組みに当たっては、清宮先生から、分娩施設のマーケティングは他科とは違う特性をもっていることを改めて教わりました（図表59）。今回のプレゼンでは、教わったそれぞれのマーケティング特性を仮説設定したうえで、順番に当院の数字を使って検証していきたいと思います。まずはマーケティングを始めるに際に、様々な角度から分析を行いました」

図表58　出生数及び合計特殊出生率の年次、婚姻件数及び婚姻率（人口千対）の年次推移

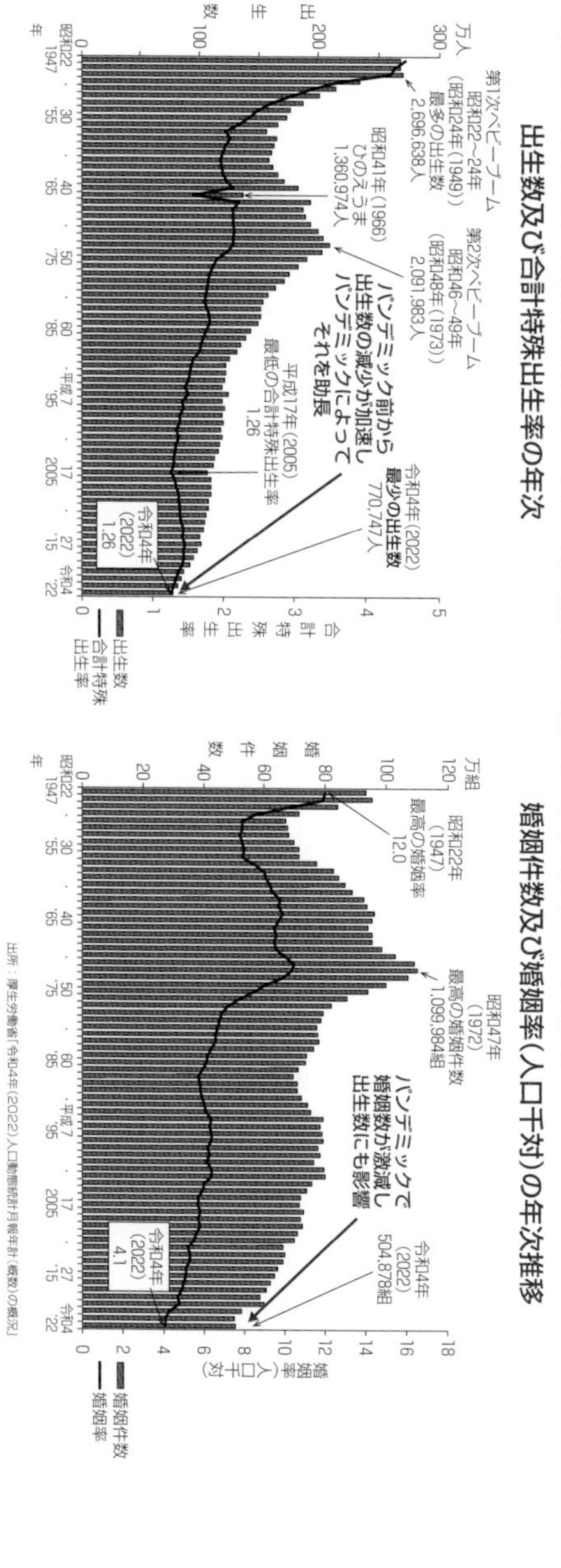

近年の出生数と婚姻数の減少傾向とパンデミック発生によって減少が加速し
産科マーケットが縮小！

図表59　産婦人科のマーケティング特製（仮説検証）

その1	デジタルマーケティング開始から7〜8カ月に効果（分娩数）が出る。急性期医療などは即時。
その2	妊娠反応確認目的初診数と分娩数とは相関関係にある。ただし、診断した施設であってもそこで出産するとは限らない。急性期は、診断＝治療（他院紹介は別）。
その3	Web広告は即効性と誘導性が高い。急性期も同様。 ・妊娠反応確認目的初診数＆施設見学件数→即日 ・分娩予約数→1〜2カ月後 ・外来患者数→2〜3カ月以降
その4	分娩施設選択の意思決定プロセスの長さを利用した、流入増加、予約促進、離脱防止のためのプロセスマーケティングが効果的。急性期は短期。

山本は、ペルソナ設定やペイシェントジャーニーマップの作成、As-Is & To-Beメディアマップ、競合分析、そしてポジショニングマップなどを実際に書き込んだものを画面に映しながら説明した。

「そして当院のデジタルマーケティングにおけるサイト誘導と対策の全体図がこちらです」（図表60）

切り替わったスライドにポインターを当てながら、自院のホームページへ誘導するための導線づくりから各種導線における対策、ホームページや予約までのユーザビリティの重要性などを、Webサイトの画面を同時に映しながら実例を交えて一つひとつ説明し、参加者にも自身のスマートフォンを使ってユーザー目線で体験できるよう促した。

「すごく練られていて良くできていると思います」先ほどの小児科クリニック院長が言った。「知り合いの産婦人科と比べても明らかに先生のホームページのほうが見やすいです。一番ほしいと思われる情報はトップページに配置されているし、それ以外の情報も迷わない。予約もわかりやすくてスムーズな印象です。こっちで産みたいと思う女性は多そうですね」

図表60　デジタルマーケティングのサイト誘導イメージと各種対策

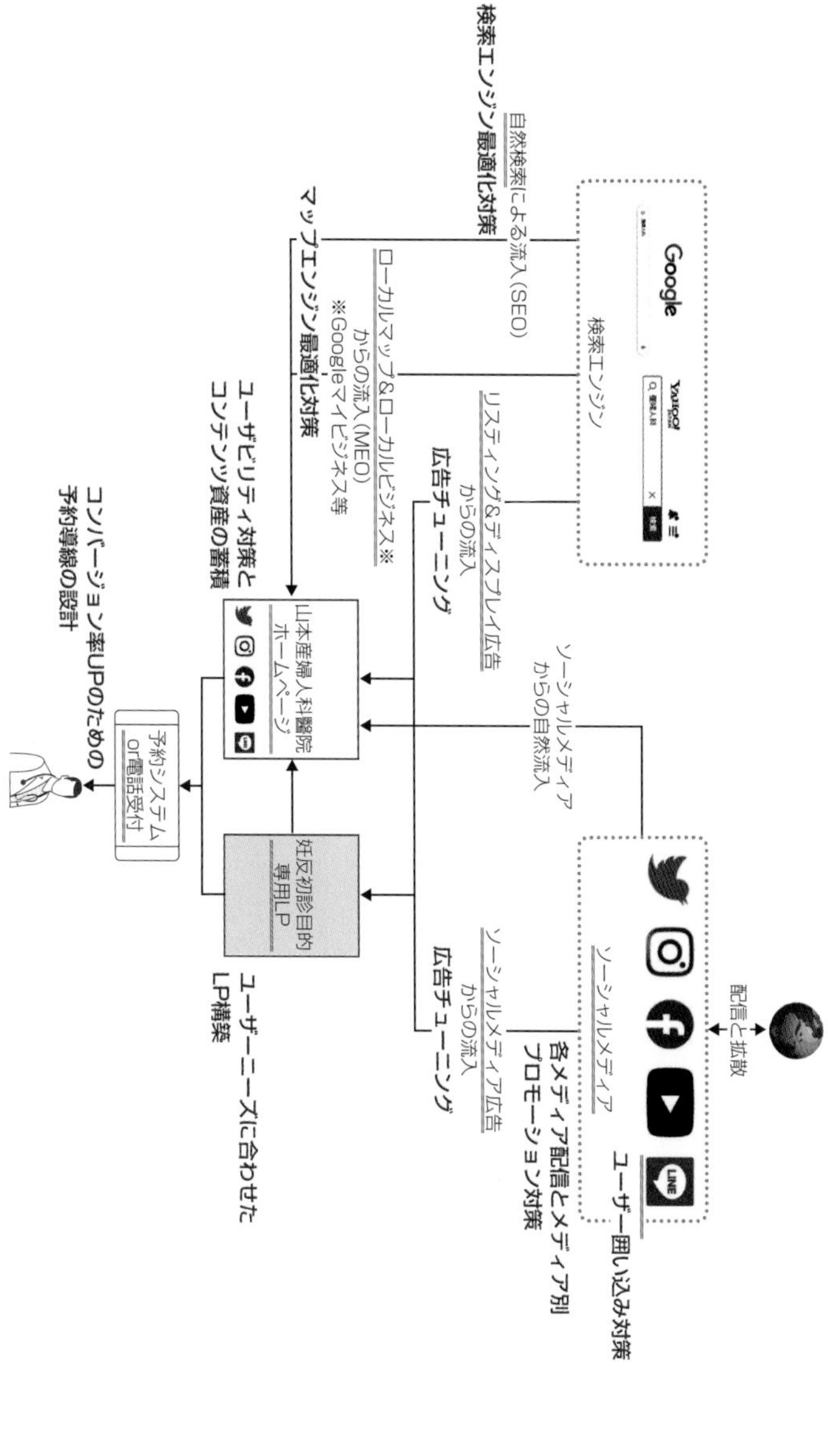

図表61　マーケティング特性の検証①

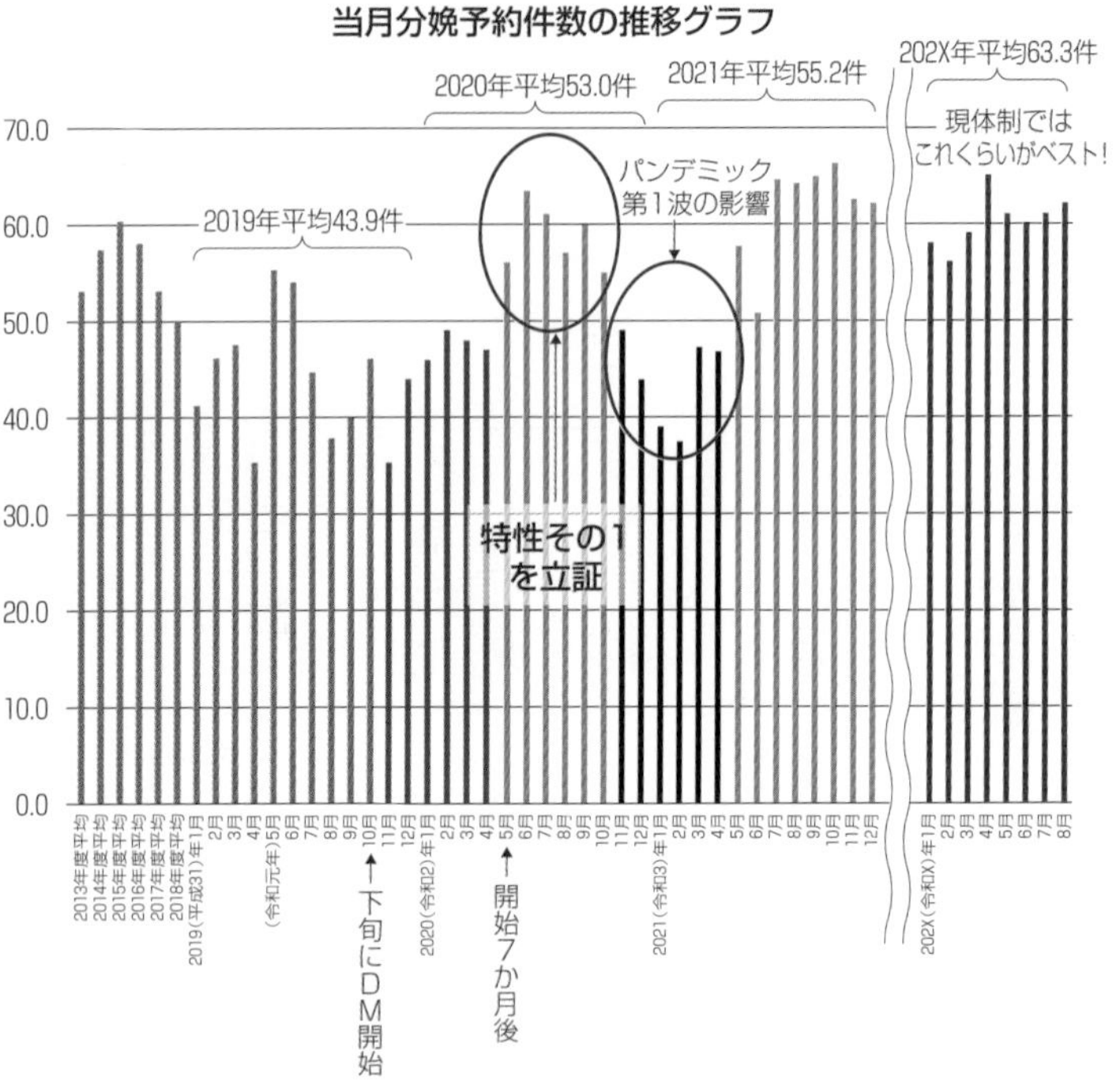

「ありがとうございます。――ではこのデジタルマーケティングの成果について、次のスライドをご覧ください」（図表61）

山本は切り替わったスライドにポインターを当てながら、毎月の分娩予約件数の推移を示していることを説明した。ポインターはデジタルマーケティングを開始した２０１９年10月を示した。

「分娩施設のマーケティング特性のその1は、開始後の７から８カ月後に効果が出るということでした。７カ月後の２０２０年５月以降をご覧ください」

ポインターで指した先の棒グラフが急に上に伸びていた。

「これで特性その1を実証できました。ただ、その後11月頃からは、

図表62　**マーケティング特性の検証②**

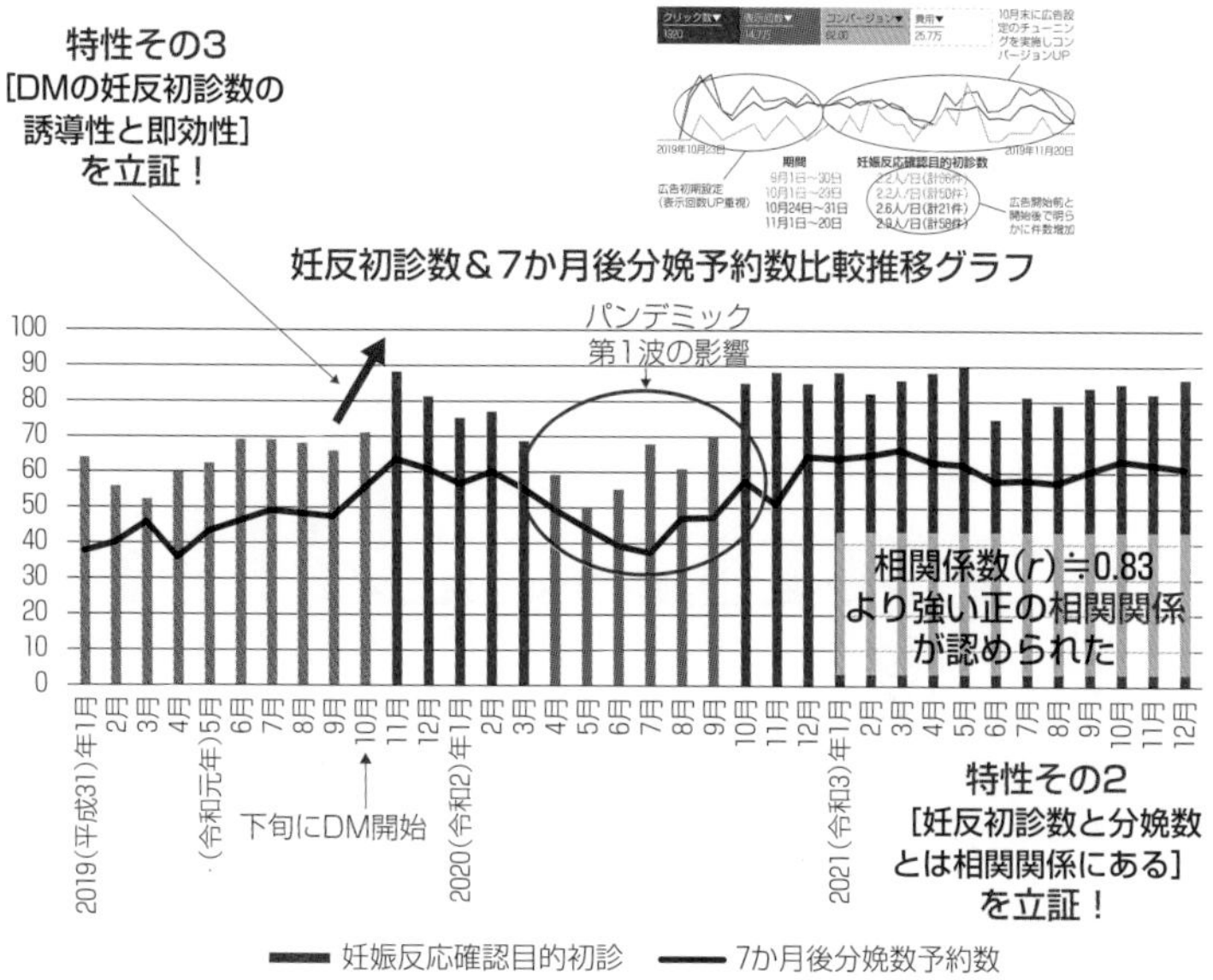

２０２０年春の感染第１波による影響を受けて半年ほど下がってしまっています」

「この頃は、小児科でも新規の乳児のワクチン接種希望者がほぼ来ませんでしたよ。小児科にとって本当にきびしい時期だったことを思い出しました」先の小児科クリニック院長が言った。また、その横に隣に座っていた耳鼻科医も大きく頷いていた。

「多くの科で影響を受けた時期でしたが、皆さんも何とかそれを乗り越えてこられたのだと思います。当院も２０２１年の後半は、かつて順調だった頃の実績にまで増え、その時は父にも手伝ってもらいながらお産をやっていました。現在は、平均60・3件となっています。これは当院の現体制では安全にお産が取り扱える上限です。おかげさまで、今年はベストな数字をキープできています。――では、引き続き次のスライドをご覧ください（**図表62**）。分娩施設のマーケティング特性そ

図表63　マーケティング特性の検証③

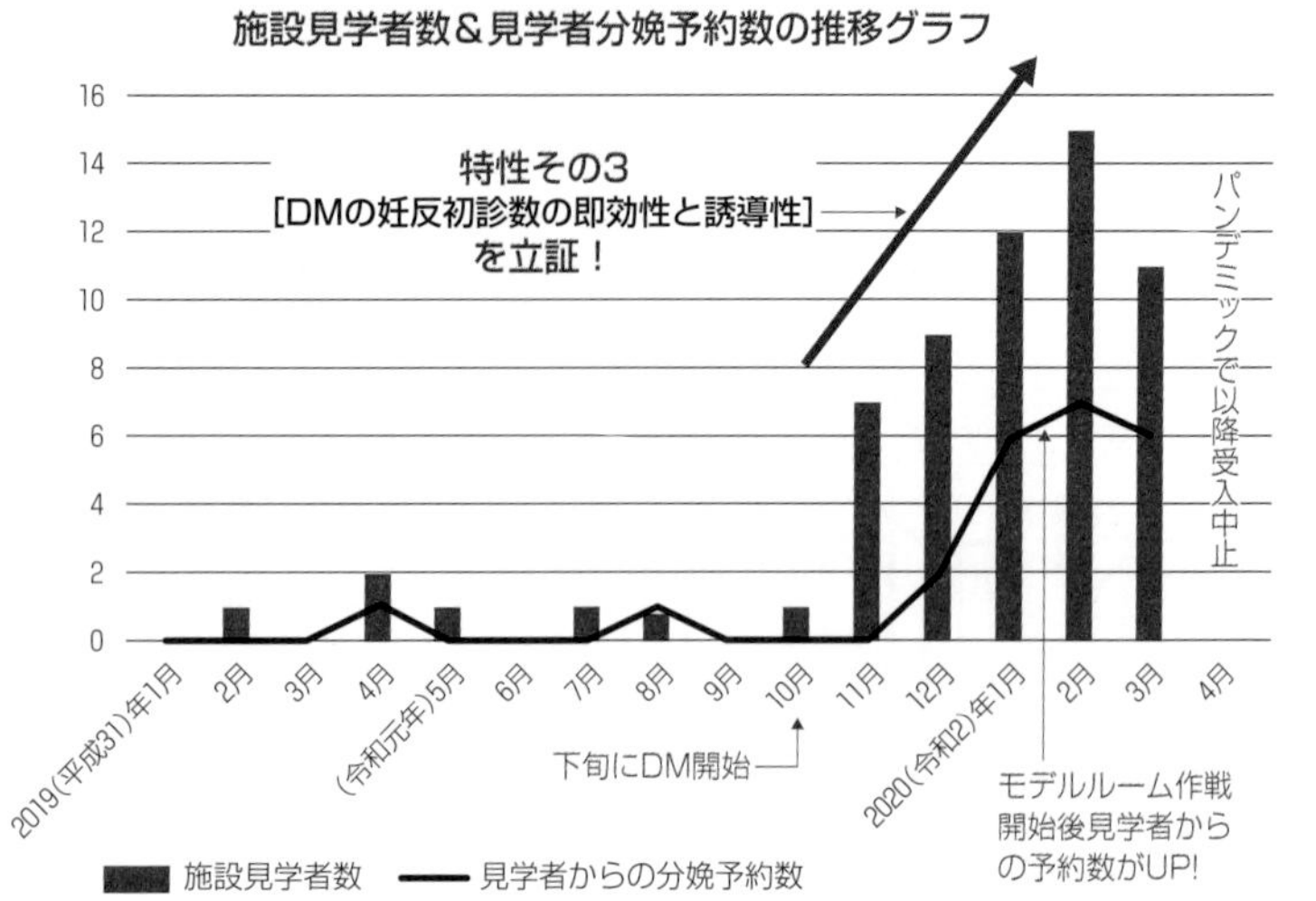

の2、妊娠反応確認目的初診数が増えればお産が増えるか、という点について検証していきます」

スライドは、妊娠反応確認目的初診数と7カ月後の分娩予約数を同時に示しており、棒グラフと折れ線グラフが同じ推移を示していた。

「何となくわかっていたとはいえ、妊反初診を増やすことが我々分娩施設の生命線であることが立証されています。今でも当院では一番重視する経営指標が妊反初診数となっていて、今では毎日チェックする癖がつきました。目標よりも下がり始めるとすぐに、清宮先生と相談しながら、そのつどWeb広告のチューニングをすることにしています。分娩施設のマーケティング特性その3であるWeb広告の即効性や誘導性は非常に高く、ピンポイントで効果を発揮します。それがスライドの右上にあるDM開始直後からの妊反初診の伸びを示す矢印です。また別に特性その3を立証するグラフがあります。こちらをご覧ください」（図表63）

そのスライドでは、Web広告開始直後から明ら

図表64　**マーケティング特性の検証④**

分娩予約実行月と分娩予約月マトリックス表

	分娩予定月の予約数																
	R1年 9月	10月	11月	12月	R2年 1月	2月	3月	4月	5月	6月	7月	8月	9月	10月	11月	12月	月間合計
2019年9月に予約した人数		-1	-1	1	3	6	19	13									41
下旬にDM開始 → 10月に予約した人数					1	2	4	16	12								35
11月に予約した人数					-1		3	6	18	14							40
12月に予約した人数							1	3	12	29	15	1					61
2020年1月に予約した人数						-1		1	4	10	28	15	1				58
2月に予約した人数							1	1	3	3	7	30	17				62
3月に予約した人数							-1	3	1	-2	2	8	25	20	1		57
4月に予約した人数								4	6	9	9	4	16	24	26		98

DMの影響を受けない6か月先の月平均→　17.7件
DMの効果となる6か月先の月平均→　29.0件
※3月、4月はパンデミックの影響でイレギュラー数字（赤字部分）

分娩予約数が増加！

特性その3
［DM開始後、1〜2か月後に分娩予約数が増加］
を立証！

かに施設見学者数が急増していることが示されていた。また〃モデルルーム作戦〃と名付けた施設見学のやり方を全面的に見直した内容を、実際の画像や動画を交えて説明し、その結果、見学者からの予約数が増えていることを報告した。

「ただ、残念ながら緊急事態宣言が出た後の見学者受入れは、しばらく中止にせざるを得ない状況でした。でも今は感染対策をしっかりと行いながら再開して、多くの予約を取ることができています。今後さらに見学者対応に磨きをかけていきたいと思っています」

そして次のスライドへ切り替えた。スライドは、縦に実際に分娩の予約を行った月を示し、横に予約した分娩予定月を示したマトリックス表が映し出された（**図表64**）。

「デジタルマーケティング開始から1、2カ月後には分娩予約数が入るという分娩施設のマーケティング特性その3が、この表からも立証されています。DM開始後の12月からの3カ月間は分娩予約数が約1・5倍に急増しています」

図表65　マーケティング特性の検証⑤

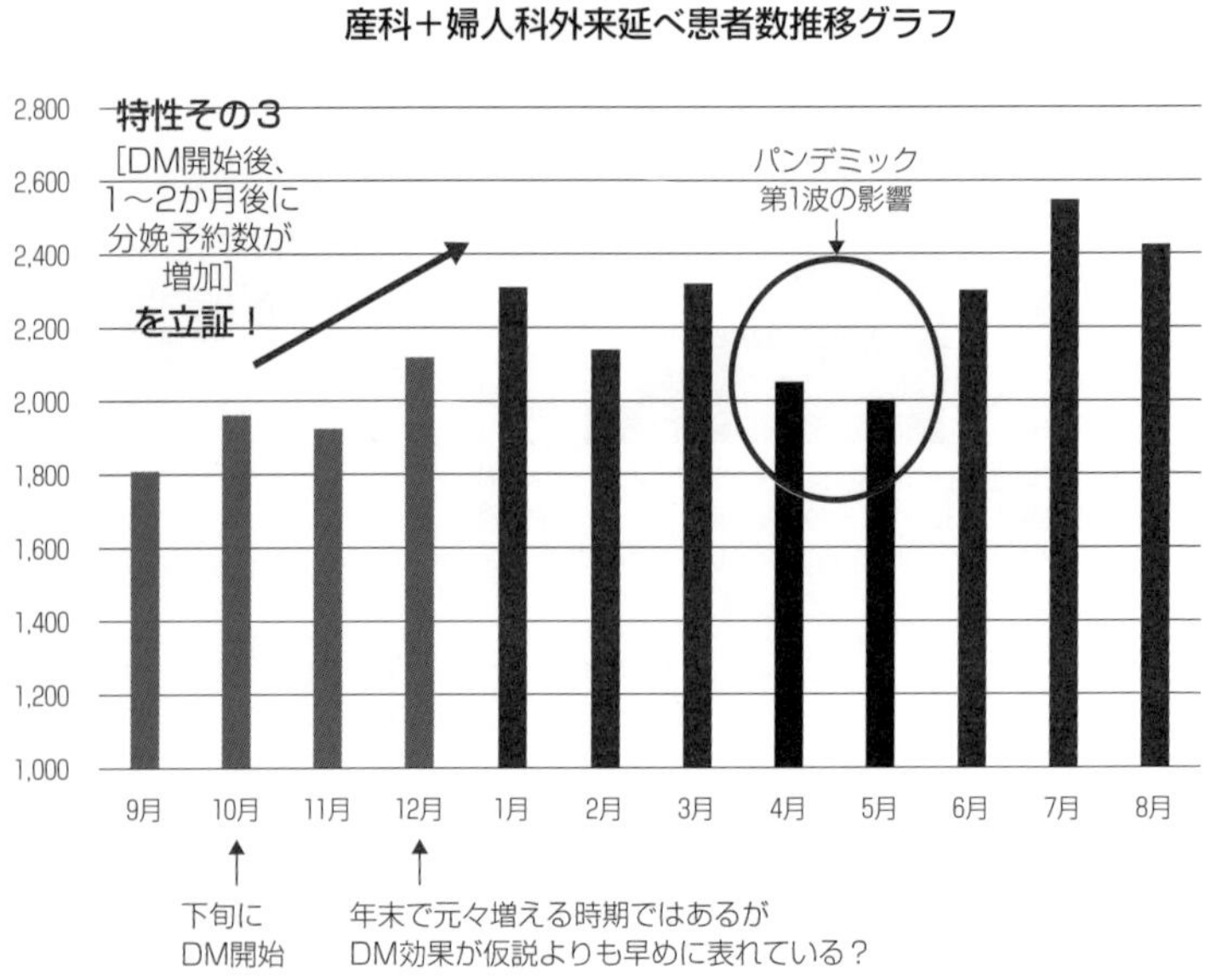

「売上に換算するとどれくらい上がりますか?」鈴木が手を挙げて質問した。

「1カ月で約2000万円増えたことになります」

「そんなに増えるんですか。内科とは違う世界だね」

「これは当院にとっても大きな助けとなった数字でした。そのなかで、この4月の予約の数字は98件と、以前の倍以上に増えていますが、これは緊急事態宣言前後から近隣病院からの切り替えや里帰り出産の中止などが増えたためで、3月も含めて予約の入り方にイレギュラーな数字が並んでしまっています。結果的には2020年の6~9月までの分娩予約数が順調に積み上がってくれて、経営的にはありがたかったです。ただし、その頃はまだ新型コロナウイルスは未知のウイルスで、感染対策や立会分娩の判断などは手探り状態で、現場は混乱していた時期でもありました」

そして次のスライドに切り替えた（図表65）。そこでもマーケティング特性その3、Ｗｅｂ広告開始後2、3カ月後の外来患者数の増加を示すグラフが描かれており、Ｗｅｂ広告の即効性と誘導性については仮説どおりであることが示されていた。

山本のプレゼンも佳境に入り、当初の緊張もほぐれてきていた。そして、再び迫り来た新型コロナ感染拡大の影響を最小限に抑えてきた対応、デジタルマーケティングにおけるコンバージョンを重視した様々な対策、ＳＮＳや動画活用の取組み、その他どんどんアップデートされていくアプリやデジタルツールの活用事例について、アドリブを交えながら発表していった。主なイベントについて話が終わったところで山本は、スライドを切り替えた。

「分娩施設のマーケティング特性その4は、『分娩施設選択の意思決定プロセスの長さを利用した、流入増加、予約促進、離脱防止のためのプロセスマーケティングが効果的』というものです。デジタルマーケティングとともにこのプロセスマーケティングは、当院に多くの効果をもたらしてくれました。その1例がこちらです」（図表66）

妊娠初期（4〜8週）の業務フローチャートに、影虎が指摘した改善点が付記されたものが描かれていた。また別のスライドでは妊娠中期や後期、退院後の業務フローチャートが描かれ、改善前と改善後を比較しながら、その主な改善点について説明を加えていった。

「これらのプロセスにおいて、いろいろな改善策を講じてきました。そのなかでも特に、予約導線の見直し、母子手帳の早期取得の啓蒙活動、心拍確認までの期間短縮、心拍確認後の検査の前倒し、クーポン利用や早期分娩予約割引制度などの窓口支払い負担軽減策については、改善直後からすぐに効果が現れま

図表66　マーケティング特性の検証⑥

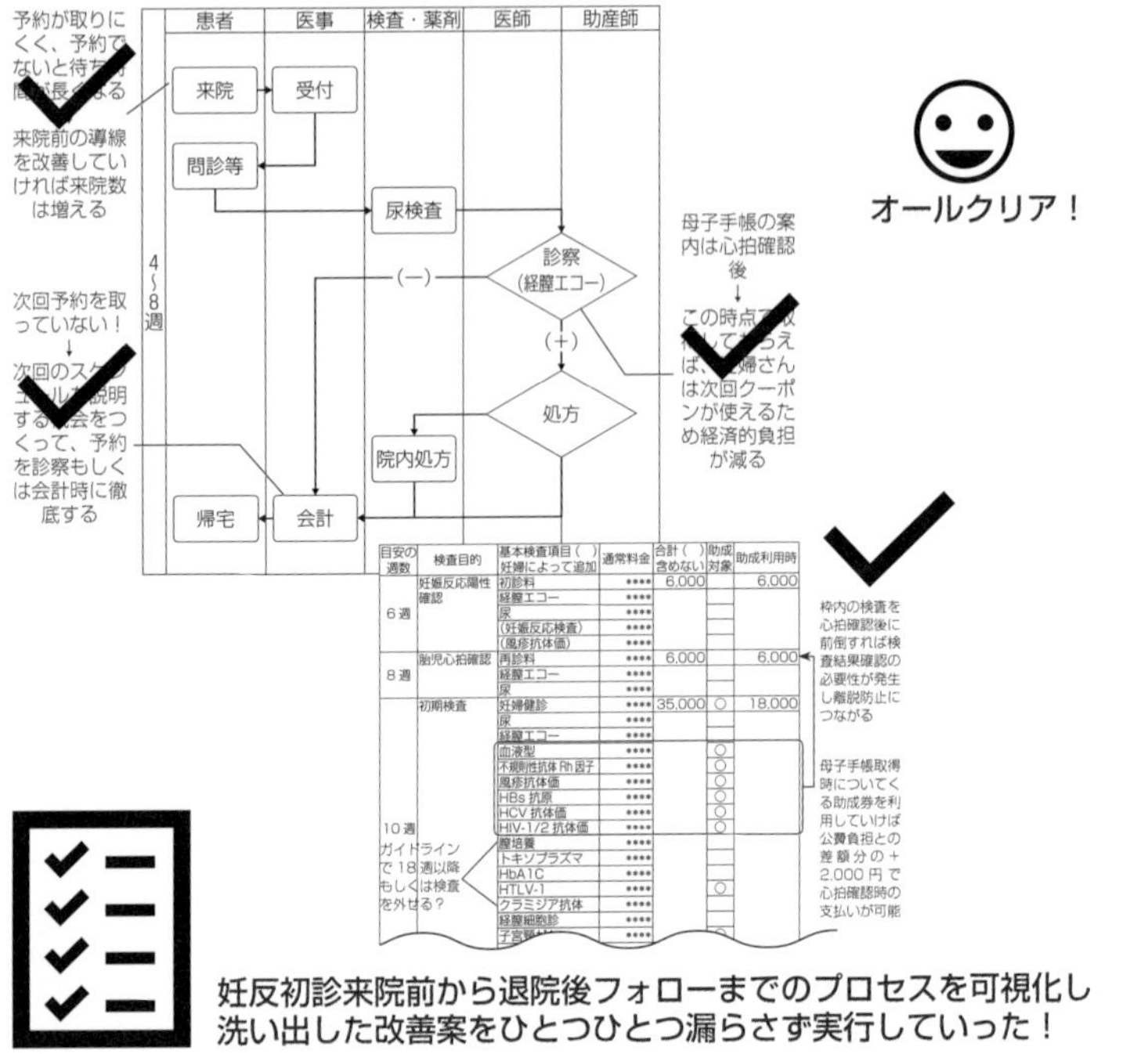

目安の週数	検査目的	基本検査項目（　）妊婦によって追加	通常料金	合計（　）含めない	助成対象	助成利用時
6週	妊娠反応陽性確認	初診料	****	6,000		6,000
		経膣エコー	****			
		尿	****			
		（妊娠反応検査）	****			
		（風疹抗体価）	****			
8週	胎児心拍確認	再診料	****	6,000		6,000
		経膣エコー	****			
		尿	****			
10週	初期検査	妊婦健診	****	35,000	○	18,000
		尿	****			
		経膣エコー	****			
		血液型	****		○	
		不規則性抗体 Rh因子	****		○	
		風疹抗体価	****		○	
		HBs抗原	****		○	
		HCV抗体価	****		○	
		HIV-1/2抗体価	****		○	
		膣培養	****			
		トキソプラズマ	****			
		HbA1C	****			
		HTLV-1	****		○	
		クラミジア抗体	****			
		経膣細胞診	****			

した。それまでは、何となく父の時代のやり方を踏襲してきたこと、慣例的にやってきたことがたくさんありました。改めて妊婦さんたちの視点、業務効率やマーケティング等の視点に立って見直してみて、さらにプロセスマーケティングにおける『流入増加』『予約促進』『離脱防止』の3つの視点で清宮さんから指摘を受けたときは、目から鱗が落ちた思いでした。そしてその後、改善に取り組んでいった結果が、次のスライドになります」（図表67）

スライドでは、妊反初診から分娩予約までのコンバージョンフローが示された。影虎がコンサルティング時に、産婦人科分娩施設のマネタイズモデルとして説明したものだった。

図表67　マーケティング特性の検証⑦

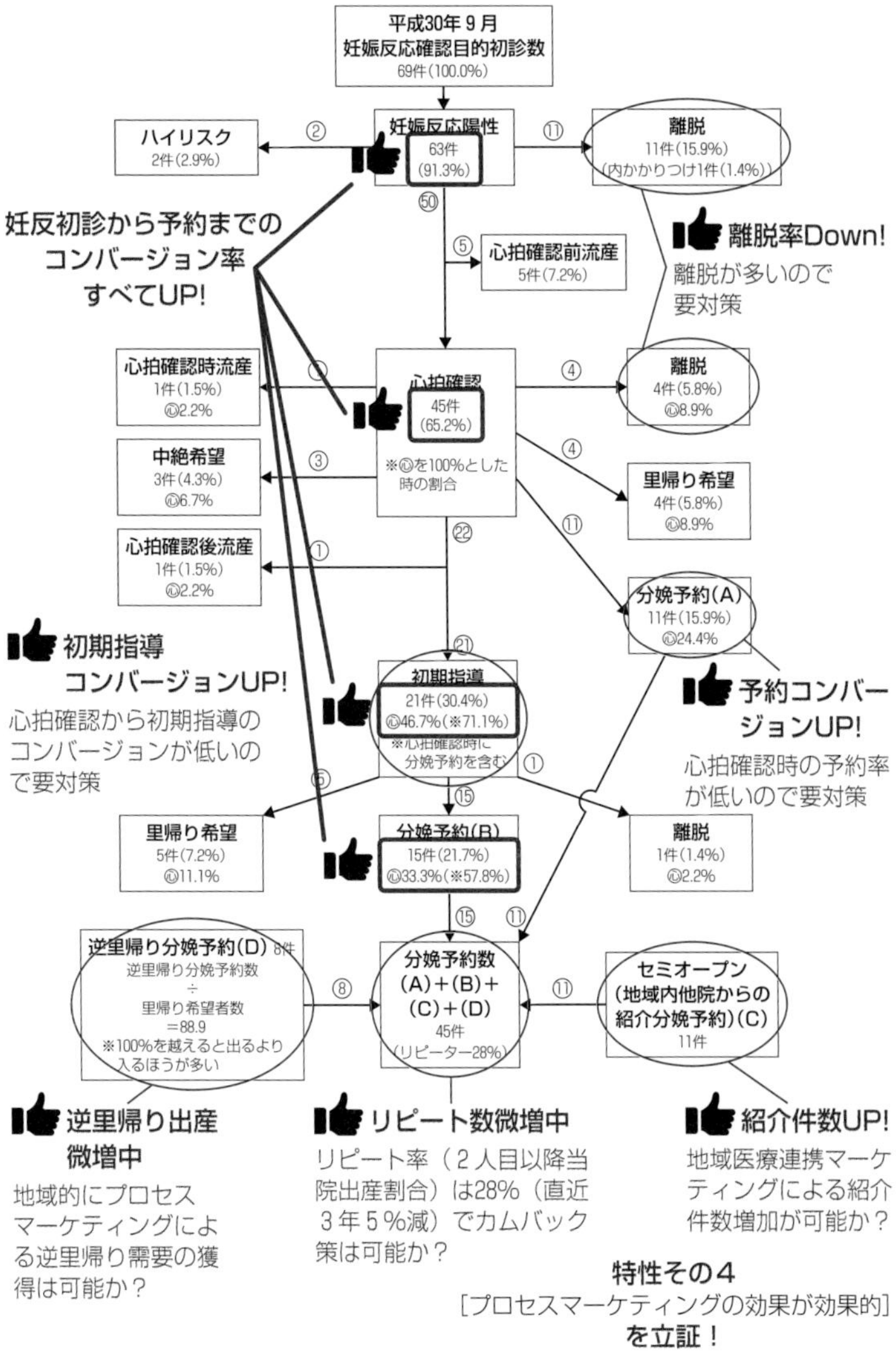
平成30年９月
妊娠反応確認目的初診数
69件（100.0%）
ハイリスク
2件（2.9%）
②
妊娠反応陽性
63件
（91.3%）
⑪
離脱
11件（15.9%）
（内かかりつけ1件（1.4%））
㊿
妊反初診から予約までの
コンバージョン率
すべてUP!
⑤
心拍確認前流産
5件（7.2%）
離脱率Down!
離脱が多いので
要対策
心拍確認時流産
1件（1.5%）
㉃2.2%
①
心拍確認
45件
（65.2%）
※㉃を100%とした
時の割合
④
離脱
4件（5.8%）
㉃8.9%
中絶希望
3件（4.3%）
㉃6.7%
③
④
里帰り希望
4件（5.8%）
㉃8.9%
㉒
⑪
心拍確認後流産
1件（1.5%）
㉃2.2%
①
分娩予約（A）
11件（15.9%）
㉃24.4%
初期指導
コンバージョンUP!
心拍確認から初期指導の
コンバージョンが低いの
で要対策
㉑
初期指導
21件（30.4%）
㉃46.7%（※71.1%）
※心拍確認時に
分娩予約を含む
予約コンバー
ジョンUP!
心拍確認時の予約率
が低いので要対策
⑤
⑮
①
里帰り希望
5件（7.2%）
㉃11.1%
分娩予約（B）
15件（21.7%）
㉃33.3%（※57.8%）
離脱
1件（1.4%）
㉃2.2%
⑮
⑪
逆里帰り分娩予約（D）8件
逆里帰り分娩予約数
÷
里帰り希望者数
＝88.9
※100%を越えると出るより
入るほうが多い
⑧
分娩予約数
（A）＋（B）＋
（C）＋（D）
45件
（リピーター28%）
⑪
セミオープン
（地域内他院からの
紹介分娩予約）（C）
11件
逆里帰り出産
微増中
地域的にプロセス
マーケティングによ
る逆里帰り需要の獲
得は可能か？
リピート数微増中
リピート率（２人目以降当
院出産割合）は28%（直近
３年５%減）でカムバック
策は可能か？
紹介件数UP!
地域医療連携マーケ
ティングによる紹介
件数増加が可能か？
特性その４
［プロセスマーケティングの効果が効果的］
を立証！

「他院からの紹介、逆里帰り出産、施設見学者経由など、妊反初診以外の途中からの流入増加策も増えました。また予約までのコンバージョン率も上がっています。そして当初から多いと指摘された離脱率も減らすことができました。これらの改善ポイントは清宮先生と初めてお会いしたその場で指摘されたことでした。施設選択の意思決定やマネタイズの期間が長い産婦人科については、プロセスのなかでコンバージョン率を上げていくプロセスマーケティングが効果的であるという特性その4がこれで立証され、清宮先生が当初立てた産婦人科マーケティング4つの特性という仮説をこのようにすべて検証し立証するに至りました」

山本が影虎のほうを見て軽く頷き、話を続けた。

「このようにして守りと攻めの経営改革を行ってきました。その結果、瀕死の状態だった当院が、その危機を乗り越えることができました。また少しずつではありますが、財務体質の改善も図ることができています」

山本がスライドを切り替え、マトリックス状に描かれた左下の瀕死状態を表しているイラストから、中央に描かれた健康そうな状態のイラストへとポインターを移していった（図表68）。

「おかげさまで何とかここまで体質改善できました。最終的な目標は、イラスト右上のマッチョな財務体質です。個人的なことですが、我が子が医者になりたいと今必死に頑張って勉強しています。僕のようにクリニックを継ぐかどうかはわかりませんが、このニューノーマル時代に生き残りをかけて、次世代へバトンタッチするために、それこそマッチョな山本産婦人科醫院となれるように頑張りたいと思います。デジタルトランスフォーメーションとともに経営改革を常に続けていきながら、地域の周産期医療の一翼を担い続けられるよう、引き続き皆様にご指導ご鞭撻を賜りたいと思います。これで僕のプレゼンを終わ

図表68　マッチョな財務体質に向けて！

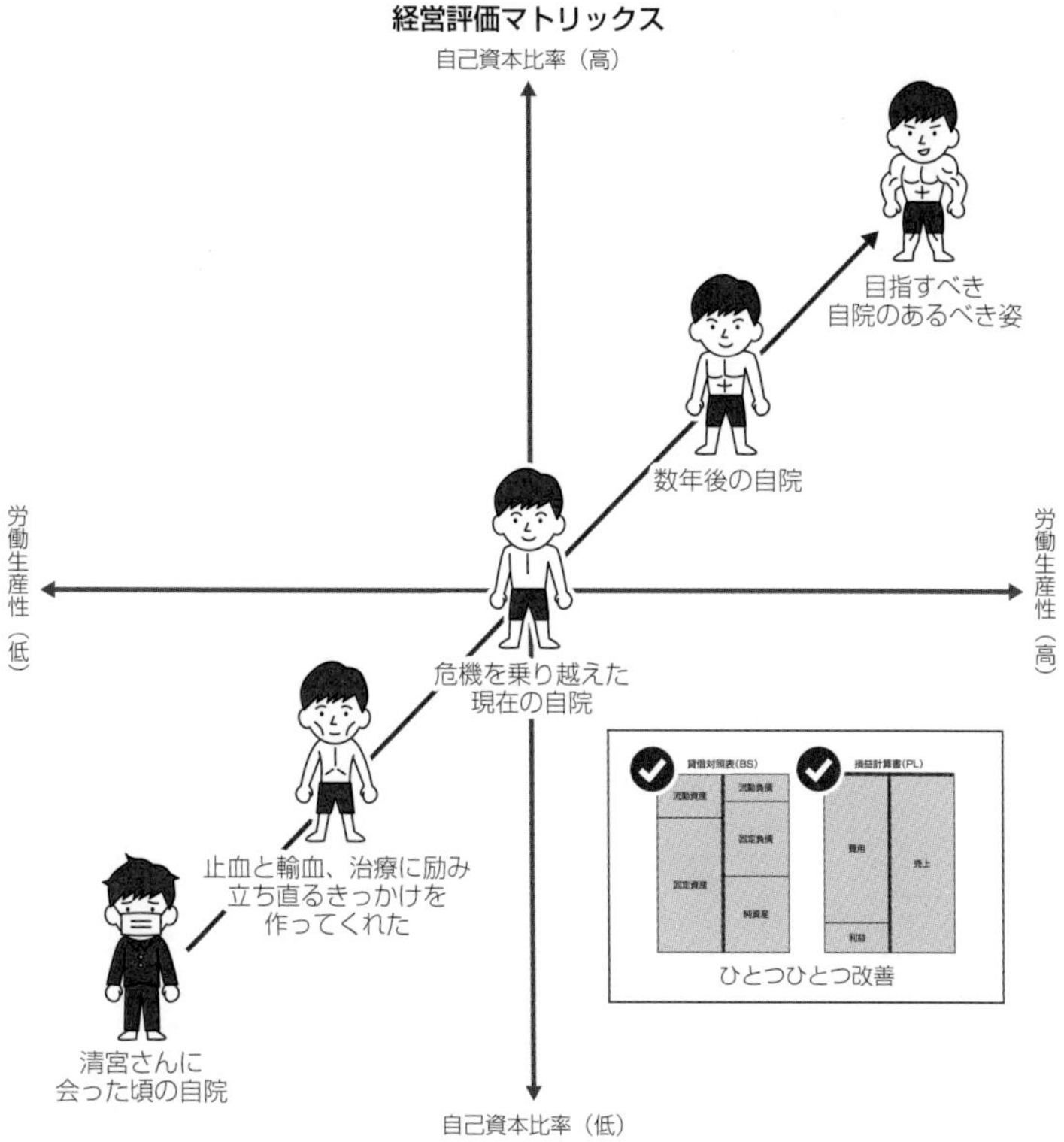

ります」

そして最後のスライドに切り替わった（図表69）。

山本と美咲が並んで映し出されていた。

盛大な拍手が参加者から起きて、山本が参加者へ向けて深く頭を下げた。「ありがとうございました」

こうして研修旅行1日目のプログラムが終わり、後片付けをしていた影虎の元に佐藤と山本がやってきた。

お礼とねぎらいの言葉を交わし、立ち話をしていると、鈴木が声を掛けてきた。

図表69

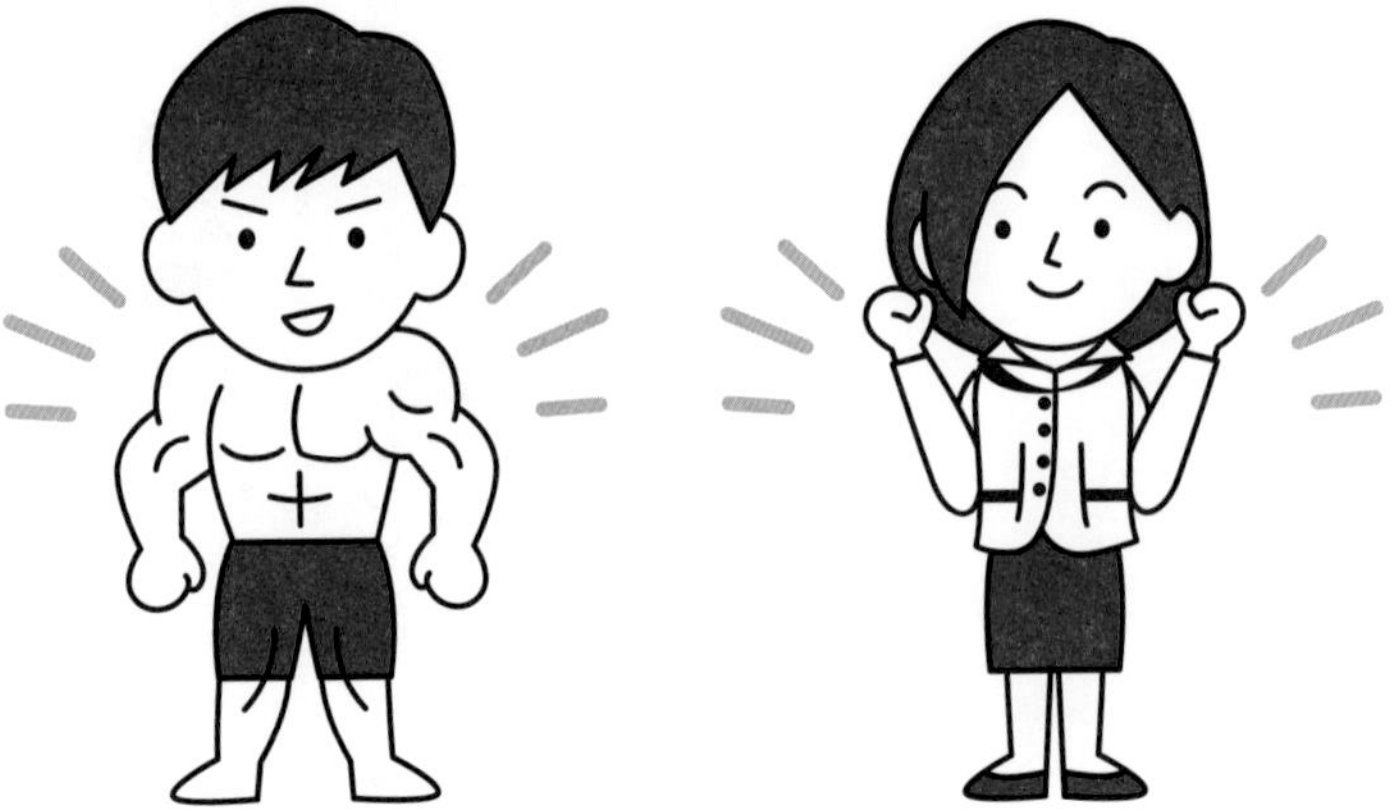

「佐藤先生よかったよ。それと山本先生、素晴らしいプレゼンありがとうございます」それから影虎に向き直り、「昔うちの直美が大阪のカンファでプレゼンした時のことを思い出しましたよ」

「同じことを考えていました。そのときの直美ちゃん、開業当初つまずいた貴院の復活劇をとても感動的にプレゼンされていましたからね」

「えっ清宮先生、鈴木先生の奥様のことちゃん付けで呼ばれているんですか?」山本が驚いて尋ねた。

「うちの奥さんと清宮さんは大学の同級生だったんですよ」鈴木が言った。

「そうだったんですね。確か佐藤先生は、鈴木先生から清宮先生を紹介されたって聞いたけど」山本が佐藤に尋ねた。

「うん。鈴木先生に相談したら清宮さんの名刺を渡されたのがきっかけ」

「そうでしたか。ってことは鈴木先生の奥様がもしこの縁を紡ぐことがなかったら、佐藤先生も僕もこういったご縁はなかったたってことですか」山本が感慨深そうに言った。

「そう考えると、未来というのは偶然の積み重ねで予測不可能なものだと思うけど、清宮さんだけは何だか未来が見えてるように思うときがあるんですよね。そのおかげで3人とも、その未来が救われたわけだけど」鈴木が言った。

「そんなことあるわけないじゃないですか。ただ、そう思ってもらえるとしたら、それは過去における予測が現在の結果に結びついたということですから、うれしい限りです。それと、未来ではありませんが、私のなかで見えているものがあるのは確かです」

「見えているもの？」3人が尋ねた。

「ええ、自分で描いたシナリオが頭のなかに常に存在していています。その空想の世界で、そのシナリオに従って物語が展開されているような感覚と言ったらいいでしょうか。山本先生とお会いするときにはその設定の舞台が用意されていますし、佐藤先生や鈴木先生にもそれぞれの舞台があって、その舞台を俯瞰的に見ている感じです。しっくりこなかったらシナリオをどんどん変えて、私が勝手に思い描くハッピーエンディングに向かって物語が進んでいく感じです」

「それって、小説でも書いている感じですか？」鈴木が尋ねた。

「そうかもしれません。未来が見えると感じられたということですが、たぶんそれは、描いたシナリオが現実世界にバチッとハマった瞬間なのだと思います。とはいっても、そんなことはめったにありません。試行錯誤の連続です。たとえばパンデミックなんていうハプニングな設定はこれっぽっちもシナリオにはありませんでしたからね。書き上げた小説と違って、シナリオ通りに進まないが現実世界です。それもまた私の仕事の大変なところでもあり、面白さでもあるんじゃないでしょうか。あっ、こんな時間ですね。続きはこの後の宴会でお話ししましょう」

月の明かりに照らされた研修旅行の長い夜は続いた。


そして研修旅行2日目のプログラムも無事終わって散会し、参加者はそれぞれ自分の居場所へと戻っていった。影虎もチェックアウトを済ませ、駐車場に駐めてある車のルーフトップを開けていた。そこへちょうど帰宅の途につこうとしていた山本と佐藤が歩いてきた。

「相変わらず不便そうな車ですね」笑いながら佐藤が言った。

「大きなお世話ですよ。まだ残られていたんですね」

「ええ、柄にもなく海を見ながら、お互いこれからまた頑張ろうって話していたんです」

「そうですか」

「二人とも新たな章が始まろうとしてる感じです」山本が言った。

「これから先の章もシナリオどおりにはいかないことが多々あることでしょう」影虎が言った。「それでもストーリーは人生が終わるまで続きます。最期に良い小説が書き上がったと思えるよう、先生方の伴走者としてこれからも全力で走り続けたいと思います」

「不束者の二人ですが、ともに面倒を見てやってください」佐藤が言った。

「それではまた次回の面談でお会いしましょう」影虎がそう言って、車のエンジンをかけようとセルを回した。しかし、エンジンはかからず、何度かセルを回すもその音が弱々しくなってきた。影虎は、車から降りてボンネットを開けてエンジンルームを覗き込んだ。

「どうされましたか?」しばらく様子を見ていた佐藤がニヤニヤしながら声を掛けた。

「おそらく発電機の調子が悪くて、バッテリーの電圧が下がってエンジンがかからなくなっちゃいました」

「動きますか?」

「ああ、ちょうどよかった。お二人の力を借りて押し掛けしたいのですが?」

「えっ?」

「申し訳ないのですが、私の車を後ろから押してエンジン始動させるのを手伝っていただけますか?」

三人で駐車場の空いたスペースへ車を押して動かした。影虎が運転席に乗り込み、佐藤と山本の二人は車の後ろで腕まくりをして陣取った。

「準備はいいですか⁉」

「OKです!」

その言葉を合図に佐藤と山本は必死に後ろから全力で車を押し、だんだんと車のスピードがあがってきた。

影虎がクラッチをつなげると、エンジンが息を吹き返し、車は走り出した。離れていく二人に影虎は大きく手を振り、叫んだ。

「人生、シナリオどおりにいきませんね!」

呼応するように笑い、二人が大きく手を振っていた。

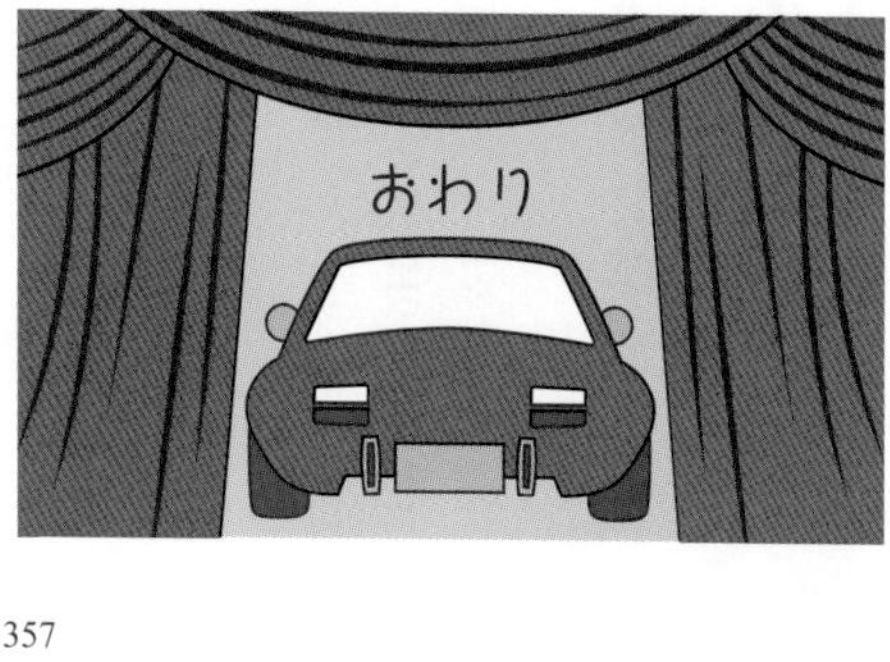

▼エピローグ▲

「銀の弾丸などない」　F．P．ブルックス（ソフトウェアエンジニア）

冒頭のプロローグで述べたとおり、これまでの『プロフェッショナル』シリーズではメインタイトルに掲げたそれぞれの問題に対する専門知識、そして**Know-How**（知識に基づいた方法論）と**Do-How**（行動に基づく方法論）を使った**選好解**（せんこうかい）を示してきた。ところで、**選好解**という用語をサラッと書き記したが、皆さんにとってあまり聞き慣れない言葉ではなかっただろうか。

その意味は、「多目的最適化によって得られたパレート解のなかから意思決定者が選択した解」のことだ。ただこれも専門用語だらけなので補足する。一般的に最適化とは1つの評価基準（目的）に対して行われるが、現実の世界では1つではなく複数同時に評価することが多い。例えば車選びにおいては、ブランドやデザイン、用途（快適性）、性能、価格そしてリセールバリューなど多くのことを考慮して購入を決める。この評価基準は互いにトレードオフの関係にあるなかで、複数の最適解（パレート解）が存在する。そこからユーザーの利益にかなったその選択した解が選好解である（**図表70**）。

これは組織の運用問題に対する科学的アプローチであり、そこから適切な解決法を見つけていくオペレーションズリサーチ（ＯＲ）技法の数理モデルの一つである。私がこの仕事に携わりクライアントの諸問題に直面した時には、このモデルが私の頭のなかにイメージされる。問題に対する実行可能な解決（改善）策をできる限り集め、組織の経営資源や外部環境などから最適だと考えうる策（パレート解）を抽出して、そこからクライアントの意図に適した解（選好解）を選んでいく。この思考回路における概念図だとも言える。

ただ無論、現実は数学のように理路整然と滞りなく解に導かれることはない。選好解が作用しないことだけでなく、何らかの事情で採用できないことだってある。実学だから変数が無数に存在してそれが複雑に絡み合っているから、うまくいかないことも前提として取り組んでいく必要がある。それこそが、このモデルを思考回路に組み込むことのメリットとなる。つまり最適解がすでに複数あることから、速やかに代替の選好解を示すことが可能となるのだ。過去2作は、それぞれの選好解を世に問うたものだったし、多くの読者に対して示すことができた標準的なモデルとなったと考えている。

しかしながら本書では、これもプロローグでお伝えしたように〝共感〟と〝臨場感〟を得られる本という本シリーズのコンセプトを踏襲しつつも、経営者として付加価値を生み出すための知見（見聞した知識）を提供したいと考えた。よって誰にでも当てはまるであろう**医業**という広いテーマに対する読者への**選好解**として示したものではない。

図表70　選好解イメージ

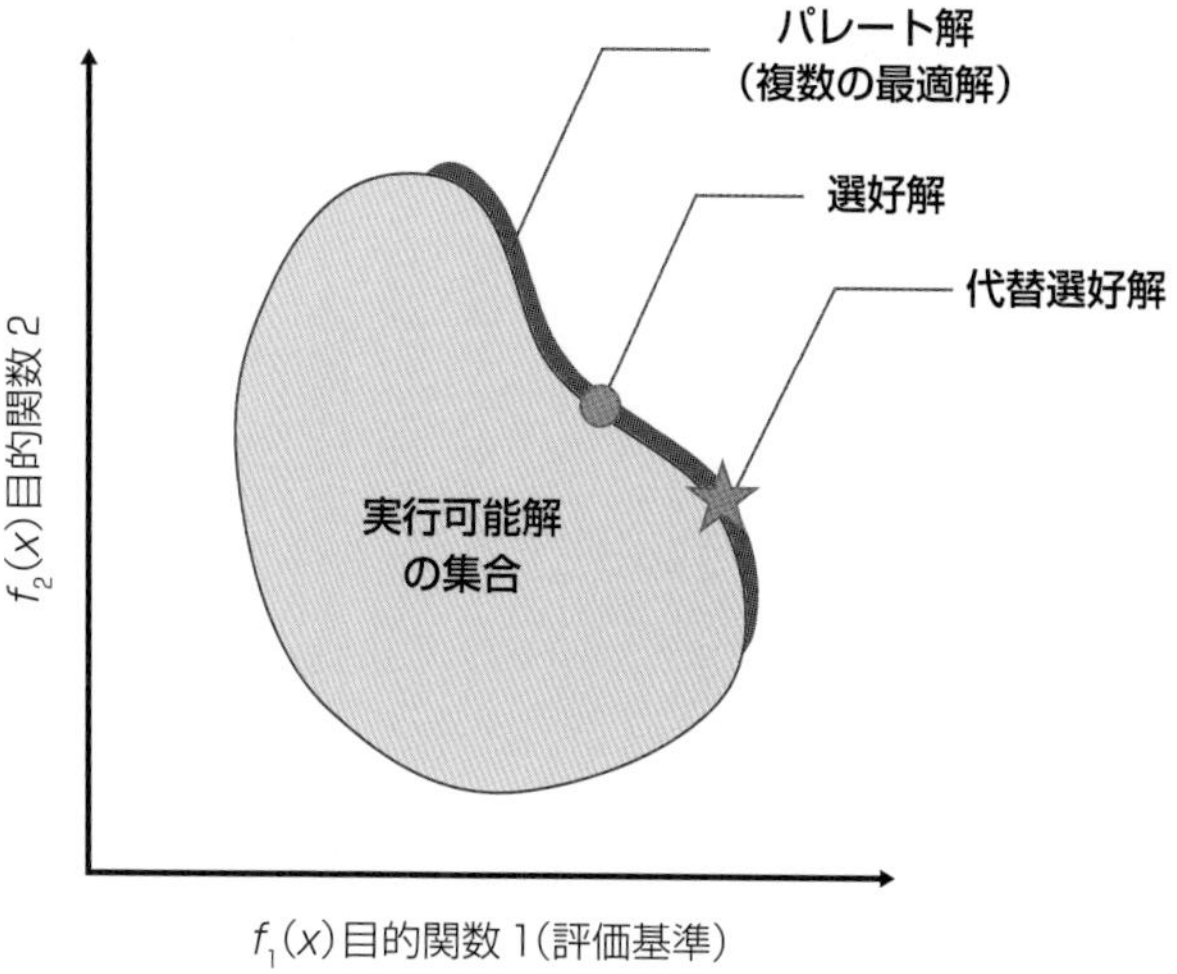

銀の弾丸などない――ソフトウェアエンジニアの著名な論文のタイトルに使用されたものだ。西洋では、ドラキュラや狼男などは銀で作られた弾丸でなら一発で撃退できると信仰されている。著者であるブルックスは論文のなかで、ソフ

トウェア開発の抱える多くの問題について一発で解決するような方法や言語、技術は存在しないということを説いている。つまり、『どんな状況であっても通用する万能な一発で解決する策はない』ということの比喩的な表現として使われる。

医業経営においても、多くの問題について一発で解決する方法はない（選好解の積み重ねと組み合わせである）。また各医療機関にはそれぞれ抱える問題やそれを乗り越えるための課題解決のための医療機関の数だけストーリーがあると言ってよいだろう。そこで本書のコンセプトである付加価値を生み出す知見を幅広い読者に対して提供すべく、本書では2つの舞台とストーリーを採用した。

まず佐藤編ではプライマリケアクリニックでの日常起こりうる出来事を通した経営マネジメントの基本的なアプローチについて描いた。特にデジタルでは、プライマリケアクリニックにおいて価値を生み出すことができるデジタルマーケティングの導入について語った。医業においては多数派な内科クリニックでの基本的な内容のため、シナリオがそのまま多くの読者の最適解の一つとなりうるであろう。

一方、山本編は少数派の産婦人科分娩施設が舞台となっている。「銀の弾丸」となる対象施設は限られ、大半が専門領域からマネタイズモデルまで何もかも違うため、解決シナリオをそのまま真似することはできない。結局、過去2作品に比べて本書コンテンツからどうやって価値に変換させるかは読者に委ねることになる。また各章の終わりの「プロコラム」では、これまでの「プロフェッショナル」シリーズのようなセオリーや Know-How、そして Do-How を披露するパートとは限定せずに、私の主観的な考え方を多く披露させていただいた。これまでの体系的なコンテンツと違って、主観であるが故にそこに共感を得られるかどうかはわからない。そこもまた無責任にも読者の皆さんに委ねている。しかしそれも、付加価値を生み出す本を目指した結果である。

医業もＤＸも時として「自身の思考の壁」を乗り越える必要がある。その壁にぶち当たったときに役に立つのが知見であり、医業における選好解を示すことではないと思う（逆に、そもそも医業に選好解があるのだろうか）。つまり［8×7＝?.］ではなく、［?.?.?＝56］である。前者は私達が見慣れた算数の問題で、後者はNumber Boundsという、それぞれの数字を分解して最終的な解に導く、欧米で広まっている問題形式である。日本式では暗記と計算処理能力を重視し、欧米式では思考力を重視する。

大人になってみると、解〝を〟導く仕事よりも解〝に〟導く仕事のほうが圧倒的に多い。理想や目標、あるべき姿へどう現状から導いていくのか、組織の上に行くほどに考えることになる。本書では、メジャーとはいえない産婦人科分娩施設をケースに採用している理由がここにある。分娩施設の施設選択意思決定の長さやその後のプロセスも長期にわたり、様々な医療以外のサービス的な要素が絡み合う。つまり産婦人科分娩施設は、解へと導くそのプロセスを表現するにはとても適した舞台なのだ。また、ペイシェントジャーニーマップやその他各種フォーマット等は載せてはいるものの、その多くは完成形を提示してはいない。そのことに違和感や不満を覚えたかもしれないが、解〝に〟導くために敢えてこのような表現方法を選択して考える隙間を設けた。

第三の波（デジタル革命）の話をすでにしているが、ニューノーマルも第三波がやってきている。私の記憶をたどればニューノーマルという言葉自体は、今世紀に入ってアメリカから起きたＩＴバブル（ＩＴ関連企業の株価上昇）の崩壊後、また２００８年に起こったリーマンショック（世界的な金融危機）に直面した際の経済危機という大波発生時にそれぞれ使用された。第一波のＩＴバブルでは経済理論やビジネスモデルの転換、第二波リーマンショックでも、経済の拡大一辺倒から持続可能な社会への実現に向かう変換期であったとされている。そして第三波となる２０２０年に起きた新型コロナウイルス感染症の世界的な大流行によって、多くの常識や生活が変わることになった。

これを読まれている未来のあなたの世界は、どんな様子であろうか。このパンデミックは将来どのように語られるであろうか。さらにはデジタルによって人類は幸せになっているのか。そもそも日本そして世界は平和なのか。想像は尽きないし、思考もまた止まらない。

プロローグでも触れた生成ＡＩの登場は、インターネットによる情報革命に匹敵するほどの衝撃だとも言われている。この衝撃によって様々な人々の仕事が奪われるであろう。本書に何度も出てきた巨大企業のグーグルですら、ＡＩによって検索の仕方が変わるであろうから、ビジネスモデルの大転換の時期が近いうちに訪れるはずである。当然その他のビジネスや様々な法律の建付け、我々の生活までも変化をもたらすに違いない。クリエイターや医師や我々コンサルタントなど問題解決に携わる仕事も、ＡＩにすべてを奪われはしなくても人間の役割は変わってくると考えるのが自然だ。人間としての役割や価値についてすらパラダイムシフトを引き起こす可能性が高い。アフターコロナもそう。アフターChatGPTもそう。我々現役世代と次世代で新世界を創造していくために、また自分のクライアントがこのパラダイムシフトのなかでより良い方向へ適応していくために自分が具体的に何をすべきか。――これからも自問自答を繰り返しながら**選好解**を導き出していきたい。まだまだ表現し足りないが、本書はここで終わる。ここまでお付き合いいただいた読者の皆さんに、本書によって付加価値を生み出すことができればと強く願って筆を置きたいと思う。

最後に、これまで私が示した選好解が作用しない時があってもそれを許容し信頼を寄せ続けてくださったクライアントの理事長や院長先生、そして職員の皆さんに感謝を申し上げます。また本書でもご尽力

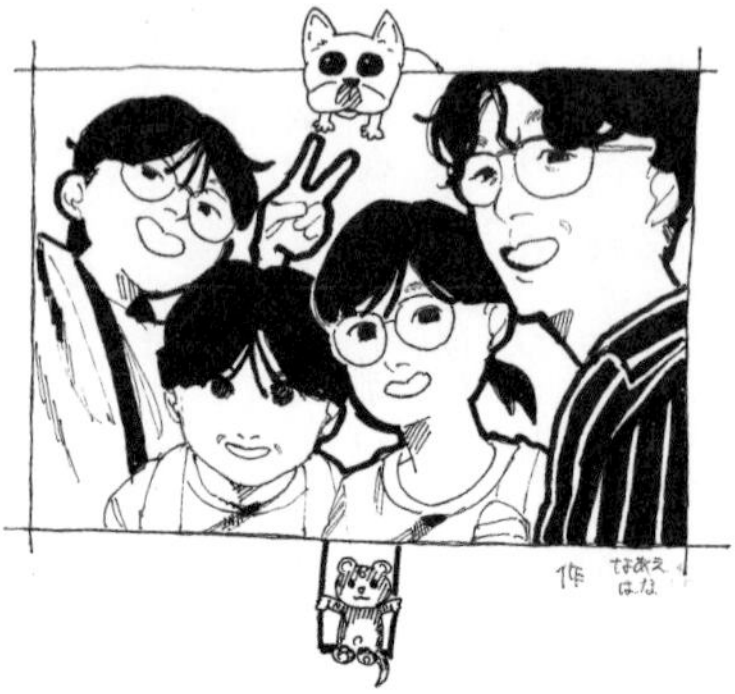

いただきました、医学通信社の佐伯真理さんにもまたまたまた大変お世話になりました。同時に出版社の関係各位に表現の機会をいただいたことに深く御礼申し上げます。さらには経営者である私をサポートしているニューハンプシャーMCのみんなにも同じ気持ちでいます。

そしてどんなときも応援してくれる妻のつきみ。特に今回は執筆時間が限られていたことで毎朝4時起きを敢行したけれど、いろいろご厄介になりました。ありがとう。これからも末永くよろしくね。また娘のなあえとはな。コロナ禍で多くの機会が奪われてしまい、また執筆活動でも親子の時間も少し削ることになってしまったけど、またどこかで挽回させてくれ。そして自分の状況すら顧みず無償の愛を寄せてくれる母。元気で長生きしてね。新たに家族に迎えたぽちまろ。ようこそ我が家へ。そして天国の親父とガブ、私が愛した記憶の中で。

参考文献

アルビン・トフラー「第三の波」日本放送出版協会　1980年
デビット・ロジャース「DX戦略立案書」白桃書房　2021年1月16日
柴田雄一「〝集患〟プロフェッショナル2016年改訂版」医学通信社　2016年1月21日
柴田雄一「〝開業〟プロフェッショナル」医学通信社　2016年1月18日
L．グラッドン、A．スコット「LIFE SHIFT　100年時代の人生戦略」東洋経済新聞社2016年11月3日
P．コトラー他「コトラーのマーケティング4・0」朝日新聞出版社　2017年8月13日
A．マウリャ「Running Lean ―実践リーンスタートアップ」オーライリージャパン　2012年12月21日
F．P．ブルックス「人月の神話【新装版】」丸善出版　2014年4月22日

柴田　雄一〔(株)ニューハンプシャーMC代表取締役・上席コンサルタント〕

南ニューハンプシャー大学院にてMBA（経営学修士）修得後、大手経営コンサルティング会社に在籍。2004年、株式会社ニューハンプシャーMCを設立。

医療経営のプロフェッショナルとして多くのクライアントの経営顧問として、日々経営全般に関するコンサルトから経営者のプライベートな資産形成、相続、その他各種相談、そして新規開業のコンサルティングから継承支援等を実施中。知識と経験に基づきつつもユニークなメソッドは即効性に長け費用対効果も高いと評価を得ている。

https://2004foryou.jp/

医療ＤＸの導入・活用法

デジタル“医業”プロフェッショナル

＊定価は裏表紙に表示してあります

2023年8月22日　第1版第1刷発行

著　者　　柴田　雄一
発行者　　小野　　章

発行所　医学通信社

〒101-0051　東京都千代田区神田神保町2-6　十歩ビル
TEL 03-3512-0251（代表）
FAX 03-3512-0250（注文）

https://www.igakutushin.co.jp/
※　弊社発行書籍の内容に関する追加情報・訂正等を掲載しています。

装丁デザイン：冨澤　崇
印刷・製本：シナノ印刷株式会社

※　本書に掲載されたすべての内容に関する権利は著作者及び医学通信社が保有します。本書の内容につき，一切の無断使用・転用・転載・データ化は固く禁じます。

※　JCOPY〈(一社）出版者著作権管理機構　委託出版物〉
本書の無断複製は，著作権法上での例外を除き，禁じられています。複製される場合は，そのつど事前に（一社）出版者著作権管理機構（電話 03-5244-5088, FAX 03-5244-5089, e-mail:info@jcopy.or.jp）の許諾を得てください。

落丁，乱丁本はお取り替えいたします。

©Y. Shibata, 2023. Printed in Japan.　ISBN 978-4-87058-890-5

新刊

2016年1月刊
（2009年8月初版）

クリニック経営・成功の法則
"集患"プロフェッショナル
～腕の良い医師が開業してもなぜ成功しないのか～

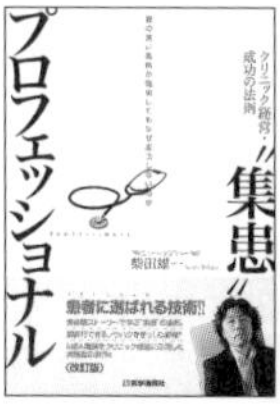

★クリニック経営もきびしい時代です。開業医は，医療のプロであると同時に，経営のプロでもあらねばなりません。

★開業や財務に関する書籍はたくさんありますが，開業後に実際にどのように患者を増やし，いかに経営を立て直し，それをどう発展・継続させていくか――という問いに具体的に応えてくれる本にはまだ巡り会えていないのではないでしょうか？

★本書は，そんな開業医のための１冊です。

★即実行できる具体的かつ実践的な"集患"ノウハウを網羅。患者集めに悩む１人の開業医の物語を通して，確実にそのノウハウを習得できます。

＊看板における標榜科名は診療所名より重要と考えよ
＊患者は"区別"して接すべし
＊ホームページはSEO対策で，検索エンジン表示順位を上げよ――ほか。

（株）ニューハンプシャーMC　代表取締役　柴田 雄一 著
■四六判　360頁
■２色刷
■価格：3,200円（＋税）

著者プロフィール：南ニューハンプシャー大学院にてMBA（経営学修士）取得後，大手経営コンサルティング会社に在籍。2004年，（株）ニューハンプシャーMC設立。

【ご注文方法】①HP・ハガキ・FAX・電話等でご注文下さい。②振込用紙同封で書籍をお送りします。③または書店にてご注文下さい。

〒101-0051 東京都千代田区神田神保町2-6 十歩ビル
tel.03-3512-0251　fax.03-3512-0250
ホームページ https://www.igakutushin.co.jp
医学通信社

最新刊

クリニック開業 成功のメソッド

2016年1月刊

"開業"プロフェッショナル
クリニック開業――これだけは絶対に知っておきたい話

「先生は，内覧会をすることが目的じゃないですよね」
「もちろん，その先が大事です」
「しかし，開業した時点で利益が得られる人たち，いわゆる"開業させ屋"にとっては，そこで目的は果たせます。極端な話，それ以降は関係ないのです」（本書より）

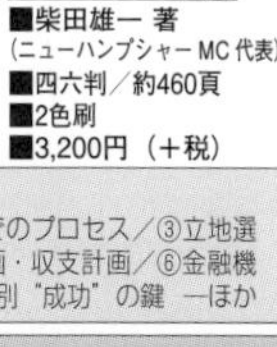

★**"開業を軌道に乗せる"成功のメソッドと失敗の落とし穴**を，ストーリーで明快に解説した**開業・経営のスーパー指南書!!**

★「開業はやめることにします」――１人の医師の挫折から話は始まります。その後，**開業計画を全面的に見直し，開業・経営のノウハウを学び，実際に開業に至るまで**の過程を，経営のプロフェッショナルの視点から，実務に沿って詳述していきます。

★詳細情報を補い，体系的に整理するため，各章ごとに「まとめ」としての「**開業・実践マニュアル**」を収載。**クリニック開業に必要なすべての知識を１冊に収録**しています。

■柴田雄一 著
（ニューハンプシャーMC代表）
■四六判／約460頁
■2色刷
■3,200円（＋税）

CONTENTS

第１章　群がる利害関係
第２章　開業成功の基本
第３章　開業プランニング
第４章　開業前の実務
第５章　開業前夜
第６章　いざ出陣！

【開業・実践マニュアル】
①マーケット動向の把握／②開業までのプロセス／③立地選定のコツ／④診療圏調査／⑤資金計画・収支計画／⑥金融機関との交渉術／⑦業者選定／⑧診療科別"成功"の鍵 ―ほか

【ご注文方法】①HP・ハガキ・FAX・電話等でご注文下さい。②振込用紙同封で書籍をお送りします（料金後払い）。③または書店にてご注文下さい。

〒101-0051 東京都千代田区神田神保町2-6 十歩ビル
tel.03-3512-0251　fax.03-3512-0250
ホームページ https://www.igakutushin.co.jp
医学通信社

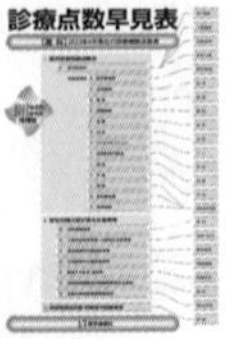

最新刊 2022年4月・10月／**2023年4月増補版**　**2023年4月刊**

診療点数早見表

■Ｂ５判
■約1,700頁
■ 多色刷（フルカラー）
■4,500円（＋税）

★ **2022 年 10 月改定や 2023 年 4 月からの診療報酬上の特例措置等**（オンライン資格確認，医薬品の安定供給に関するもの）もすべて取り込んだ，**2023 年 4 月現在の診療報酬点数表の完全版!!** 最新の**コロナ特例措置**も収録!!

★今回 2023 年増補版での変更部分もすべて別にマーキングし，オリジナル解説・Q&A も多数追加。

★様々な工夫を凝らし，「**正確に**」「**速く**」「**便利に**」「**わかりやすく**」を最大限に実現した**最高機能の点数表**です！

本書の5つの特長

1. **抜群のわかりやすさ**…オリジナル解説・算定例・Q＆Aを随所に付記。わかりやすさ抜群です！
2. **2023年4月現在までのすべての変更部分にマーキング**…改定部分が一目でわかり，便利です！
3. **フルカラーの機能的レイアウト**…多彩な色に意味を付与して機能的に分類し，見やすく整理！
4. **スピーディな検索機能**…詳細な目次･精密な索引･施設基準との緊密な連携で，自在に検索可能！
5. **アフターサービスも万全**…発刊後の追加告示・通知・事務連絡をHPで完璧にフォロー！

※　医学通信社では，本書『診療点数早見表』1冊につきワクチン（ポリオワクチン）2人分相当を認定 NPO 法人「世界の子どもにワクチンを　日本委員会（JCV）」に寄付する活動をしています。

【ご注文方法】①HP・ハガキ・FAX・電話等でご注文下さい。②振込用紙同封で書籍をお送りします(料金後払い)。③または書店にてご注文下さい。

〒 101-0051 東京都千代田区神田神保町 2-6 十歩ビル
tel.03-3512-0251　fax.03-3512-0250
ホームページ　https://www.igakutushin.co.jp
医学通信社

2023年４月の薬価基準改定準拠。機能性・見やすさ・情報量No.１の決定版!!

最新刊　**保険請求・レセプト点検に必携**

薬価・効能早見表 2023

適応疾患・禁忌疾患・用法用量・薬価の全覧

2023年4月刊

情報量No.1

2023年４月の薬価基準改定に完全準拠。一般名から商品名が探せる画期的な「一般名索引」が便利です !!

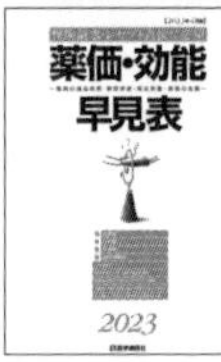

■ B5判/2色刷
■ 約1,260頁
■ 5,600円＋(税)

★**2023年 4 月薬価改定**に完全準拠。すべての医療用医薬品の，①**薬価**，②**効能効果**（**適応疾患･適応菌種**），③用法用量，④禁忌・併用禁忌，⑤保険適用関連通知――を収載しています。

★**B001「2」特定薬剤治療管理料，B008 薬剤管理指導料「2」（特に安全管理が必要な医薬品），C101 在宅自己注射指導管理料の対象医薬品にすべてマーク表記した，他にはない画期的内容**!!

★**本書独自の画期的な「一般名索引」も収載**。商品名検索だけでなく，**一般名から商品名と該当頁を検索**できます!!

★情報量 No.1 の薬価本・決定版!!　**後発品・劇薬・麻薬・特定薬剤・ハイリスク薬剤**等の分類，「**薬効分類**」「**投与期間上限**」「**副腎皮質ホルモン適応**」「**適応外使用事例**」「**抗菌薬の適応**」等も収録した万全の内容 !!

【ご注文方法】①HP・ハガキ・FAX・電話等でご注文下さい。②振込用紙同封で書籍をお送りします(料金後払い)。③または書店にてご注文下さい。

〒 101-0051 東京都千代田区神田神保町 2-6 十歩ビル
tel.03-3512-0251　fax.03-3512-0250
ホームページ　https://www.igakutushin.co.jp
医学通信社

最新刊　52のケーススタディで学ぶ　2023年3月刊

患者接遇パーフェクト・レッスン

患者応対マナーのランクアップ教本　2023年新版

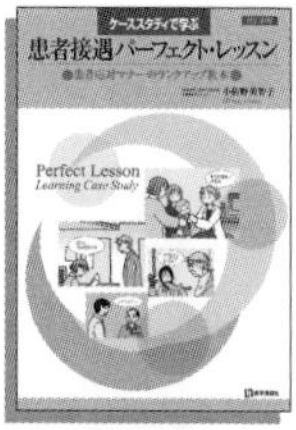

■小佐野美智子（C-plan代表）著
医療接遇アドバイザー
■B5判／約140頁
■1,800円（＋税）

★**病院・クリニックの全職種**向け患者接遇入門マニュアルの決定版‼　オンライン診療や会議での「オンラインにおける接遇マナー」など最新の事例を新たに加え，大幅にバージョンアップした2023年新版‼

★第1章では，「**社会人のマナー**」（**言葉遣い，挨拶など**），「**医療者としての接遇**」（**接遇のプロとしての表情・態度など**）を職種別・患者別に解説。

★第2章では，**52の「ケーススタディ」**（**窓口・待合・会計・臨床・病棟，子供・高齢者・障害者の事例など**）を，イラストを交えた対応・セリフの「悪例」「好例」で明快解説。第3章では，「**スタッフ教育**」**の要諦とノウハウ**を解説。

★**患者接遇のすべての要点を1冊に凝縮させたレッスン書の完成形。**専門学校等での**接遇教本**や医療者自らのスキルアップの書に最適の1冊です‼

医療機関のあらゆる場面のケーススタディを，イラストを多数用いて，明快に解説。医療機関の研修テキストとして最適‼

【ご注文方法】①HP・ハガキ・FAX・電話等でご注文下さい。②振込用紙同封で書籍をお送りします（料金後払い）。③または書店にてご注文下さい。

〒101-0051 東京都千代田区神田神保町2-6 十歩ビル
tel.03-3512-0251　fax.03-3512-0250
ホームページ https://www.igakutushin.co.jp
医学通信社

新刊　プロの“リアルな経験知”を総まとめ‼

“リアル”なクリニック経営——300の鉄則

～開業，財務管理，集患，採用，人事労務，職場活力，承継まで～

株式会社宗和メディカルオフィス代表　**原田　宗記**　著

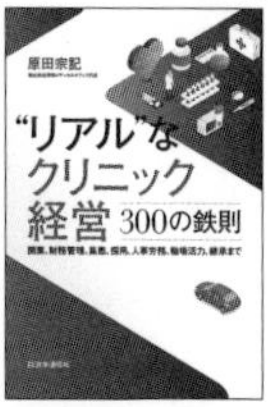

2019年12月刊
■価格：2,600円（＋税）
■A5判
■約320頁
■2色刷

★クリニック経営は，**開業時の事業計画の甘さ，想定患者数と現実の乖離，診療報酬の変化，地域の疾病構造の変化，競合クリニックの開設，スタッフの雇用問題**——等々，様々なギャップやアクシデントが生じます。

★本書では，これまで30年間で200以上のクリニックを経営改善に導いてきたプロフェッショナルの**“リアルな経験知”を総まとめ**しています。

★**失敗しない計画，騙されない契約，実効性ある業務改善，活力ある職場，優秀な人材育成**——を実現する実践的な**“クリニック経営の300の鉄則”**。プランと現実との乖離が見えてきたら，ぜひ本書で手当てを。

【ご注文方法】①HP・ハガキ・FAX・電話等でご注文下さい。②振込用紙同封で書籍をお送りします（料金後払い）。③または書店にてご注文下さい。

〒101-0051 東京都千代田区神田神保町2-6 十歩ビル
tel.03-3512-0251　fax.03-3512-0250
ホームページ https://www.igakutushin.co.jp
医学通信社

★2022年改定から2040年へ激変する医療制度と診療報酬——感染症医療体制の構築，働き方改革，地域包括ケアと地域医療構想，ICT推進，アウトカム評価など，最新の動向を的確にキャッチ!!

★①最適の診療報酬請求と施設基準選択，②効率的な経営マネジメントと組織活性化，③医療の質と患者サービスの向上，④請求もれ・査定減ゼロ——など，あらゆるノウハウと実務知識を満載!!

★2022年4月改定後の告示・通知・事務連絡もすべて掲載し，2022年10月改定や2023年4月からの特例措置等の内容もわかりやすく解説。新型コロナ特例措置の変更点や，オンライン資格確認・働き方改革などの行方についても詳しく解説しています。最新情報とノウハウを月1冊に凝縮した，実務に役立つ医療総合誌です!!

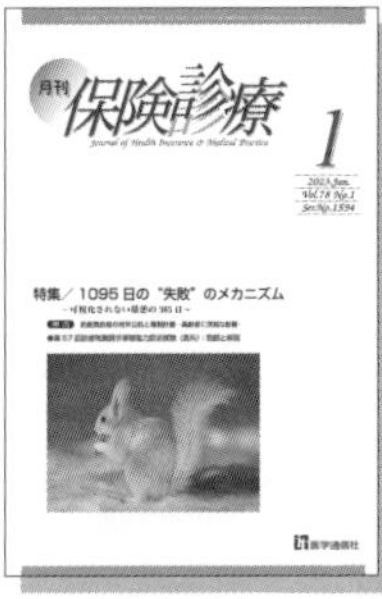

■A4判／約120頁
■フルカラー／2色刷

月刊 保険診療
Journal of Health Insurance & Medical Practice

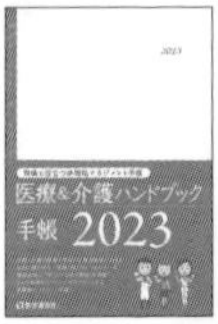

12月号付録

2022年改定から2040年に向けたマネジメントと実務ノウハウを満載!!

本誌特集

3 2022年改定——全詳報&シミュレーション
【別冊】診療報酬 BASIC 点数表 2022
4 5 診療点数早見表 2022年4月版
6 2022年改定"完全攻略"マニュアル〔Ⅰ〕
7 2022年改定"完全攻略"マニュアル〔Ⅱ〕
8 わからないこと講座　2022
9 "ブランディング"の全技術
2022年10月診療報酬改定・全詳報
10 "施設基準"のリフォーム事例集
11 "処遇改善"スタートアップ！
12 "SWOT分析"で経営を見直す！
【付録】医療&介護ハンドブック手帳 2023
【2023年】(予定含む)
1 1095日の"失敗"のメカニズム
2 接遇・マナー改善の"12"メソッド
3 "効率化"を最適化する
4 "医療DX"総まとめ

本誌の主な連載

日本の元気な病院&クリニック…先進的な経営事例を徹底取材
視点…医療界キーパーソンの提言・異論・卓説を毎回読切り掲載
DATA分析"特別捜査官"…各種DATA分析のノウハウを明快解説
病院&クリニック経営100問100答…経営改善ノウハウQ&A
こうして医療機関を変えてきた…病医院改革成功の秘訣とは？
NEWS縦断…医療界の最新動向から2025年改革をナビゲート
プロの先読み・深読み・裏読みの技術…制度と経営戦略の指標
実践DPC請求Navi……病名選択・請求点検の事例解説
パーフェクト・レセプトの探求…100%請求実現マニュアル
レセプト点検の名探偵…隠れた請求ミスを推理するプロの目
点数算定実践講座…カルテからレセプト作成までを事例解説
カルテ・レセプトの原風景…全診療行為のディテール再現
医療事務 Open フォーラム…現場の画期的取組み等を紹介
オールラウンドQA……点数算定の疑義解釈に明快に解答
読者相談室…保険診療のあらゆる疑問に答える完全Q&A

■お申込みはHP・ハガキ・電話・FAXで，何月号から購読されるかお知らせ下さるだけでOK。
■希望者には見本誌をお送りいたします。
■価格：1,800円（税込1,980円）
■定期購読（送料無料）　半年：10,800円（税込11,810円）
1年：21,600円（税込23,760円）

★口座引落による1年契約には割引特典（1割引）→1年：19,440円（税込21,384円）

※　診療報酬改定年の3月号（別冊『診療報酬 BASIC 点数表』）／4・5月合併号（『診療点数早見表』）は特別価格（税込4,180円／4,950円）となりますが，**定期購読の場合は定期購読料のみで，差額分はサービス（無料）**となります。

【ご注文方法】①HP・ハガキ・FAX・電話等でご注文下さい。②振込用紙同封で書籍をお送りします（料金後払い）。③または書店にてご注文下さい。

〒101-0051 東京都千代田区神田神保町2-6 十歩ビル
tel.03-3512-0251　fax.03-3512-0250
ホームページ https://www.igakutushin.co.jp
医学通信社